LEHRBUCH

DER

MEERESHEILKUNDE.

Für Aerzte und gebildete Laien.

Von

Dr. ARNOLD HILLER,

Professor, Oberstabsarzt a. D.

Mit 1 Landkarte und 11 Abbildungen.

Springer-Verlag
Berlin Heidelberg GmbH

1913
NW., Unter den Linden 68.

ISBN 978-3-662-34259-6   ISBN 978-3-662-34530-6 (eBook)
DOI 10.1007/978-3-662-34530-6

Additional material to this book can be downloaded from http://extras.springer.com

Dem

tatkräftigen Förderer der Thalassotherapie

Herrn K. k. Regierungsrat, a. o. Professor, Ritter m. O.

Dr. Julius Glax
zu Abbazia

verehrungsvoll gewidmet

vom Verfasser.

Vorwort.

Das vorliegende Lehrbuch bildet die dritte Publikation auf dem Gebiete der Meeresheilkunde. Den ersten Anlass zur Beschäftigung mit diesen Fragen gab mir die an mir selbst beobachtete Heilung von einem eingewurzelten Bronchialkatarrh im Jahre 1889 durch den vierwöchigen Aufenthalt in dem Nordseewinde von Wyk und Sylt, ohne irgend welches Medikament und ohne Rückfälle in den folgenden 24 Jahren (vergl. den Text, S. 55). Diese Beobachtung führte mich darauf, in der Staub- und Bakterienfreiheit der echten Seeluft das wirksame Prinzip dieser Naturheilung zu erblicken. Die einschlägigen Untersuchungen von B. Fischer bestätigten und erweiterten meine Annahme. Es gelang mir so zum ersten Male den Begriff „Seeluft" im Gegensatz zur Landluft genau zu präzisieren.

Dieser Erkenntnis gab ich im Jahre 1890, in Verbindung mit den klimatischen und hydrologischen Ergebnissen der „Kommission zur Untersuchung der deutschen Meere" in Kiel, Ausdruck in der Festschrift für Geheimrat Prof. Dr. E. v. Leyden in der Arbeit: „Die Wirkungsweise der Seebäder", welche des allgemeinen Interesses wegen einige Wochen später als erweiterter Abdruck im Buchhandel (A. Hirschwald, 1890) erschien.

Die zweite Veröffentlichung auf diesem Gebiet bildete meine Bearbeitung der Abschnitte: „Klimatische Verhältnisse (Seeluft und Seewasser)" und „Seesanatorien" in dem Handbuch für physikalische Therapie von Goldscheider und Jacob, Band I, Teil 1, Leipzig 1901.

Zu der vorliegenden dritten Publikation wurde ich veranlasst durch den Umstand, dass das erstaunliche Anwachsen der Literatur über Meeresheilkunde, teils durch bahnbrechende wissenschaftliche Untersuchungen namhafter Forscher, teils durch die Erfahrungen der Badeärzte und ihre Mitteilungen auf den Kongressen zu Biarritz, Abbazia und Kolberg, eine Neubearbeitung meiner „Wirkungsweise der Seebäder" notwendig machte.

Plan und Einteilung dieses „Lehrbuches der Meeresheilkunde" ist aus dem Inhaltsverzeichnis ersichtlich. Neben der Rekapitulierung der einschlägigen Arbeiten habe ich mir durchweg mein eigenes Urteil gewahrt. Ich verweise in dieser Beziehung auf die Besprechung der mit dem Aitkenschen Staubzähler erhaltenen, oft widerspruchsvollen Resultate. Auch wird der aufmerksame Leser manches Neue und Fortschrittliche in dem Buche finden, besonders in der scharfen Präzisierung der Begriffe „Seeklima" und „Seewind", in der Berechnung der Häufigkeit des Seewindes, Küstenwindes und des Landwindes für die einzelnen Kurorte oder Gruppen von solchen, wodurch erst eine physikalische Charakterisierung der europäischen Seekurorte, wie ich sie im Abschnitt F zum ersten Male durchgeführt habe, für Sommer- und Winterkuren möglich wurde.

So hoffe ich, dass dieses Buch dem Badearzte im Abschnitt E, „Therapeutische Rückblicke", einen Ueberblick gibt über alle diejenigen Krankheiten, welche bisher mit Erfolg in Seebädern behandelt worden sind, andererseits aber dem praktizierenden Arzte in Stadt und Land die Möglichkeit gewährt, für jeden seiner badebedürftigen Patienten den nach Jahreszeit, Klima und Seewindwerten geeigneten Kurort auszuwählen.

Schlachtensee, den 1. Mai 1913.

A. Hiller.

Inhalt.

Das rasche Anwachsen der Städte, die stetig zunehmende Einwohnerzahl und die damit fortschreitende Wohnungsdichtigkeit der Bevölkerung lassen das Bedürfnis derselben, mindestens einen Monat im Jahre in der freien und reinen Luft an der See oder im Hochgebirge zuzubringen, von Jahr zu Jahr lebhafter erscheinen. Es kommt hinzu die angestrengte Berufstätigkeit fast aller Bevölkerungskreise in Wissenschaft und Kunst, in Verwaltung und Unterricht, in Handel und Industrie, welche mit andauernder Anspannung der geistigen und körperlichen Kräfte verbunden ist und daher wenigstens einmal im Jahre eine mehrwöchige Erholung behufs Sammlung neuer Spannkräfte *gebieterisch fordert*.

Unter diesen Erholungsbedürftigen gibt es aber noch eine ganze Reihe von Personen, welche mit langwierigen kleinen körperlichen Leiden behaftet sind, durch welche die Berufstätigkeit zwar nicht gehindert, aber doch in lästiger Weise beeinträchtigt wird. Es gehören dahin Katarrhe der Atmungsorgane, insbesondere der Nase, des Rachens, des Kehlkopfes und der Luftröhren; ferner Veränderungen der Kreislaufsorgane, wie die Arterienentartung (Arteriosklerose), die habituelle Herzschwäche, Innervationsstörungen des Herzens, bei Kindern namentlich Anämie und Chlorose; häufig Verdauungsstörungen, Appetitmangel, Obstipation, Hämorrhoidalbeschwerden; und nicht zum letzten — die Signatur unserer Zeit — das Heer von Nervenkranken mit geistiger Erschöpfung, Schlaflosigkeit, mit neurasthenischen und hysterischen Beschwerden. Erholungsbedürftige, welche mit einem solchen Leiden behaftet sind, suchen gegenwärtig mit Vorliebe die See auf, um an derselben Heilung oder doch Besserung ihrer Leiden zu finden.

Da die Grenzen unseres Vaterlandes im Norden und Nordwesten vom Meere bespült werden, so werden von den Sommergästen vorwiegend die ihnen am nächsten liegenden Seebadeorte der Ostsee und der Nordsee aufgesucht. Wer schon im Frühjahr oder auch im Herbst und Winter einen Seebadeaufenthalt wählen muss, wird die wärmeren Badeorte des Mittelmeeres, der Adria und des Atlantischen Ozeans vorziehen.

Bezüglich der Wahl des Kurortes ist es notwendig, sich über die Heilkräfte des Meeres und den verschiedenen Grad ihrer Wirksamkeit in den einzelnen Meeren genauere Kenntnis zu verschaffen. Wir unterscheiden hierbei im allgemeinen drei Heilfaktoren, nämlich die Einwirkung der Seeluft, die Lichtwirkung und das Seebad. In allen drei Eigenschaften zeigen die Kurorte der verschiedenen Meere grosse Verschiedenheiten, welche für die Wahl des Kurortes zu Heilzwecken von bestimmendem Einflusse sind.

A. Die Seeluft.

Als „Seeluft" können wir im streng physikalischen und therapeutischen Sinne nur solche Luft bezeichnen, welche über der Oberfläche des freien Meeres schwebt oder vom Meere her dem Badeorte auf der Insel oder an der Küste zugeführt wird. Diese Luft ist hinsichtlich der Zusammensetzung wesentlich verschieden von der „Landluft," welche vom Festlande her kommt und über bewachsene, von Menschen und Tieren bewohnte Flächen streicht. Als „Küstenluft" kann man die Luft bezeichnen, welche teils über bewohntes Land, teils über freies Meer streicht, wie es z. B. an manchen Küstenorten und an Orten auf schmalen Landzungen der Fall ist.

In der Seeluft haben wir es mit einem Heilmittel zu tun, welchem der Kranke während eines mehrwöchigen Aufenthaltes ununterbrochen, nur zu den verschiedenen Tageszeiten mit wechselnder Stärke, unterworfen ist. Die von einem erwachsenen Menschen eingeatmete Luftmenge beträgt pro Minute (nach Zuntz):

in vollkommener Ruhe . . . . . . 5 Liter
im Stehen . . . . 6 „
beim langsamen Gehen . . . 10—12 „

Nehmen wir an, dass ein Kurgast an der See von dem 24 stündigen Tage 16 Stunden im Liegen und Sitzen und nur 8 Stunden im Stehen und Gehen zubringt, so berechnet sich die an einem Tage eingeatmete Seeluftmenge auf 96 Hektoliter. Da man durch Treppensteigen am Strande oder im Hause oder durch gelegentliche lebhaftere Gangart eine noch gesteigerte Lufteinnahme hat, so kann man unbedenklich die pro Tag eingeatmete Luftmenge auf rund 100 Hektoliter annehmen. Es ist wohl einleuchtend, dass an sich geringfügige Eigentümlichkeiten in der Zusammensetzung der Seeluft bei dieser dauernden Einwirkung grosser Luftmengen von mächtiger Wirkung auf den Körper sein können.

Zu dieser Einwirkung auf die Respiration kommt aber noch die andauernde Umspülung des ganzen Körpers mit der Seeluft und die dadurch bewirkte Beeinflussung der Hautatmung oder der Perspiration, welche an sich zwar geringfügig ist, aber durch die mehrere Wochen andauernde und täglich etwa 12 Stunden währende

Umspülung der Haut von grossem Einflusse auf den Stoffwechsel und das Wohlbefinden des Menschen werden kann. Hiervon wird im Abschnitt „Luftbewegung" noch ausführlicher die Rede sein.

Für die Beurteilung der Seeluftwirkung auf den Körper kommen folgende Eigenschaften der Luft in Betracht:

1. die Luftwärme,
2. die Luftfeuchtigkeit,
3. die Zusammensetzung der Seeluft,
4. die Luftbewegung,
5. der Luftdruck.

Kapitel I.

Die Luftwärme.

Nächst der Lage des Badeortes auf der Erdkugel und dem Stande der Sonne wird die Luftwärme beeinflusst durch die physikalischen Eigenschaften des Meeres. Das Wasser des Meeres erwärmt sich durch die Sonnenstrahlen weit langsamer als das Festland und strahlt auch die erhaltene Wärme viel langsamer in die Atmosphäre aus als das Land. Daher wird unter gleichem Himmelsstrich die Luft über dem Festlande schneller warm und ist überhaupt wärmer als die Luft über dem Meere. Andererseits kühlt sich die Luft über dem Festlande im Herbst und Winter schneller und auch stärker wieder ab als über dem Meere. Daraus ergibt sich, dass der Sommer auf dem Festlande durchschnittlich heisser und der Winter durchschnittlich kälter ist, und beide Jahreszeiten auf dem Festlande früher eintreten als unter gleichem Breitengrade auf dem Meere.

Es sind ferner auch, und das ist sehr wesentlich für einen Kurort, die Schwankungen der Luftwärme während eines Tages und eines Monats auf dem Meere bei weitem nicht so gross wie auf dem Festlande. In dieser wichtigen Eigenschaft ist der durch die Erfahrung an Kranken längst erwiesene Unterschied zwischen dem Seeklima und dem Festlandklima begründet. Personen, welche zu Erkältungen neigen oder gegen Temperaturwechsel empfindlich sind, werden daher in einem Kurort mit Seeklima sich wohler befinden als in einem Festlandkurort.

Von den Kurorten des Meeres zeigen diejenigen die Vorzüge des Seeklimas am vollkommensten, welche vom Festlande mehr oder weniger weit entfernt sind, also alle frei im Meere gelegenen Inseln: z. B. im Ozean Madeira und Teneriffa; im Mittelländischen Meere Corsica (Ajaccio), Sicilien, Malta und Corfu; in der Nordsee Helgoland, nächstdem die 8 bis 25 km von der Küste entfernten Inseln Sylt, Föhr, Amrum, Wangeroog, Spikeroog, Langeoog, Norderney, Juist und Borkum; in der Ostsee Bornholm und die Nordspitze von Rügen (Sassnitz). Die grosse Mehrzahl aller Meereskurorte aber sind Küstenbäder. An der Küste wechseln die Einflüsse des Festlandes mit denjenigen des Meeres. Je nach der herrschenden Windrichtung bestehen hier die Wärmeverhältnisse des Festlandes oder der See. Das Küstenklima ist demnach ein wechselndes, gemischtes, wie auch die nachfolgenden Temperaturangaben für die Beobachtungsstationen der Ostsee und Nordsee bestätigen werden.

Die Luftwärme der deutschen Meeresküsten.

Zwischen unseren heimatlichen Seebädern bestehen grosse geographische, hydrographische und klimatische Verschiedenheiten. Die deutschen Ostseebäder sind durchweg Küstenbäder, hervorgegangen aus Fischerdörfern, mit niedrigen Sanddünen und umrahmt von ausgedehnten Nadelholz- oder Buchenwäldern; nur auf Rügen bei Sassnitz ist der Strand begrenzt von hohen Kreidekalkfelsen. Die deutschen Nordseebäder sind durchweg Inselbäder, von der Festlandküste 8 bis 25 km entfernt; der breite Strand begrenzt von einer hohen, bergigen Dünenkette, mit Düngengras spärlich bewachsen; die Insel selbst fast baumlos, teils aus sterilen Sandflächen, teils aus fruchtbarem Marschland mit Wiesen und Aeckern bestehend. Aehnliche Unterschiede zeigt auch das Meer.

Breit öffnet sich die Nordsee zwischen England und Norwegen, allmählich auf 100 m Tiefe abfallend, gegen das tiefe europäische Nordmeer; im Südwesten steht es durch den Kanal mit dem Atlantischen Ozean in direkter Verbindung[1].

Abgeschlossen vom Weltmeer dringt die Ostsee als flach überspülte Wanne weit in den Rumpf Europas ein. Von den breiten Meeresarmen des Skagerak und Kattegat führen nur schmale, flussartige Meerengen hinüber in die Ostsee; davon sind zwei, der Sund zwischen Seeland und schwedischem Festland und der Kleine Belt ganz seicht, und nur der Grosse Belt zwischen Seeland und Fünen ist auf über 20 m Tiefe abgesenkt.

Im breiten Strome dringt atlantisches Wasser durch die Pforten im Nordosten von Schottland in die Nordsee ein. Die ablenkende

---

[1] Alfr. Merz, Die hydrographischen Verhältnisse der Nord- und Ostsee. Vortr. auf d. 5. internat. Kongress f. Thalassotherapie zu Kolberg. 1911. Bericht S. 351.

Kraft der Erdrotation erfasst es und hält es in seinem südlichen Verlaufe relativ nahe der englischen Ostküste in breitem Strome zusammen. Durch das im Kanal direkt zufliessende atlantische Wasser verstärkt, wendet es sich, dem Küstenverlaufe folgend, an der niederländischdeutschen Küste ostwärts und weiterhin nordwärts. Dieser Strom führt salzreiches (35 pM.), im Sommer relativ kühles, im Winter verhältnismässig warmes Wasser mit sich und ist in erster Linie für Grad und Verteilung von Temperatur und Salzgehalt in der Nordsee bestimmend. — Die enge Angliederung der Nordsee an den Ozean drückt sich auch in ihren Gezeiten aus. Ebenso wie die Meeresströmungen dringen die Flutwellen vom Norden und Südwesten her in die Nordsee vor und verfolgen ähnliche Wege wie diese, so dass die Eintrittszeiten der Fluten die Nordsee ebenso umlaufen wie die Strömungen. An der englischen Küste erreicht die Flut eine Höhe bis zu 7 m, an der deutschen nur von 2—3 m und an der dänischen und norwegischen Küste noch weniger.

Ganz anders liegen die Verhältnisse in der Ostsee. Abgesperrt vom Ozean und in nur schmaler Verbindung mit der Nordsee ist der Zufluss salzreichen Nordseewassers gering, dagegen die Süsswasserzufuhr durch zahlreiche grosse Flüsse bei vollständiger Landumrahmung bedeutend. An allen Küsten strömen der Ostsee viele und bei der geringen Verdunstung wasserreiche Flüsse zu, die eine gewaltige Süsswassermenge im Ostseebecken anhäufen. Infolgedessen sinkt der Salzgehalt von der Eintrittsstelle im Grossen Belt an nach Osten und Norden hin rasch ab. Bei Skagen an der Nordspitze Jütlands beträgt der Salzgehalt noch 30 pM., sinkt aber auf dem kurzen Wege bis zur Kieler Bucht auf 15 pM. und entlang den deutschen Küsten auf 7 pM. Nur in grösserer Tiefe wird infolge von Unterströmungen vom Belt her grösserer Salzgehalt von 12 bis 16 pM. gefunden. Die Temperatur des Wassers ist in den Sommermonaten daher etwas wärmer als in der Nordsee. Stärkere Meeresströmungen sowie die Flutbewegung fehlen in der Ostsee[1]. Infolge der intensiven Abkühlung der Luft im Norden und des geringen Salzgehalts tragen im Winter grosse Teile der Ostsee eine Eisdecke. —-

Durch diese grundlegenden geographischen und hydrographischen Verschiedenheiten der beiderseitigen Meere werden auch die klimatischen Verhältnisse der Kurorte in hervorragender Weise beeinflusst. Es ist einleuchtend, dass in dem Klima der Kurorte der Nordseeinseln die ozeanischen Einflüsse, in demjenigen der Ostsee-

---

[1] Nur an einzelnen Küstenorten hat man schwache Andeutungen der Flut beobachtet, so in Kiel bis 7 cm Fluthöhe und in Memel bis 0,5 cm.

küstenbäder die kontinentalen Einflüsse die Luftwärme beherrschen.

Dies wird auch durch die amtlichen Messungen bestätigt, welche das Königliche Meteorologische Institut zu Berlin während eines Zeitraums von 25 Jahren (1886 bis 1910) an 7 Stationen der Nordsee und 10 Stationen der Ostsee täglich hat anstellen lassen. Dieselben sind kürzlich von dem Direktor des Instituts, Herrn Prof. Dr. G. Hellmann[1]), für die Zwecke der Meeresheilkunde veröffentlicht worden.

Da für die Kurgäste wohl nur die 5 Sommermonate vom Mai bis September in Betracht kommen, so habe ich in den nachfolgenden Tabellen nur diese berücksichtigt. Als Tageszeit der Messung sind die Stunden morgens von 7—8 Uhr, mittags 2 Uhr und abends 7—8 Uhr gewählt worden.

I. Monatsmittel der Luftwärme.

	Mai			Juni			Juli			August			September		
	Mo.	Mi.	Ab.	Mo.	Mi.	Ab.	Mo.	Mi.	Ab.	Mo.	Mi.	Ab.	Mo.	Mi.	Ab.
Nordsee-Stationen.															
Borkum	11,1	13,0	10,9	14,6	16,4	14,5	16,2	17,9	16,1	16,1	18,0	15,8	13,8	16,3	14,3
Norderney	10,3	12,9	9,9	13,8	16,2	13,3	15,4	17,6	15,0	15,3	17,9	15,5	13,0	16,1	13,4
Wilhelmshaven	11,2	13,9	11,0	14,9	17,1	14,6	16,2	18,4	15,7	15,5	18,5	15,2	12,6	16,1	13,1
Helgoland	9,1	11,4	9,3	12,9	15,0	12,8	14,9	16,7	14,7	15,0	17,0	15,2	13,4	15,3	13,9
Westerland (Sylt)	9,8	12,9	9,6	13,7	16,1	13,1	15,4	17,5	14,7	15,2	17,4	14,8	12,6	15,4	12,8
Keitum (Sylt)	10,4	13,5	10,7	14,4	16,9	14,3	15,9	18,3	15,6	15,5	17,9	15,2	13,1	15,6	13,0
Wyk (Föhr)	9,8	13,8	9,9	13,8	17,7	13,4	15,3	18,9	14,9	14,9	18,4	14,7	12,3	16,2	12,6
Ostsee-Stationen.															
Flensburg	10,4	14,5	9,7	14,2	18,4	13,5	15,7	19,5	14,7	14,6	18,6	14,0	11,7	16,2	11,7
Kiel	10,6	13,6	10,5	14,5	17,4	14,4	15,9	18,7	15,7	15,0	18,0	14,8	11,9	15,2	12,2
Kirchdorf auf Poel (bei Wismar)	10,7	14,1	10,2	14,7	17,7	13,6	16,0	19,1	15,2	15,0	18,7	14,7	11,8	15,9	12,1
Wustrow (zw. Warnemünde u. Darss)	10,2	13,0	11,0	14,3	17,0	15,2	16,0	18,6	17,0	15,3	18,2	16,1	12,3	15,5	13,3
Putbus	9,5	13,6	9,3	13,8	17,5	13,3	15,5	19,2	15,2	14,6	18,6	14,7	11,5	15,7	12,0
Swinemünde	11,1	13,3	11,1	15,5	17,4	15,5	17,2	19,6	17,5	16,2	19,4	16,6	12,8	16,3	13,3
Rügenwaldermünde	10,4	12,1	10,4	14,2	15,8	14,0	16,5	18,4	16,6	15,9	18,5	16,1	12,3	15,6	13,0
Neufahrwasser	11,4	13,1	10,5	15,6	17,0	14,7	17,6	19,6	17,1	16,6	19,4	16,3	12,7	16,1	13,0
Hela (Danziger Bucht)	9,7	12,5	8,7	14,4	16,9	12,9	16,8	19,5	15,6	6,31	19,2	15,7	13,0	16,1	13,2
Memel	11,1	14,3	10,1	14,1	17,7	13,5	16,3	19‘6	15,9	15,2	18,5	16,0	11,1	15,5	12,0

Wenn man die Luftwärme der Nordsee- und Ostseestationen mit einander vergleicht, so fällt auf, dass die Ostseebäder durchschnittlich nur um 0,5° bis 1,5° wärmer sind als in den gleichen Monaten die Nordseestationen. Man kann daraus schliessen, dass die Ostseebäder im Sommer für Personen, welche der

1) G. Hellmann, Vergl. Uebersicht über die klimat. Verhältnisse der deutschen Nordsee- u. Ostseeküsten. Veröff. d. Zentralstelle f. Balneologie. Berlin 1911. Heft 3.

Hitze der kontinentalen Städte entfliehen, einen verhältnismässig kühlen Aufenthalt bieten, welcher jedoch von den Nordseeinseln noch um 1,5 ° übertroffen wird.

Da das Ozeanwasser im Sommer kühl, im Herbst und Winter wärmer ist, so macht sich auch der Unterschied in der Luftwärme der Nordseeinseln von den Ostseebädern hauptsächlich im Herbst und Winter geltend. So fand Hellmann den September auf Helgoland, dem besten Repräsentanten des ozeanischen Klimas, um 0,7 ° wärmer als den Juni; während auf dem Festlande, z. B. in Berlin, der September um 2,8 ° kälter ist als der Juni. An den Ostseeküsten ist Juli und August um durchschnittlich 0,5 ° bis 2 ° wärmer als auf der offenen Nordsee. Aber schon im September kehrt sich das Verhältnis um; die Ostseeküste ist dann um 0,5 ° bis 1,5 ° kälter als die Nordseeküste. Im allgemeinen kann man von dem Nordseeklima sagen; der Sommer ist kühl, der Herbst warm, der Winter mild und das Frühjahr kalt.

Das verschiedene Verhalten der Ostsee- und Nordseebäder zeigt auch die nachfolgende Zusammenstellung.

II. Temperatur der wärmsten und kältesten Monate im Jahre für eine Reihe von Seebadeorten und Festlandstädten.

Geographischer Bezirk	Ortsname	Januar ° C.	Juli ° C.	Jahresunterschied ° C.
Mitteleuropäisches Festland	Berlin	— 2,2	+ 19,0	21,2
	Prag	— 2,4	20,2	22,6
	Wien	— 1,7	20,7	22,5
	Dresden	— 2,0	18,6	20,6
	München	— 1,6	19,0	21,5
Ostseeküste	Zoppot	— 1,4	+ 17,7	19,1
	Colberg	— 1,3	18,2	19,5
	Sassnitz	— 1,6	17,0	18,6
	Warnemünde	— 1,7	17,8	19,5
	Friedrichsort	— 0,3	17,1	17,4
Nordseeinseln	Sylt	+ 0,3	+ 16,9	16,6
	Helgoland	+ 0,9	16,8	15,9
	Norderney	+ 0,6	16,4	15,8
	Ostende	+ 2,4	19,5	17,1
Atlantischer Ozean	Biarritz, Südfrankreich	+ 10,6	+ 21,2	10,6
	Funchal auf Madeira	+ 15,4	22,2	6,8
Mittelländisches Meer	Cannes	+ 8,5	+ 22,5	14,0
	Nizza	+ 7,5	21,4	13,9
	Mentone	+ 10,2	24,3	14,1
	San Remo	+ 11,5	26,5	15,0
	Neapel	+ 7,2	19,9	12,7
	Palermo	+ 8,8	20,1	11,3
	Abbazia (adriat. Meer)	+ 4,7	22,2	17,5

Im Vergleich mit den Städten des Festlandes bieten also die Ostseebäder ihren Kurgästen einen kühleren Sommer und etwas milderen Winter dar, in noch höherem Grade hingegen die Nordseebäder. In den Badeorten des Atlantischen Ozeans und des Mittelländischen Meeres ist der Sommer durchweg warm, ja wärmer als in den Städten des Festlandes; hingegen der Winter so milde, dass Kurgäste mit empfindlicher Haut oder reizbaren Atmungsorganen auch im Winter dort sich aufhalten können. Auch der Jahresunterschied der Luftwärme, d. h. der Temperaturwechsel in den Jahreszeiten, ist in den letzteren Kurorten sehr gering; er beträgt z. B. in Funchal, auf der Insel Madeira, nur 6,8° im ganzen Jahre.

Für die Mehrzahl der Kurgäste sind aber nicht so sehr die jahreszeitlichen Schwankungen der Luftwärme, sondern vielmehr die täglichen Schwankungen der Wärme, zumal während der paar Sommermonate, von besonderem Werte. Denn einerseits sind Stadtbewohner, welche im Sommer die See aufsuchen, durch den gewohnheitsmässigen Aufenthalt in gleichmässig warmen Räumen mit stagnierender Stubenluft gegen schroffe Wechsel der Luftwärme empfindlich; andererseits ist die Furcht vor Erkältung in dem gewöhnlich lebhafteren Seewinde bei der an das Stubenklima gewöhnten Bevölkerung immer noch sehr gross.

Die nachfolgende Tabelle gibt die mittlere Tagesschwankung der Luftwärme, d. h. das mittlere Maximum und Minimum der Luftwärme, sowie die Grösse der Differenz, für die Monate Mai, Juni, Juli, August und September an, auf Grund der 25 jährigen Beobachtungen des Königlichen Meteorologischen Instituts.

III. Mittlere Tagesschwankung der Temperatur.

1886 bis 1910.

	Mai			Juni			Juli			August			September		
	Max.	Min.	Diff.	Max.	Min.	Diff.	Max.	Min.	Diff.	Max.	Min.	Diff.	Max.	Min.	Diff.
Nordsee.															
Borkum	14,0	8,6	5,4	17,6	12,1	5,5	18,9	14,0	4,9	18,9	14,2	4,7	17,0	12,2	4,8
Norderney	14,0	8,1	6,3	17,7	11,5	6,2	19,0	13,5	5,5	19,0	13,7	5,3	17,1	11,6	5,5
Wilhelmshaven	15,0	7,8	7,2	18,7	11,3	7,4	19,8	12,7	7,1	19,6	12,6	7,0	17,1	10,4	6,7
Helgoland	12,8	7,4	5,4	16,2	11,2	5,0	17,9	13,2	4,7	18,1	13,7	4,4	16,4	12,2	4,2
Westerland-Sylt	14,0	7,0	7,0	17,3	10,7	6,6	18,6	12,7	5,9	18,3	12,8	5,5	16,2	10,4	5,8
Keitum-Sylt	14,7	7,9	7,9	18,4	11,6	6,8	19,6	13,3	6,3	19,2	13,4	5,8	16,7	11,2	5,5
Wyk-Föhr	15,1	7,3	7,3	19,0	11,0	8,0	20,2	12,5	7,7	19,7	12,6	7,1	17,4	10,5	6,9

	Mai			Juni			Juli			August			September		
	Max.	Min.	Diff.	Max.	Min.	Diff.	Max.	Min.	Diff.	Max.	Min.	Diff.	Max.	Min.	Diff.
Ostsee.															
Flensburg	15,4	6,7	8,7	19,3	10,1	9,2	20,5	11,6	8,9	19,6	11,3	8,3	17,0	9,0	8,0
Kiel	14,7	7,1	7,6	18,6	10,7	7,9	20,0	12,4	7,6	19,2	12,2	7,0	16,3	9,8	6,5
Kirchdorf auf Poel	15,7	7,1	8,6	19,4	10,7	8,7	20,5	12,2	8,3	19,9	12,3	7,6	16,8	9,7	7,1
Wustrow	14,4	7,5	6,9	18,3	11,8	6,5	19,7	14,0	5,7	19,1	13,5	5,6	16,3	10,8	5,5
Putbus	15,1	6,8	8,3	19,3	10,7	8,6	20,8	12,8	8,0	20,1	12,4	7,7	16,9	9,9	7,0
Swinemünde	14,9	7,8	7,1	19,0	11,7	7,3	21,0	13,8	7,2	20,6	13,3	7,3	17,2	10,6	6,6
Rügenwaldermünde	14,2	6,5	7,7	17,8	10,3	7,5	19,0	13,2	6,7	19,8	13,0	6,8	16,7	10,0	6,7
Neufahrwasser	15,1	7,1	8,0	18,9	11,1	7,8	21,2	13,3	7,9	20,7	12,8	7,9	17,1	9,8	7,3
Hela	14,6	6,0	8,6	18,8	10,2	8,6	21,2	13,2	8,0	21,0	13,3	7,7	17,4	10,7	6,7
Memel	16,0	6,7	9,3	19,2	10,5	8,7	20,9	13,1	7,8	19,8	12,8	7,0	16,3	9,3	7,0

Man ersieht sofort daraus einen erheblichen Unterschied zwischen den Ostsee- und den Nordseebadeorten. Die Nordseebäder haben fast durchweg eine um 1,5 ⁰ bis 2 ⁰ kleinere Tagesschwankung als die Ostseebäder. Je weiter die Insel in das Meer vorgeschoben ist, desto kleiner ist die Tagesschwankung und desto stärker der ozeanische Einfluss. Helgoland hat daher die niedrigste Tagesschwankung der Luftwärme, in den Reisemonaten Juni, Juli und August zwischen 4,4 ⁰ und 5 ⁰. Nächstdem folgt Borkum mit 4,7 ⁰ bis 5,5 ⁰, Norderney mit 5,3 ⁰ bis 6,2 ⁰, Westerland-Sylt mit 5,5 ⁰ bis 6,6 ⁰. Nur Wilhelmshaven mit 7,0 ⁰ bis 7,4 ⁰ und Wyk auf Föhr mit 7,1 ⁰ bis 8,0 ⁰ Tagesschwankung nähern sich den Werten für die Ostseebäder, etwa zwischen Swinemünde (7,2 ⁰ bis 7,3 ⁰) und Rügenwaldermünde (6,7 ⁰ bis 7,5 ⁰).

Die Ostseebäder zeigen bezüglich der mittleren Tagesschwankungen der Luftwärme bereits ganz den charakteristischen Einfluss des Festlandes. Als Typus der Festlandstädte können wir Berlin betrachten, für welches sorgfältige meteorologische Beobachtungen von 1848 bis 1907 (60 Jahre) vorliegen[1]. Hiernach beträgt in Berlin durchschnittlich:

	das Maximum	das Minimum	mithin die Differenz
im Mai	20,4⁰	8,2⁰	12,2⁰
im Juni	22,8⁰	14,3⁰	8,5⁰
im Juli	23,2⁰	15,7⁰	7,5⁰
im August	23,1⁰	14,0⁰	9,1⁰
im September	20,7⁰	9,8⁰	10,9⁰

---

1) O. Behre, Das Klima von Berlin. Eine meteorologisch-hygienische Untersuchung. Berlin 1908.

Stellen wir wieder die Tagesschwankung der 3 Reisemonate für Berlin (7,5 ⁰ bis 9,1 ⁰) in Vergleich, so kommen von den Ostseebädern dieser Grenze sehr nahe Flensburg mit 8,3 ⁰ bis 9,2 ⁰, Putbus und Hela mit 7,7 ⁰ bis 8,6 ⁰, Kirchdorf auf Poehl mit 7,6 ⁰ bis 8,7 ⁰, Neufahrwasser mit 7,8 ⁰ bis 7,9 ⁰ und Memel mit 7,0 ⁰ bis 8,7 ⁰.

Von allen Ostseebädern am günstigsten und den Nordseeinseln (Westerland-Sylt) fast gleich steht Wustrow mit nur 5,6 ⁰ bis 6,5 ⁰ Tagesschwankung der Luftwärme. Dieses Ergebnis kann auch für die benachbarten Bäder Müritz und Prerow bzw. Zingst als gültig angesehen werden. Es beruht dies darauf, dass dieser in der in der Richtung von SW nach NO verlaufende Teil der mecklenburgischen Küste von den auch hier vorherrschenden SW-, W- und NW-Winden bestrichen wird, welche die Temperatur der Luft von Helgoland und Sylt herübertragen.

Mit Ausnahme dieses kleinen Küstenstriches werden also sämtliche Ostseeküstenbäder hinsichtlich der täglichen Schwankungen der Luftwärme ganz von dem die Ostsee umschliessenden skandinavischen und europäisch-asiatischen Festlande beherrscht. Von den typischen Eigenschaften des Seeklimas zeigen sie nichts.

In jüngster Zeit haben B. Berliner und Fr. Müller[1]) Beobachtungen mitgeteilt, welche auf die klimatische Bedeutung des Dünenwaldes der meisten Ostseebäder ein ganz neues Licht werfen. Sie fanden in Zinnowitz (1911) bei Seewind (NO) über alles Erwarten grosse Unterschiede in Temperatur, Feuchtigkeit und Windgeschwindigkeit am Strande und jenseits eines nur 450 m breiten Dünenwaldes. Zum Beispiel am Strande: stürmischer NO, reine staubfreie Seeluft, die feucht und kalt ist. Wolkenloser Himmel; intensive Sonnenstrahlung. Jenseits des Waldes: schwacher, kühler Lufthauch; die Temperatur infolge starker Bestrahlung des dunklen Bodens beträchtlich höher; dabei von binnenländischer Trockenheit. Landwind (W bis SO) hingegen bewirkte nur so geringe Differenzen zwischen Strand und Inlandstation, dass ihnen eine praktische Bedeutung nicht zugesprochen werden kann. In der Mehrzahl der Ostseebäder befinden sich die Wohnhäuser in oder hinter dem Walde. Die Kurgäste halten sich den grössten Teil des Tages (von 24 Stunden etwa 16 Stunden oder $^2/_3$) im bewohnten Orte auf. Mithin bleiben

---

1) Vergleichende meteorologische Betrachtungen am Strande und an der Binnenseite des Dünenwaldes in einem Ostseebade. Veröffentl. d. Zentralstelle f. Balneologie. Heft 5. 1912.

diese Unterschiede zwischen Strand und Binnenland für die Ostseekurgäste beachtenswert.

An der Nordsee wird sich das Küstenklima wegen Mangels an
Waldungen landeinwärts wahrscheinlich nicht so rasch verändern.
Eine Bestätigung dieser Annahme lieferte kürzlich eine Beobachtung
von G. Hellmann[1]) am Strande von Westerland-Sylt von Ende
August bis Anfang November 1911. Die Luft am Strande war in
der angegebenen Zeit durchschnittlich nur um 0,4 ⁰ C wärmer als an
der 1 km landeinwärts befindlichen meteorologischen Station. Dieser
Unterschied kommt hauptsächlich durch die Nähe des Meeres zustande;
sie bewirkt, dass die mittleren Minima am Strande erheblich höher
als an der Station sind, während die mittleren Maxima nur wenig über
die an der Station hinausgehen:

	Strand:		Station:	
	September	Oktober	September	Oktober
mittleres Maximum:	17,7 ⁰	11,8 ⁰	17,2 ⁰	11,8 ⁰
mittleres Minimum:	13,9 ⁰	6,8 ⁰	11,7 ⁰	6,0 ⁰

Infolgedessen ist die tägliche Temperaturschwankung am
Strande merklich kleiner als an der Station: im September 4,7 ⁰ gegen
5,5 ⁰; im Oktober 5,0 ⁰ gegen 5,8 ⁰. Bei schwachen Seewinden
fand Hellmann die Temperaturdifferenz zwischen Strand und Station
grösser, bei starken Seewinden und bei ablandigen Winden (aus östlicher Richtung) verschwindend klein.

Da an der deutschen Ostseeküste die Seewinde flacheren und
schwächeren Luftströmungen (aus östlicher und nördlicher Richtung)
angehören, als die westlichen Winde der Nordsee, so kann ihr ther-
mischer und hygroskopischer Einfluss nicht so weit ins Land hinein-
reichen, wie dies bei den Seewinden der Nordsee der Fall ist. Es
werden daher bei Seewind an der Ostsee zwischen Strand und Land
im allgemeinen grössere Unterschiede in Temperatur und Feuchtigkeit
auftreten, als an der Nordsee.

Für die Ostseekurgäste würde sich hieraus die Regel ergeben,
dass sie bei Seewind, welcher hier nur an bestimmten Tagen
weht, nur solange unter der Einwirkung der „Seeluft" stehen,
als sie sich am Strande aufhalten.

---

1) G. Hellmann, Einige Bemerkungen über das Strandklima. Veröff. d.
Zentralstelle für Balneologie. Heft 5, S. 10.

Die Luftwärme an anderen Meeresküsten.

Aehnlich dem Preussischen Meteorologischen Institut zu Berlin besitzt Frankreich in dem „Bureau central météorologique de France" eine Behörde, welche auf zahlreichen, über ganz Frankreich regelmässig verteilten Stationen schon seit einer langen Reihe von Jahren fortlaufende Witterungsbeobachtungen anstellen lässt. Unter diesen Stationen befinden sich 14 an den Meeresküsten Frankreichs, nämlich 4 an der nördlichen Kanalküste, 5 an der westlichen Ozeanküste und 5 an der südlichen Mittelmeerküste. Die Aufzeichnungen dieser 14 Meeresstationen enthalten wertvolles Material für die Beurteilung der klimatischen Verhältnisse dieser 3 Meere[1]).

Der Kanal (La Manche).

Er wird begrenzt von der englischen und der französisch-belgisch-holländischen Küste, mit zahlreichen und zum Teil stark besuchten Kurorten. Kühle Sommer, milde Winter, geringe Schwankungen der Luftwärme am Tage und im Monat, hohe relative Feuchtigkeit machen diese Plätze zu allgemein bei Erkrankungen der Atmungsorgane beliebten Erholungs- und Kurorten.

An der englischen Küste hat Brigton, einer der besuchtesten Seebadeplätze in England, eine Durchschnittstemperatur im Sommer von 17,8° im Juli und 16,2° im August, im Winter von 4,5° im Dezember und 4,1° im Januar. — Auf der Insel Wight ist die Hauptstadt Ventnor, einer der besuchtesten Winterkurorte Englands, durch mildes, gleichmässiges Winterklima und stärkere Sonnenstrahlung infolge der Reflexion von den felsigen Klippen ausgezeichnet. Die mittlere Monatstemperatur beträgt für Januar bis April 6,4°, Mai und Juni 13,1°, für Juli bis September 15,9°, für Oktober 11,1°, November 8,9° und für Dezember 5,8°. Die mittlere, relative Feuchtigkeit beträgt 81%. — In Bournemouth an der Südwestküste von Hampshire, einem geschätzten Winterkurort für chronische Lungenkranke, sind die Wärmeverhältnisse der Luft die gleichen wie in Ventnor, nur ist der Ort den vorherrschenden Westwinden mehr ausgesetzt.

Für die Nordküste Frankreichs liegen folgende Beobachtungsergebnisse des „Bureau central météorologique de France" vor von den 4 Stationen Dünkirchen, Cherbourg, Saint Malo und St. Brieuc.

---

1) Diese Beobachtungen sind nicht im Buchhandel erschienen, sondern, soweit sie die Meeresküsten betreffen, von F. Lalesque: La mer et les tuberculeux, S. 12—132, veröffentlicht worden, dessen Zahlenangaben ich hier wiedergebe.

Monatsmittel der Luftwärme.

Stationen	Januar	Februar	März	April	Mai	Juni	Juli	August	September	Oktober	November	Dezember
Dunkerque . .	3,6	3,5	6,1	8,6	10,8	15,1	17,1	17,5	15,8	10,6	7,3	4,2
Cherbourg . .	5,7	5,7	6,7	8,8	11,5	14,8	16,4	16,8	15,4	11,5	9,1	6,2
Saint Malo . .	5,7	5,9	7,7	10,2	12,7	16,1	17,8	17,8	16,3	12,2	9,1	6,5
St. Brieuc . .	4,9	5,2	6,6	9,1	16,6	15,1	16,6	16,9	15,2	10,8	8,1	5,4

Der wärmste Monat ist der August mit einer Durchschnittswärme von 17,2^0; der kälteste Monat ist der Januar mit einer Durchschnittstemperatur von 4,9^0. Der Jahresunterschied der Luftwärme beträgt somit 12,3^0, ähnelt somit den Wärmeverhältnissen der deutschen Nordseeinseln. Nur ist der Winter an der französischen Nordküste noch etwas wärmer und der Sommer etwas kühler als dort. Dies geht noch deutlicher hervor aus den **täglichen Schwankungen der Luftwärme.** Dieselben betrugen im Monatsmittel:

Stationen	Januar	Februar	März	April	Mai	Juni	Juli	August	September	Oktober	November	Dezember
Dunkerque . .	5,3	6,9	7,5	8,1	7,7	8,8	9,1	8,7	8,5	7,7	6,2	5,2
Cherbourg . .	3,4	3,8	4,6	4,9	5,4	5,4	5,3	5,3	5,1	4,5	3,8	3,9
Saint Malo . .	4,7	5,3	6,6	6,7	7,3	7,0	6,8	6,7	6,6	5,9	5,2	4,9
St. Brieuc . .	6,0	6,6	7,7	8,6	9,6	10,1	10,4	10,7	10,4	8,9	6,8	6,5

Wenn wir diese Zahlen mit der Tabelle III, Monate Mai bis September (Kolumne 3 Differenz) vergleichen, so zeigt sich, dass die Schwankungen der Luftwärme während der 5 Sommermonate an obigen Stationen ausserordentlich gleichmässige sind; es beträgt der Durchschnitt der 4 Orte im Mai 7,5^0, Juni 7,8^0, Juli 7,9^0, August 7,8^0, September 7,6^0. Diese Durchschnittszahlen entsprechen fast vollkommen den Schwankungen der Luftwärme in den 5 Sommermonaten von Wilhelmshaven, Wyk auf Föhr, Kiel, Swinemünde und Neufahrwasser (Tabelle III, Kolumne 3 Differenz).

An der Nordküste Frankreichs, in der Normandie und der Bretagne, befinden sich mehrere sehr beliebte Sommerkurorte, grösstenteils mit Badeeinrichtung, welche in den Monaten Juli und August stark besucht sind und auch von Engländern aufgesucht werden. Hierher gehören Roscoff, Tréguier, Paimpol, Dinar, St. Malo, Avranches und Granville. Nahe der Seinemündung Villers-sur-Mer und Trouville, der Lieblingsaufenthalt der vornehmen Welt von Paris. Oestlich von der Seinemündung reihen sich daran Étretat, Fécamp, St. Valéry-en-Caux, Dieppe, Le Tréport-Mers und Berck-sur-Mer. Der letztere Kurort besitzt mehrere Seehospize für skrophulöse Kinder; das grösste Hospiz, wohl das grösste des Kontinents, ist das im Jahre 1869 durch die Assistance Publique de Paris im Barackenstil errichtete für 700—800 Kinder. — An der belgischen und holländischen Küste sind die namhaftesten Kurorte des Kanals Ostende, Blankenberghe, Scheveningen und Zandvoort.

Der Atlantische Ozean.

Für die Beurteilung der klimatischen Verhältnisse an der europäischen Küste des Atlantischen Ozeans geben den besten Anhalt die mehrere Dezennien hindurch fortgesetzten meteorologischen Beobachtungen der 5 Stationen der französischen Westküste Brest, Vannes, La Coubre, Arcachon und Biarritz.

Das **Monatsmittel der Luftwärme** zeigt folgende Uebersicht:

Stationen	Januar	Februar	März	April	Mai	Juni	Juli	August	September	Oktober	November	Dezember
Brest	6,3	6,7	8,0	10,4	12,8	16,1	17,2	17,7	16,3	12,3	9,6	7,3
Vannes	4,9	5,6	7,3	10,2	13,0	16,9	17,7	18,0	16,0	11,2	8,4	5,7
La Coubre . .	4,5	5,4	7,2	10,7	13,6	17,2	18,8	18,6	16,8	12,2	9,0	5,9
Arcachon . .	5,2	6,5	9,1	12,1	15,1	18,9	20,3	20,6	18,6	13,7	9,4	6,1
Biarritz . . .	6,9	8,1	9,9	12,3	15,0	18,5	19,9	20,9	19,4	15,1	11,3	8,4

Auch hier ist der wärmste Monat im Jahre der August, und zwar von Norden nach Süden zunehmend von 17,7° bis 20,9°. Der kälteste Monat ist auch hier der Januar mit einer Durchschnittstemperatur von 5,6°, welcher eine Durchschnittswärme im August von 19,2° gegenübersteht. Es ist somit sowohl der Winter (um 1,1°), als auch der Sommer (um 2°) an der westlichen Ozeanküste wärmer als an der nördlichen Kanalküste. Besonders auffällig ist der erheblich wärmere Sommer und Winter in Arcachon und namentlich in

Biarritz. Verglichen mit St. Malo am Kanal ist Biarritz im Januar 1,2°, im August 3,1° wärmer.

Bezüglich der täglichen Schwankungen der Luftwärme lassen diese 5 Küstenstationen den Einfluss des französischen Festlandes schon deutlich erkennen. Die Schwankungen sind hier durchweg in den einzelnen Monaten erheblich grösser, als auf den Kanalstationen.

Tägliche Schwankungen der Luftwärme im Monatsmittel:

Stationen	Januar	Februar	März	April	Mai	Juni	Juli	August	September	Oktober	November	Dezember
Brest	5,1	5,9	7,3	7,7	8,3	8,2	7,7	8,1	8,4	7,2	5,5	5,1
Vannes	7,6	8,2	9,9	10,2	11,9	12,2	11,8	11,8	11,6	10,3	8,6	8,2
La Coubre . .	7,5	8,9	10,0	10,3	10,8	11,0	10,8	11,5	11,7	9,8	8,3	7,6
Arcachon . .	6,7	8,7	10,3	10,5	10,0	11,1	11,2	11,5	11,4	9,4	7,3	6,6
Biarritz . . .	6,5	7,4	8,0	7,5	7,5	7,4	8,1	7,8	7,8	7,5	6,7	6,0

Diese Zahlen, welche die Differenz zwischen dem Temperatur-Maximum und -Minimum jeden Monats angeben, sind namentlich in den 5 Sommermonaten augenfällig höher; so variiert die tägliche Schwankung in Cherbourg vom Mai bis September von 5,1° bis 5,4°, dagegen in Vannes von 11,6° bis 12,2°, also um 6,5° bzw. 6,8° höher. Im Winter (November, Dezember, Januar, Februar, März) sind die Schwankungen, namentlich in den Badeorten Arcachon und Biarritz, etwas geringer, aber doch immer noch um 2° bis 3° grösser als in Cherbourg und St. Malo. Die Ursache hierfür ist wohl darin zu suchen, dass diese Stationen der Westküste an etwa der Hälfte der Tage im Sommer unter dem Einflusse von Landwinden stehen, welche vom gebirgigen Hinterland Frankreichs kommen.

Die Mittelmeerküste Frankreichs.

Auch hier, wo am südlichen Gestade zahlreiche und stark besuchte Kurorte sich befinden, geben die Beobachtungsresultate von 5 Stationen über die klimatischen Verhältnisse dieses Teiles der Riviera di Ponente zuverlässige Auskunft. Die Stationen sind in Perpignan (65 m Seehöhe), Narbonne (13 m), Cette (20 m), Marseille (75 m) und Nizza (16 m).

Die beobachtete **mittlere Monatswärme** ist folgende:

Stationen	Januar	Februar	März	April	Mai	Juni	Juli	August	September	Oktober	November	Dezember
Perpignan . .	6,5	7,7	9,8	12,9	16,0	20,1	22,4	21,7	19,2	14,4	10,7	7,5
Narbonne . .	5,8	8,2	10,1	13,4	16,0	20,1	22,7	21,9	19,5	15,1	11,1	7,3
Cette	5,4	6,8	9,7	13,1	16,9	20,9	23,5	22,3	19,5	14,7	10,8	6,7
Marseille . . .	5,8	6,9	9,3	12,4	16,1	20,0	22,4	21,4	18,9	14,2	10,7	6,8
Nizza	7,4	8,1	10,2	13,2	16,4	20,4	23,0	22,4	20,2	15,5	11,7	8,2

Der wärmste Monat ist mithin, wie auf dem Festlande, der Juli mit einer Durchschnittstemperatur von 22,8°; der kälteste Monat ist der Januar mit einer mittleren Wärme von 6,1°. Der Sommer ist hier also sehr warm und auch der Winter, zumal in Nizza ein ausserordentlich milder (November bis März 11,7°—8,2°— 7,4°—8,1°—10,2°). Der Jahresunterschied der Luftwärme zwischen Januar und Juli beträgt 16,7°; er ist also grösser als am Kanal (12,3°) und an der Ozeanküste (13,6°).

Die **täglichen Schwankungen der Luftwärme** zeigen ebenfalls ein vollkommen festländisches Verhalten.

Stationen	Januar	Februar	März	April	Mai	Juni	Juli	August	September	Oktober	November	Dezember
Perpignan . .	8,4	9,4	10,3	10,1	10,7	10,9	11,1	11,4	11,3	10,6	9,0	8,9
Narbonne . .	5,9	8,1	8,8	9,3	9,9	10,1	10,4	10,1	9,5	8,6	6,5	6,3
Cette	6,9	7,8	9,3	11,3	10,3	10,4	10,9	10,8	13,0	8,0	6,5	6,2
Marseille . . .	9,1	10,4	11,8	11,5	11,9	12,3	12,4	12,5	12,1	10,4	9,3	9,0
Nizza	9,5	10,8	10,9	11,1	11,2	11,4	11,9	11,8	11,6	11,0	9,8	10,3

Die täglichen Schwankungen der Luftwärme an der französischen Mittelmeerküste sind also, wenn man die Sommermonate Mai bis September vergleicht, erheblich grösser als an den bisher besprochenen Küsten, selbst erheblich grösser als an der Ostsee (vgl. Kolumne „Differenz" in Tab. III, Seite 10), und selbst in Berlin auf Grund 60jähriger Erfahrung. Der Grund für diese Erscheinung liegt wahrscheinlich in dem Vorherrschen des kalten und trockenen

Nordwestwindes, des Mistral, welcher in Nizza als Nordwind erscheint und ein reiner Landwind ist. Die durch ihn bewirkte Abkühlung der Luft, im Gegensatz zur starken Erwärmung durch die Sonne, bildet jedenfalls die Ursache der erheblichen Schwankungen der Luftwärme an der französischen Mittelmeerküste.

Die Luftwärme von Nizza kann für einen grossen Teil der Riviera di Ponente von Nizza bis San Remo als massgebend betrachtet werden. Für beide Rivieren fehlen mir zuverlässige Angaben über die Luftwärme in den einzelnen Monaten. Nur gibt H. Reimer[1]) an: „Vom Mistral ist in San Remo kaum mehr die Rede. Einzelne starke Stösse werden im November, im Februar und März gespürt. Er zeigt sich aber nie in seiner ursprünglichen Kälte und Trockenheit."

Vom Adriatischen Meere und zwar vom Badeort Abbazia liegen von 1886—1905 genaue Temperaturbeobachtungen vor, welche Fr. Tripold auf der dortigen K. u. K. österreichischen meteorologischen Station angestellt hat[2]).

Monatsmittel der Luftwärme von Abbazia.

	Januar	Februar	März	April	Mai	Juni	Juli	August	September	Oktober	November	Dezember
Abbazia . . .	4,7	5,4	8,1	11,9	16,1	19,6	22,2	21,8	18,5	13,8	9,3	6,8
Mittlere Tagesschwankung	4,4	5,5	5,5	5,4	5,4	5,6	6,8	6,8	6,7	4,7	4,6	4,4

In klimatischer Beziehung gehört demnach Abbazia zu den bevorzugten Mittelmeerkurorten.

Das reine Seeklima.

Es ist charakterisiert durch eine grosse Gleichmässigkeit der Luftwärme. Es sind sowohl die Schwankungen der Luftwärme im Verlaufe eines Tages, als auch die Wärmeänderungen eines Monats und Jahres auffallend gering. Diese Eigenschaften zeigt am vollkommensten eine kleine, im Meere fern vom Festland gelegene Insel. So beträgt auf Madeira die Jahresschwankung der Luftwärme zwischen Sommer und Winter nur 6,8° C. und die tägliche Schwankung im wärmsten Monat August nur 2,1° C.

---

1) H. Reimer, Klimatische Winterkurorte. Berlin 1881. 3. Aufl. S. 300.
2) Fr. Tripold, Das Klima von Abbazia. Festschr. z. 60. Geb. v. Jul. Glax. Abbazia 1906. S. 6.

Zu diesen Vorzügen der Lage kommt noch ein im Durchschnitt mässig hoher Feuchtigkeitsgehalt infolge von Verdunstung der Meeresoberfläche und die absolute Reinheit und Staubfreiheit der der Insel vom Meere her zuwehenden Luft. Dieser in hygienischer Beziehung paradiesisch vollkommene Zustand der Luft findet sich leider nur auf wenigen, für Kranke zugänglichen Plätzen der Erde.

Das reinste Seeklima und die geringsten Tages- und Monatsschwankungen der Luftwärme findet man auf kleineren Inseln, welche weit in das Meer hinaus vorgeschoben sind. In der Nordsee ist es die Insel Helgoland (vgl. S. 10), im Atlantischen Ozean die Inseln Madeira und Teneriffa, im Mittelländischen Meere Ajaccio auf Corsica und die spanischen Balearen (Mallorca, Menorca und Cabrera).

Sehr günstige klimatische Verhältnisse weist nach Glax[1]) auch Malaga an der Südküste Spaniens, unweit Gibraltar, auf. Es ist durch Gebirge gegen die aus N, NO, NW und W kommenden Landwinde geschützt, gewährt nur den von der See kommenden Luftströmungen Zutritt und steht bereits ganz unter dem Einfluss des Atlantischen Ozeans.

In Helgoland, welches nur 0,55 qkm gross ist und vom Festlande 45 km entfernt liegt[2]), ist die beste Besuchszeit während der Monate Juni, Juli, August und September. Im Juni schwankt die Luftwärme von morgens 7 Uhr bis abends 9 Uhr nur von 12,8° bis 15,0° (Diff. 2,2°), im Juli von 14,7° bis 16,7° (Diff. 2,0°), im August von 15,0° bis 17,0° (Diff. 2,0°) und im September von 13,4° bis 15,3° (Diff. 1,9°). In heissen Sommern bietet Helgoland den kühlsten, erfrischendsten Aufenthalt, bei völlig reiner, staubfreier und gleichmässig bewegter Seeluft. Helgoland ist täglich von Hamburg aus mittels Dampfschiffes in 6 Stunden zu erreichen.

Die Insel Madeira liegt über 100 geogr. Meilen vom Festlande (Portugal) entfernt, im Atlantischen Ozean, welcher hier (in 32° nördlicher Breite) eine mittlere Jahreswärme von 20,8° hat. Die Insel bietet alle Vorzüge eines feuchtwarmen Klimas. In Funchal, der Hauptstadt, beträgt die mittlere Temperatur im Januar +15,4°, im April 16,7°, im August (dem wärmsten Monat) 22,2°, im November 17,8°. Der Uebergang der Jahreszeiten äussert sich in der Luftwärme ganz allmählich. Die Winter sind überaus mild und die Sommer trotz südlicher Lage erträglich, zumal bei genügendem Schutz gegen die Sonnenstrahlung. Auch kann man hier durch Aufenthalt in höher gelegenen Orten während der heissen Zeit der Hitze entgehen. In dem Orte

---

1) Bericht über d. V. internationalen Kongress zu Kolberg 1911. S. 163.
2) Helgoland ist von Cuxhaven 70 km, von Hamburg 170 km entfernt.

Quinta Boa Nova[1]), welcher 250 m über dem Meere liegt, betrug die Durchschnittstemperatur:

Im Monat	Morgens 8 Uhr	Mittags 2 Uhr	Abends 7 Uhr	Grösse der Schwankung
Juli	16,6 ⁰	18,3 ⁰	16,8 ⁰	1,7 ⁰
August	18,0 ⁰	20,1 ⁰	18,3 ⁰	2,1 ⁰
September	16,9 ⁰	18,7 ⁰	17,4 ⁰	1,8 ⁰

Die mittlere tägliche Wärmeschwankung beträgt in Funchal 4,7⁰ und überschreitet in keinem Monat 5,3⁰. Die mittlere relative Feuchtigkeit ist im Winter 71 pCt., im Sommer meist höher. Während der 7 Monate vom 1. Oktober bis zum 30. April hatte man 70 Regentage. Madeira ist von Lissabon mittels Dampfschiffes in 54 bis 60 Stunden zu erreichen.

Ganz ähnliche klimatische Verhältnisse weist die wenige Breitengrade südlicher gelegene Insel Teneriffa auf. Sie ist die grösste der Kanarischen Inseln und hat stark gebirgigen Charakter; die Küstenregion, insbesondere das Strandgebiet von Puerto Orotava, ist gut bewässert und fruchtbar. Das Klima zeichnet sich durch grosse Gleichmässigkeit der Temperatur und relative Trockenheit der Luft aus. Die Unterschiede zwischen Tag und Nacht sind äusserst geringe, zwischen $+18^\circ$ und $+24^\circ$ liegend. Auch im Sommer ist das Klima durchaus erträglich. Gegen die intensive Sonnenstrahlung muss man sich schützen. Es wird beabsichtigt, im Gebirge in einer Höhe von 2100 m, in dem sog. Cañadas-Gebiet, ein Sanatorium zu errichten; das Gebiet soll geringe Schwankungen der sonst erträglichen Luftwärme zeigen und völlig staubfrei sein. Auch beabsichtigt man hier die Sonnenlichttherapie für die Heilung der Skrophulose und chirurgischen Tuberkulose der Kinder in einem besonderen „Sonnenkurhaus" wirksam zu machen.[2])

Leichter erreichbar ist Ajaccio auf Corsica, das ebenfalls reines Seeklima besitzt. Die Schwankungen der Luftwärme sind minimale. Der Sommer ist sehr warm (24⁰ im Juli); im November und März 13⁰, im Januar 8,8⁰. Ajaccio eignet sich daher vorzugsweise zum Winter-

---

1) K. Mittermaier und Jul. Goldschmidt, Madeira und seine Bedeutung als Heilungsort. 2. Aufl. Leipzig 1885. Die Verf. verfügen über eine 35jährige Erfahrung in klimatologischer und ärztlicher Beziehung.

2) H. v. Schrötter (Wien) in der Zeitschr. f. Balneologie, Klimatologie und Kurorthygiene. 1912. V. Jahrg. Nr. 4. S. 110.

aufenthalt. Nach R. Bassenge[1]) besitzt Ajaccio viele Vorzüge vor
der Riviera di Ponente. Die Luft ist absolut staubfrei. Die höhere
Luftwärme im Winter und die geringen Schwankungen des Tages-
mittels ermöglichen dem Kranken einen längeren Aufenthalt im Freien
und lassen die nach Sonnenuntergang einsetzende Abkühlung nicht so
schroff empfinden wie an der Riviera. Gleichwohl empfiehlt Bassenge,
nach Sonnenuntergang den Aufenthalt im Freien zu vermeiden. Die
insulare Lage bedingt eine höhere absolute Feuchtigkeit als an der
Riviera; selbst bei anhaltend trockenem Wetter sinkt die relative
Feuchtigkeit nicht unter 30 pCt. Der regenreichste Monat ist der Dezember mit 15,6 Regentagen; der regenärmste ist der Januar mit
8 Regentagen. — Die Dampferfahrt von Marseille bis Ajaccio, auf
Schiffen der Compagnie Fraissinet, dauert 12 Stunden, von Nizza aus
9 Stunden. Von Berlin mit Riviera-Expresszug über Strassburg—Lyon
bis zu den Hafenorten in 30—35 Stunden.

Die physiologische Wirkung der Luftwärme.

Die Einwirkung der Luftwärme auf den Körper ist im wesentlichen eine physikalische, den Wärmehaushalt beeinflussende. Diese
Einwirkung wird vermittelt durch den Temperatursinn der Haut,
von welchem der Mechanismus der Wärmeregulierung des Körpers
beherrscht wird.

Empfinden wir Kälte, so wird die Haut durch die kontraktilen
Elemente blutleer, blass und zeigt „Gänsehaut"; in höheren Graden
tritt Steigerung der Wärmeerzeugung ein durch unwillkürliche Muskel-
zuckungen (Frostzittern). Empfinden wir Wärme, so wird durch Erschlaffung der Hautmuskeln Erweiterung der Hautadern, vermehrte
Blutfülle und grössere Erwärmung der Haut bewirkt; in höheren Graden
erfolgt durch Schweissabsonderung und Verdunstung gesteigerte Abkühlung. Einen wesentlichen Anteil an dem Wärmehaushalt hat auch
die Atmung und die Herztätigkeit. Bei Kälteempfindung werden
die Atemzüge vertieft und etwas beschleunigt, behufs stärkerer Sauerstoffaufnahme; der Puls wird voller, der Blutdruck etwas gesteigert.
Bei Wärmeempfindung werden die Atemzüge flacher und beschleunigter,
während der Puls weicher und frequenter wird.

Die Kleidung des Menschen hat den Zweck, die Wärmeregulation
zu unterstützen, insbesondere in unserem Klima die von Natur nackte,
unbehaarte Haut gegen zu starke Wärmeverluste zu schützen. Das

---

1) Ajaccio als Winterkurort. Zentralbl. f. Thalassotherapie. 1909. Heft 8.
S. 192—305.

Bedürfnis nach Kleiderschutz ist daher in den verschiedenen Klimaten sehr verschieden gross. Der Neger der äquatorialen Länder geht das ganze Jahr hindurch nackt; der Bewohner der polaren Eismeere hüllt sich Sommer und Winter in dichte Pelze. In unserer gemässigten Zone trägt die Bevölkerung in den 4 Jahreszeiten sehr verschiedenartige Kleidung: im Winter eine dicke, 5—6 schichtige Tuchkleidung, mit Unterkleidung und Ueberzieher; im Sommer dagegen nur 2—3 Schichten dünner, leichtgewebter Stoffe, zu welchen in den Uebergangsjahreszeiten oder bei schroffen Temperatursenkungen noch der Sommerüberzieher oder das Plaid hinzutritt. Kurz, der Kulturmensch besitzt gegenwärtig eine solche Mannigfaltigkeit von Bekleidungsstücken, welche ein genaues Anpassen der Wärmeregulierung an die nach Jahres- und Tageszeit oft schnell wechselnde Grösse der Wärmeabgabe gestattet. Die hierdurch bewirkte Erhaltung der Gleichmässigkeit des Wärmeabflusses von der Haut ist eine wesentliche Bedingung für das Wohlbefinden unserer Haut.

Hieraus folgt für Kurgäste die wichtige Regel, dass sie sich bei Antritt ihrer Kur in einem kälteren oder wärmeren Klima mit ihrer Kleidung den veränderten Bedingungen für die Wärmeabgabe genau anpassen. Wer aus der Grossstadt im Sommer an die Nord- und Ostsee geht, versorge sich nicht nur mit einem mittelstarken Tuchanzug, sondern nehme auch Sommerüberzieher, Unterjacken und ein wollenes Plaid mit. Schon bei der Ueberfahrt nach der Nordseeinsel macht sich die kühlere Seeluft in der Regel so unangenehm bemerkbar, dass Ueberzieher und Plaid unentbehrlich werden. Auch beim Aufenthalt am Strande muss der Kurgast, namentlich in der ersten Woche, sich stets so kleiden, dass nicht Kältegefühl in der Haut des Körpers aufkommt. Hierüber wird in dem Kapitel: „Die physiologische Wirkung des Seewindes" noch ausführlich die Rede sein.

Nicht minder wichtig ist die Kleiderfürsorge für den Fall, dass der Kurgast im Sommer einen Seebadeort der südlichen Meere aufsucht. Die Luftwärme ist in den Kurorten des Mittelmeeres (Abbazia, Ajaccio, San Remo, Mentone, Nizza u. a.) und des Atlantischen Ozeans (Biarritz, Madeira, Teneriffa) wesentlich höher als in Deutschland. Dementsprechend muss die Kleidung aus leichten baumwollenen oder wollenen Stoffen in 2—3 Schichten bestehen. Doch muss man auch hier darauf vorbereitet sein, dass kühlere Abende und Nächte mit warmen Tagen bisweilen abwechseln.

Der andauernde Aufenthalt in kühlerer Luft wirkt durch den andauernden Kältereiz erfrischend, stimulierend auf das Nervensystem und wird dadurch zum wirksamen Heilmittel bei erschlafften und erschöpften Nerven, z. B. nach geistiger Ueberanstrengung, nach angespannter Berufstätigkeit, nach heftigen Gemütsbewegungen und bei der angeborenen oder erworbenen Neurasthenie.

Der andauernde Aufenthalt in wärmerer Luft wirkt auf das Nervensystem erschlaffend und ermüdend; sie setzt auch die Muskelleistungsfähigkeit herab. Aus diesem Grunde ist der Eingeborene in den Tropen zu schwerer oder andauernder Feldarbeit unfähig. Die Lazzaroni in Neapel liegen am liebsten im Sommer untätig am Strande und verrichten nur leichte Dienste. In unserem Klima sucht die wohlhabende Bevölkerung in der heissen Zeit daheim die Chaiselongue im kühlen Zimmer auf oder hat das Bedürfnis, für einige Zeit auszuspannen. Für den Arbeiter wies Wolpert im Hygienischen Institut zu Berlin nach, dass durch höhere Luftwärme (27° C.) im Respirationsapparat die Arbeitsleistung beträchtlich vermindert wird.

Höhere Luftwärme, zumal wenn sie relativ trocken oder nur von mittlerer Feuchtigkeit ist, regt die Schweisssekretion zu lebhafter Tätigkeit an; dies entlastet die Nieren, welche nur gering sezernieren. Ein solcher Aufenthalt wirkt erfahrungsgemäss günstig bei chronischer Nephritis.

Kapitel II.
Die Luftfeuchtigkeit.

Der Wassergehalt der Luft ist von grossem Einfluss auf das Wohlbefinden des Menschen, auf die Wärmeabgabe der Haut und auf die Schweissverdunstung. Mit dem Wassergehalt hängen zusammen: die Nebelbildung, die Bewölkung und die Niederschläge.

An der See ist, wofern Seewind herrscht, infolge Verdunstung von Wasser auf der Meeresoberfläche die Luft stets in höherem Grade feucht. Bei Landwind ist der Feuchtigkeitsgehalt davon abhängig, ob die Landflächen, über welche der Wind streicht, trocken oder vom Regen (Thau) benetzt oder mit Landseen bedeckt sind. Man unterscheidet in der Luft die absolute Feuchtigkeit oder die Dampfspannung, gemessen in Millimetern Quecksilberdruck, und die relative Feuchtigkeit oder den Sättigungsgrad der Luft mit Feuchtigkeit bei bestimmtem Temperaturgrade. Für die Zwecke der ärztlichen Klimatik reicht letztere Bestimmung in der Regel aus.

Für die Nordsee und Ostsee hat G. Hellmann für den 25jährigen Zeitraum von 1886 bis 1910 **die mittlere relative Feuchtigkeit in Prozenten** zusammengestellt.

Stationen	Mai	Juni	Juli	August	Septbr.	Im Jahres-durchschnitt

Nordsee.

Stationen	Mai	Juni	Juli	August	Septbr.	Im Jahresdurchschnitt
Borkum	82	81	80	81	82	86
Norderney	84	84	85	85	86	87
Wilhelmshaven	77	78	80	82	84	84
Helgoland	83	83	84	83	82	86
Keitum (Sylt)	81	80	81	83	85	86

Ostsee.

Stationen	Mai	Juni	Juli	August	Septbr.	Im Jahresdurchschnitt
Flensburg	73	74	77	81	83	83
Kiel	78	79	82	85	87	86
Kirchdorf auf Poel	80	83	85	86	88	87
Wustrow	79	78	81	82	84	86
Putbus	79	79	81	83	85	86
Swinemünde	74	73	74	76	80	81
Rügenwaldermünde	78	79	79	79	81	84
Neufahrwasser	74	73	74	75	78	80
Memel	74	75	78	80	82	83

Die Nordsee- und Ostseestationen haben durchweg einen hohen Feuchtigkeitsgehalt der Atmosphäre. Da der Seewind stets feucht, der Landwind aber meist trocken ist, so erklärt sich hieraus der bei einigen Ostseestationen etwas geringere Gehalt. Von den Monaten zeigen Mai und Juni, namentlich bei den Ostseebädern, eine etwas geringere relative Feuchtigkeit; in den Monaten Juni bis September beträgt die relative Feuchtigkeit der Luft bei den Nordseebädern 80 bis 85 pCt., bei den Ostseebädern 72 bis 88 pCt.

Luftfeuchtigkeit an anderen Meeresküsten.

Den zuverlässigsten Anhalt zur Beurteilung geben auch hier die langjährigen Beobachtungen der auf die verschiedenen Küsten Frankreichs verteilten meteorologischen Stationen des Bureau central météorologique de France. Von Interesse für uns ist die Kenntnis der Luftfeuchtigkeit in den 4 Jahreszeiten, namentlich Winter und Sommer, und in den einzelnen Monaten.

Die durchschnittliche relative Feuchtigkeit in den Jahreszeiten zeigt folgende Uebersicht in Prozenten:

Stationen	Herbst	Winter	Frühjahr	Sommer

Kanal (La Manche).

Stationen	Herbst	Winter	Frühjahr	Sommer
Dunkerque	87	91	81	76
Cherbourg	82	83	78	77
Saint Malo	85	85	82	83
Saint Brieuc	84	86	83	81

Stationen	Herbst	Winter	Frühjahr	Sommer
Atlantischer Ozean.				
Brest	86	87	82	83
Vannes	84	87	82	78
La Coubre	81	82	76	76
Arcachon	78	83	73	71
Biarritz	74	74	73	78
Mittelländisches Meer.				
Perpignan	74	70	65	64
Narbonne	75	77	66	63
Cette	67	66	61	60
Marseille	74	71	65	63
Nizza	79	75	75	79

Die Jahreszeiten zeigen keine nennenswerten Unterschiede in der relativen Feuchtigkeit der einzelnen Stationen. Dagegen ist die Luftfeuchtigkeit der südlichsten Stationen, von Arcachon bis Nizza, teils wegen der höheren Luftwärme, teils wegen zeitweisen Herrschens trockner Landwinde, etwas geringer.

Dies zeigt sich noch deutlicher bei Durchsicht der **Feuchtigkeitsprozente in den einzelnen Monaten.**

Stationen	Januar	Februar	März	April	Mai	Juni	Juli	August	September	Oktober	November	Dezember
Kanal (La Manche).												
Cherbourg . .	83	81	80	77	76	77	77	78	80	81	84	85
Saint Malo . .	86	84	82	82	81	83	83	83	84	85	86	86
Atlantischer Ozean.												
Arcachon . .	84	81	74	74	72	72	70	71	72	78	83	84
Biarritz . . .	76	73	72	74	75	78	77	78	76	73	74	74
Mittelländisches Meer.												
Cette	66	68	65	64	65	63	62	65	70	75	77	72
Nizza	75	75	76	73	76	77	75	73	75	80	81	75

Ich habe von jeder der 3 Küsten nur 2 Stationen hier angeführt, weil sie als Bade- und Kurorte eine detaillierte Berichterstattung beanspruchen. Hieraus geht schon deutlich hervor, dass die Luftfeuchtigkeit vom Kanal zur Ozeanküste und von hier zur Mittelmeerküste, namentlich wenn man die Sommermonate von Mai bis September in Vergleich zieht, um 10 bis 15 pCt. abnimmt. Arcachon liegt 2 km landeinwärts, vom Ozean durch einen grossen See getrennt, mitten im Walde, also jedenfalls kontinentalen Einflüssen ebenso ausgesetzt wie den ozeanischen. Biarritz liegt unmittelbar am Biskayischen

Meerbusen und ist ozeanischen Winden aus W, NW und N ausgesetzt. Nizza hat nur aus S, SO und SW Seewind; die hier häufigen NW- und namentlich N-Winde sind trockene Landwinde.

Es schwankt die Luftfeuchtigkeit in den 4 Badeorten vom Mai bis September in Saint Malo von 80 bis 84 pCt., in Biarritz von 74 bis 78 pCt., in Nizza von 73 bis 76 pCt. und in Arcachon von 70 bis 72 pCt. Immerhin kann ein Feuchtigkeitsgehalt von 70 pCt. noch als ein für die Haut und die Respirationsorgane angenehmer bezeichnet werden.

Nebel und Bewölkung.

Den höchsten Grad von Luftfeuchtigkeit stellt die Nebelbildung dar. Sie tritt ein, wenn Luft mit hoher relativer Feuchtigkeit sich abkühlt, so dass der Sättigungsgrad der Luft an Wasserdampf überschritten wird. Der Ueberschuss an Wasser scheidet sich alsdann in feinen Tröpfchen aus. Der Staubgehalt der Luft soll auf die Nebelbildung von Einfluss sein. Daher sind die Strassen Londons durch ausserordentlich dichte Nebel im Herbst und Frühjahr ausgezeichnet. Aber auch über dem Kanal, welcher Ozean und Nordsee verbindet, wo die Luft staubfrei ist, sind starke, mehrere Tage anhaltende Nebel, welche die Schiffahrt auf diesem verkehrsreichen Seegebiet sehr erschweren, häufig. Dasselbe ist der Fall über feuchten Wiesen und Niederungen mit hohem Grundwasserstand, wenn im Herbst oder Frühjahr nächtliche Abkühlung der Luft eintritt.

Nebelbildung findet nur in ruhender Luft statt. Wind jagt die sich ausscheidenden Wassertröpfchen von dannen. Aus diesem Grunde kommt es in deutschen Seebädern, ausgenommen in der kühleren Jahreszeit, nur selten zur Nebelbildung. Nach den 25 Jahre hindurch festgestellten Beobachtungen der Stationen des Preussischen Meteorologischen Instituts schwankt die Zahl der Nebeltage während der 5 Sommermonate zwischen 0,2 und 4,9. Genaueres ergibt die folgende Tabelle.

Mittlere Zahl der Tage mit Nebel (1886—1910).

Stationen	Mai	Juni	Juli	August	Septbr.	Im Jahresdurchschnitt
Nordsee.						
Borkum	1,7	0,9	0,5	0,5	1,7	38,3
Norderney	0,9	0,5	0,6	0,2	1,3	21,7
Wilhelmshaven. . . .	1,6	0,9	1,4	1,2	3,2	61,1
Helgoland	3,8	2,9	0,8	0,7	1,1	47,4
Westerland (Sylt) . .	1,0	0,8	0,6	0,6	1,0	34,3
Keitum (Sylt)	0,8	0,5	0,4	0,5	1,3	30,6
Wyk (Föhr)	0,8	0,7	0,6	0,6	2,2	44,2

Stationen	Mai	Juni	Juli	August	Septbr.	Im Jahres-durchschnitt
			Ostsee.			
Flensburg	1,1	0,4	0,7	1,6	3,6	58,6
Kiel	0,9	0,5	0,2	1,0	1,8	34,7
Kirchdorf auf Poel .	0,8	0,3	0,2	0,8	1,5	33,7
Wustrow	2,4	1,1	0,3	0,6	1,8	41,0
Putbus	2,1	1,0	0,8	0,6	2,2	49,0
Swinemünde	1,6	0,7	0,5	0,7	2,6	36,3
Rügenwaldermünde .	4,9	4,1	2,2	1,1	2,2	43,7
Neufahrwasser	1,8	1,1	0,2	0,5	1,5	25,8
Hela	2,7	1,4	0,7	0,3	0,7	19,1
Memel	3,1	2,3	1,2	1,3	1,9	47,5

Der Nebelbildung analog ist in höheren Luftschichten die Wolkenbildung. Die Bewölkung des Himmels hindert den Durchtritt der Sonnenstrahlen und macht trübe Tage. Solche Tage sind aber jedem Kurgast unerwünscht; sie beeinflussen die Gemütsstimmung — ein in der Therapie wichtiger Punkt — in auffallender Weise.

Man unterscheidet 10 Grade der Bewölkung, wobei 0^0 ganz heiteren und 10^0 ganz mit Wolken bedeckten Himmel bezeichnen. Der Grad der Bewölkung muss abgeschätzt werden. Uebung verleiht allmählich eine gewisse Genauigkeit. An den deutschen Küsten ist der Bewölkungsgrad auf den meterologischen Stationen von den Beobachtern regelmässig notiert worden. G. Hellmann hat auf Grund der Beobachtungen folgende Tabelle aufgestellt:

Mittlere Bewölkung (1886—1910).

Stationen	Mai	Juni	Juli	August	Septbr.	Im Jahres-durchschnitt
			Nordsee.			
Borkum	5,8	5,8	6,2	6,1	5,7	6,4
Norderney	6,2	6,3	6,5	6,1	5,7	6,5
Wilhelmshaven . . .	6,3	6,3	6,8	6,7	6,1	6,8
Helgoland	6,4	6,5	6,9	7,0	6,6	7,2
Westerland	5,7	5,9	6,5	6,5	6,1	6,6
Keitum (Sylt)	5,9	6,0	6,7	7,0	6,3	6,6
Wyk (Föhr)	5,9	6,0	6,5	6,4	6,0	6,6
			Ostsee.			
Flensburg	5,7	5,6	6,1	6,3	5,8	6,6
Kiel	5,6	5,5	6,2	6,2	5,6	6,6
Kirchdorf auf Poel .	5,7	5,6	6,5	6,0	5,5	6,6
Wustrow	5,8	5,6	6,3	6,5	5,0	6,9
Putbus	5,6	5,5	6,2	6,0	5,6	6,6
Swinemünde	5,7	5,5	6,1	6,1	5,6	6,6
Rügenwaldermünde .	5,1	4,9	5,4	5,7	5,4	6,3
Neufahrwasser	5,6	5,5	5,8	5,9	5,6	6,5
Hela	5,5	5,4	5,8	5,8	5,7	6,6
Memel	5,4	5,3	5,7	6,2	6,0	6,8

Die Bewölkung zeigt sowohl im Monats- als auch im Jahresdurchschnitt an den deutschen Küsten eine grosse Gleichmässigkeit. Die Nordsee scheint ein bischen mehr zu trüben Tagen zu neigen als die Ostsee. Dass Helgoland eine etwas stärkere Bewölkung zeigt als die übrigen Nordseeinseln, hat vielleicht seinen Grund in der viel freieren Lage der Station, welche einen weit grösseren Himmelskreis zu beobachten hatte als die Stationen hinter den Dünen und Häusern der Küstenorte.

Niederschläge.

Wolken führen auch zu Niederschlägen. In klimatologischer Beziehung hat der Regen eine doppelte Bedeutung. Einmal reinigt der Regen die atmosphärische Luft, indem er den Staub bindet und niederschlägt; andererseits aber hindert der Regen den Kurgast am Aufenthalt im Freien und trübt die Gemütsstimmung. Viel Regentage beeinträchtigen somit den Kurgebrauch und Kurerfolg der Seeluft.

An den deutschen Küsten nimmt die Niederschlagsmenge von Westen nach Osten ab; auch sind die Flachküsten regenärmer als das benachbarte Flachland (Hellmann). Die Verteilung der Niederschlagsmenge auf die einzelnen Monate zeigt die nachfolgende Uebersicht über die einzelnen Küstengebiete:

Jährliche Periode der Niederschlagsmenge
(in Prozenten der Jahressumme der Niederschläge):

	Mai	Juni	Juli	August	Septbr.
Nordseeküste in Hannover und Oldenburg	7	8	11	13	10
„ von Schleswig-Holstein	6	7	9	12	11
Ostseeküste „ „ „	7	9	10	12	10
„ „ Mecklenburg und Pommern.	7	9	14	12	10
„ „ West- u. Ostpreussen (bis Brüsterort)	8	9	11	13	12
„ im nördlichen Preussen	7	7	11	12	11

Das Maximum der Niederschläge fällt hiernach für die deutschen Seebäder in den Monat August, nämlich 12 bis 13 pCt. der Jahressumme der Niederschläge; demnächst folgen Juli und September mit durchschnittlich 10 bis 11 pCt. und Mai und Juni mit 7 bis 9 pCt. Die Zahl der Regentage beträgt an der Nordseeküste durchschnittlich im Jahre 170—190 Tage und ist um 10—20 Tage grösser als an der Ostsee.

In den Hauptbademonaten Juli und August darf man auf 13—18 Regentage im Durchschnitt rechnen (Hellmann).

Zehnjährige Beobachtungen mit selbstregistrierenden Regenmessern in Westerland-Sylt, Putbus und Memel haben überall eine Neigung zu nächtlichen Regen erwiesen, welche in Westerland so ausgesprochen ist, dass das Maximum in die Nacht- und das Minimum in die Tagesstunden fällt. Dies gilt sowohl für die Menge wie für die Häufigkeit der Niederschläge. Bei den Ostseestationen ist das nachmittägliche Maximum, wie im Binnenlande, noch das Hauptmaximum; doch zeigt auch hier die Nacht ein deutliches Ansteigen.

Niederschläge an anderen Meeresküsten.

Wer eine Reise zu einem Kurort am Kanal oder an der französischen Ozeanküste oder im mittelländischen Meere machen will, hat ein Interesse daran, dabei vom Regen möglichst wenig belästigt zu werden. Für eine längere Kur ist es wünschenswert, zu wissen, in welche Jahreszeit die Hauptregenperiode fällt, und für kurzen Aufenthalt ist die Kenntnis der regenärmsten Monate erwünscht. Auch hierüber geben die 14 Stationen der französischen Meeresküste zuverlässige Auskunft.

Die Regenmenge ist durchweg in Millimetern, abgelesen an der Höhe im Regenmesser (Ombrometer), angegeben.

Die Regenmenge der vier Jahreszeiten.

Stationen	Herbst	Winter	Frühling	Sommer	Jahres-menge
Kanal (La Manche).					
Dunkerque	224,7	180,4	186,8	169,2	761
Cherbourg	319,9	223,6	158,7	165,4	868
Saint Malo	207,3	149,5	125,9	165,5	648
Saint Brieuc	207,4	155,1	144,9	148,3	696
Atlantischer Ozean.					
Brest	265,8	240,1	144,4	159,1	809
Vannes	217,3	161,6	143,0	143,0	665
Le Coubre	246,8	163,0	124,2	117,1	651
Arcachon	300,7	215,4	182,1	164,6	863
Biarritz	347,3	254,0	237,2	228,9	1067
Mittelländisches Meer.					
Perpignan	137,6	194,5	141,3	86,6	561
Narbonne	186,5	117,7	149,2	90,3	543
Cette	164,5	173,9	167,7	98,2	604
Marseille	244,5	141,9	127,6	69,0	583
Nizza	302,4	167,9	221,8	74,8	767

Diese Uebersicht zeigt, dass überall die grösste Regenmenge an den französischen Küsten im Herbst fällt; sie macht ungefähr $1/3$ der gesamten Jahresmenge aus. Am mittelländischen Meere ist die Regenmenge, wie auch die Jahresmenge erkennen lässt, etwas geringer; nur in Nizza überschreitet sie, ebenso wie in Biarritz, Arcachon und Cherbourg, die Durchschnittsmenge. Auffallend ist die geringe Niederschlagsmenge an der französischen Mittelmeerküste im Sommer. Es hängt dies wohl mit der allgemein in den Mittelmeerländern beobachteten Erscheinung zusammen, dass der Sommer überwiegend regenarm und sonnig ist.

Winter und Frühling zeigen annähernd gleiche Regenmenge, welche jedoch das mittlere Durchschnittsmass nicht überschreitet. Hiernach erscheint für Reisen nach Mittelmeerländern, schon der niedrigen Luftwärme wegen, das Frühjahr und die erste Hälfte des Sommers als die geeignetste Zeit.

Noch genauere Auskunft ergibt **die Regenmenge in den einzelnen Monaten** (Regenhöhe in Millimetern):

Stationen	Januar	Februar	März	April	Mai	Juni	Juli	August	September	Oktober	November	Dezember
Kanal (La Manche).												
Dunkerque..	53	41	70	68	58	53	41	75	75	90	59	87
Cherbourg ..	75	48	51	53	55	44	56	65	76	139	104	104
Saint Malo..	50	36	36	43	47	53	58	54	54	86	68	63
Saint Brieuc.	46	42	47	46	53	47	58	43	47	93	67	67
Atlantischer Ozean.												
Brest......	85	60	49	59	36	47	56	55	52	111	103	94
Vannes....	54	35	44	57	41	43	53	47	43	91	83	72
La Coubre..	53	37	43	40	41	34	43	41	49	114	85	73
Arcachon...	76	55	61	65	55	53	56	56	63	135	103	84
Biarritz....	91	66	82	86	69	79	65	84	73	152	122	97
Mittelländisches Meer.												
Perpignan ..	89	38	50	36	55	32	25	30	25	45	67	67
Narbonne ..	58	27	65	32	52	30	27	33	45	47	95	33
Cette.....	62	52	44	55	69	42	20	36	44	56	75	61
Marseille...	49	34	45	39	43	22	23	24	44	115	85	59
Nizza.....	51	47	85	72	65	29	33	13	42	146	114	70

Berechnet man die Durchschnittszahlen für die einzelnen Monate, so zeigen die Stationen am Kanal vom Februar bis zum August die niedrigste Regenhöhe, zwischen 42—54 mm. Vom September ab tritt ein Anstieg auf, welcher im Oktober mit 102 mm seine Höhe erreicht,

von da ab bis zum Januar mit 56 mm herabsteigt. Die Stationen an
der Ozeanküste haben durchweg etwas stärkeren Regenfall. Das
Minimum fällt in die Monate Mai, Juni und Juli mit 48 bis 55 mm
Regenhöhe. Das Maximum fällt auch hier auf den Oktober (121 mm),
November (99 mm) und Dezember (84 mm). Die beiden vielbesuchten
Badeorte an der Küste, Arcachon und Biarritz, haben von allen
Stationen den stärksten Regenfall, nämlich die Jahresmenge von 863
bezw. 1067 mm. An der Mittelmeerküste ist die Niederschlagsmenge die geringste von allen Stationen. Die Regenhöhe beträgt im
Juni, Juli und August nur 26—31 mm und steigt im September auf
40 mm. Das Maximum liegt auch hier im Oktober und November
(82 bezw. 87 mm), fällt aber dann im Dezember bis Februar wieder
auf 40 mm ab. Insbesondere in Nizza ist auffallend, wie auf die
regenarme Zeit im Juni, Juli und August, nach kurzer Steigerung im
September, plötzlich der jähe Anstieg im Oktober und November bis
zur ungewöhnlichen Regenhöhe von 146 mm (!) eintritt.

Luftfeuchtigkeit in anderen europäischen Kurorten.

In Grossbritannien haben die Seebäder an der West- und
Südküste, einschliesslich der Insel Wight, welche vom Atlantischen
Ozean und von den hier vorherrschenden westlichen Winden bespült
werden, fast das ganze Jahr hindurch eine hohe Luftfeuchtigkeit bei
gleichmässig milder Luftwärme. Sie verdanken diesem Umstande ihren
beruhigenden, sedativen Charakter (H. Weber). Eine Folge der Feuchtigkeit in der Atmosphäre ist die Häufigkeit eines trüben, bewölkten
Himmels und der Niederschläge, fast in allen Jahreszeiten gleichmässig. — Für die Bäder an der Ostküste Englands, welche an der
Nordsee liegen, sind die auch hier vorherrschenden Westwinde Landwinde und daher relativ trocken; auch ist die Luft kühler. Ihre
Wirkung auf den Körper ist daher mehr eine erregende, stimulierende,
ähnlich derjenigen der deutschen Nordseebäder.

Im Atlantischen Ozean besitzen die Inseln Madeira und
Teneriffa, sowie die Bäder an der französischen Westküste das
ganze Jahr hindurch einen mittleren Grad von Luftfeuchtigkeit. Auf
Madeira beträgt die relative Feuchtigkeit im Maximum 69,7 pCt., im
Minimum 64,1 pCt., bei gleichmässiger Luftwärme. — Auf dem Meere
selbst haben die Messungen[1] im Mittel nur 78—80 pCt. relative Feuchtigkeit ergeben.

---

1) R. Lütgens, Verdunstung, Luftfeuchtigkeit und Niederschläge auf dem
Meere. Zeitschr. f. Balneologie. 1912. V. Jahrg. S. 342.

Im Mittelländischen Meere verdanken wir die Kenntnis der Luftfeuchtigkeit in den Kurorten den Ermittelungen von J. Glax[1]), welchen. ich in der Hauptsache hier folge. Die Feuchtigkeitsverhältnisse der Mittelmeerländer sind verschieden im Sommer- und Winterhalbjahr. Im Winter lagert über dem Mittelmeer ein Gebiet niederen Luftdrucks, welcher gewöhnlich begleitet ist von häufigen Niederschlägen. So finden wir in der Tat im Mittelmeer und in der Adria reichliche Winterregen. Die grösste Regenmenge fällt an der französischen und italienischen Riviera (di Ponente), sowie an der Adria (Abbazia) in die Herbstmonate Oktober und November und im Frühjahr in den Monat März; dagegen im südlichen Teil der Adria (Süd-Italien) und an der Südspitze von Spanien fällt die grösste Regenmenge im Monat November und in Algier im Monat Dezember. Die Niederschlagsmengen sind in einzelnen Gebieten sehr bedeutende; doch ist die Zahl der Regentage nicht so häufig. Je südlicher wir gehen, desto mehr beschränkt sich die Zahl der Regentage auf wenige Monate des Winterhalbjahres.

Während der Sommermonate sind die Luftdruckverhältnisse im Mittelmeergebiet jenen des Winters gerade entgegengesetzt. Schon im Mai herrschen im Osten und Süden Barometerminima, bei andauernd hohem Luftdruck im Westen über dem Atlanischen Ozean, so dass NW- und N-Winde überwiegen, wodurch das ganze Mittelmeergebiet im Sommer regenarm ist.

Einer der niederschlagreichsten Orte im Mittelmeergebiet ist Abbazia mit einem Jahresmittel von 1802 mm Regenhöhe; ihm am nächsten stehen Ragusa (Dalmatien) mit 1601 mm, Korfu mit 1318 mm und Genua mit 1309 mm. An der Riviera di Ponente hat Nizza 767 mm, auf Sizilien Palermo 596 mm und an der Algerischen Küste Oran nur 510 mm. Schneefälle sind an den Mittelmeerküsten sehr selten.

Hand in Hand mit dem jährlichen Regenfall geht die Bewölkung und teilweise auch die relative Feuchtigkeit der Luft. Im allgemeinen ist an den Mittelmeerstationen die Zahl der heiteren Tage gross. Selbst in einem der regenreichsten Orte, in Abbazia, beträgt die Zahl der ganz bewölkten Tage durchschnittlich im Jahre nur 59 und die der ganz heiteren Tage 109. Da Abbazia gegen die trockenen N-Winde geschützt ist, so erreicht die relative Feuchtigkeit hier im Jahresdurchschnitt 72 pCt., während sie in den gegen die N-Winde nicht geschützten Orten der Adria, z. B. Fiume, bis unter 10 pCt

---

1) Glax, Die besonderen Bedingungen der Wirksamkeit der verschiedenen Meeresstationen unter Berücksichtigung ihrer speziellen klimatischen Eigentümlichkeiten. Bericht über den 5. internat. Kongr. zu Kolberg 1911. S. 161.

sinken kann. Aehnlich sind die Verhältnisse an der italienischen Riviera di Levante; während in Genua, welches die beiden Revieren trennt, die relative Feuchtigkeit bis 8 und 9 pCt. absinken kann, ist sie in dem benachbarten Nervi stets höher als 20 pCt. In den Herbst- und Frühlingsmonaten, zur Regenzeit, werden sowohl an der Adria als auch an der Riviera di Levante sehr hohe Feuchtigkeitsgrade beobachtet.

Demgegenüber zeigt die Riviera di Ponente (von Genua bis Nizza) durchweg geringere Feuchtigkeitsprozente und geringere Schwankungen. So gibt Enderlin für Ospedaletti ligure auf Grund 14jähriger Beobachtungen 63,5 pCt. mittlerer Feuchtigkeit an, mit selten anhaltender Trockenheit, mit geringer Bewölkung und geringen Regenmengen. — Aehnlich verhält sich die Umgebung von Neapel und die Inseln Capri und Ischia. In Capri überwiegen in den Monaten Dezember, Januar und Februar die trockenen N-, NO-, O- und NW-Winde. Dasselbe gilt von Catania, welches zwar durch den Aetna gegen reine N-Winde geschützt, aber den trocknen O- und NO-Winden sehr ausgesetzt ist. Der Scirocco, welcher im Adriagebiet und an der Nordküste des Mittelmeeres als feuchtwarmer Seewind auftritt, wird in Sizilien durch die geringe Entfernung der afrikanischen Küste zu einem trocken-warmen Winde.

In Algier herrschen im Winter am Nordrande der Wüste westliche und südliche Winde, welche trocken sind, während die regenbringenden Winde, welche über das Mittelmeer streichen, bei der geringen Breite der Wasserfläche dem Lande keine genügenden Wassermengen zuführen. In Algier sinkt daher die relative Feuchtigkeit nicht selten bis 11 pCt.

Die Balearischen Inseln Mallorca, Menorca und Cabrera und ebenso Ajaccio auf Corsica haben zufolge ihrer insularen Lage ein reines Seeklima und das ganze Jahr hindurch einen mittelhohen bis hohen Feuchtigkeitsgrad. In Ajaccio[1]) büsst der an der Riviera di Ponente so gefürchtete trockene Mistral (kalter N-Wind) auf dem langen Wege über die See an Stärke und an Trockenheit ein. Die relative Feuchtigkeit sinkt deshalb in Ajaccio niemals unter 30 pCt. Der regnerischste Monat ist der Dezember mit einer Regenhöhe von 107,5 mm an 15,6 Tagen; der regenärmste ist der Januar mit einer Regenhöhe von 50 mm an 8 Tagen. Auch an Regentagen setzt der Regen nur periodisch ein und starke platzregenähnliche Güsse wechseln ab mit mehrstündigen regenfreien Intervallen. Der harte Untergrund

---

1) R. Bassenge, Ajaccio als Winterkurort. Zentralbl. f. Thalassotherapie. I. Jahrg. 1909. S. 191.

der gebahnten Wege lässt auch bei stärkeren Regengüssen den Boden nicht erweichen und gestattet dem Wasser einen schnellen Abfluss, so dass man selbst an Regentagen in den Pausen auf trocknen Wegen spazieren gehen kann.

Die wesentlich südlicher gelegene ionische Insel Korfu, welche gegenwärtig mittels Dampfschiff bequem zu erreichen ist, hat nach Glax wegen ihrer Nähe zur griechischen Küste kein insulares Klima mehr, sondern ist rauhen Landwinden ausgesetzt. Ueberhaupt ist das ganze östliche Mittelmeerbecken den kontinentalen Luftströmungen aus Europa, Asien und Afrika ausgesetzt und kommt daher für die Thalassotherapie nicht in Betracht.

Umgekehrt finden wir am westlichen Ende des Mittelmeeres klimatische Stationen, welche bereits unter dem Einfluss des Atlantischen Ozeans stehen und sehr günstige klimatische Verhältnisse aufweisen. Glax empfiehlt hier besonders Malaga an der Südküste Spaniens, unweit von Gibraltar; es ist nach Norden, Nordosten, Nordwesten und Westen gegen Landwinde durch Gebirge geschützt und gewährt nur den von der See kommenden feuchten Luftströmungen Zutritt.

Die physiologischen Wirkungen der Luftfeuchtigkeit.

Der Wassergehalt der atmosphärischen Luft hat einen grossen Einfluss auf die Wärmeabgabe und das Wohlbefinden des Körpers. Feuchte Luft erhöht die Wärmeleitungsfähigkeit der Luft und erzeugt daher bei niederer Luftwärme (12—18° C.) stärkere Kälteempfindung. Bei mittlerer Luftwärme von 20—25° C., wie sie an der Nord- und Ostsee im Sommer herrscht, erhält eine Feuchtigkeit von 70 bis 80 pCt. die hygroskopischen Teile der Haut (Epidermis, Nägel, Haare), sowie die Schleimhaut der Atmungsorgane feucht und geschmeidig, was bei Katarrhen das Gefühl der Erleichterung gewährt und den Schleimauswurf flüssig erhält.

Bei noch höherer Luftwärme von 25—30° C. (20—24° R.) empfinden wir feuchte Luft von 60° bis 80 pCt. R. F. als schwül und drückend. Die Wärmeabgabe durch Leitung und Strahlung wird dabei vermindert, die Wasserdampfabgabe nur wenig gesteigert. Dieser Zustand der Atmosphäre erzeugt Hitzegefühl im Körper, vermindert die Arbeitslust und Bewegungsfreudigkeit und ruft sichtbaren Schweissausbruch hervor.

Trockene Luft von nur 20—30° R. F. wird bei niederer Luftwärme nicht so kalt empfunden: dagegen bei mittlerer Luftwärme (20—25°) erzeugt sie Trockenheit der Haut und der Schleimhäute, welche Personen mit Katarrh sehr lästig ist. Haut und Lippen werden,

z. B. im Winter im Zimmer, trocken, spröde und rissig. Die Wasserverdunstung von der Haut und den Lungen ist dabei rege und wächst mit steigender Temperatur. Rubner fand hierfür folgende Zahlen:

Temperatur	Wasserdampfabgabe pro Stunde in Grammen	
	bei 20—30% R. F.	bei 60—70% R. F.
15°	50	20
20°	60	25
25°	65	35
30°	100	65
35°	160	—*)

Ein starkes Fettpolster ist für die Wärmeabgabe in feuchter Luft sehr hinderlich. Nach den Versuchen von Ferd. Klug[1]) wird die Wärmeleitungsfähigkeit der Haut durch Fettleibigkeit erheblich vermindert. Eine Fettschicht von nur 0,2 cm Dicke hielt bei Sommertemperatur (23° C.) beinahe $^2/_3$ derjenigen Wärmemenge im Körper zurück, welche die magere Haut hindurchlässt. Rubner[2]) sah bei einem Fettleibigen in mässig feuchter Luft bei 36° Luftwärme die Eigentemperatur um 0,9° steigen.

Diese Erfahrungen geben wichtige Fingerzeige für die klimatische Therapie. Für Katarrhe der Atmungsorgane sind Seekurorte mit vorwiegend trockner und in der Regel auch staubiger Luft (Riviera di Ponente) zu vermeiden. Fettleibige sind vor allem von warmen Kurorten, gleichviel ob sie trockne oder feuchte Luft haben, fern zu halten; für sie eignen sich nur Kurorte von milder Sommerwärme und mässiger Luftfeuchtigkeit, wie sie die deutschen Nordsee- und Ostseebäder darbieten.

Auf dem IV. internationalen Kongress für Thalassotherapie 1908 hat Glax[3]) noch auf eine andere, praktisch wertvolle Eigenschaft der feuchten Luft aufmerksam gemacht, nämlich ihre Beziehungen zur Diurese. Seine, sowie Tripolds über 815 Tage sich erstreckenden Beobachtungen in Abbazia ergeben die Tatsache, dass die Diurese mit zunehmender Luftfeuchtigkeit steigt und dass das feuchte Seeklima die Harnausscheidung mächtig anregt.

---

*) Bei 60—70 pCt. R. F. und 35° Luftwärme war die Beklemmung und das Hitzegefühl der Versuchsperson so gross, dass der Versuch abgebrochen werden musste.
1) Zeitschr. f. Biologie. 1874. Bd. 10, S. 80.
2) Handb. d. physik. Therapie. Leipzig 1901. Bd. I. Abt. 1. S. 34.
3) Verhandlungen des IV. Kongresses. 1908. S. 63 u. 65.

Auch Löwy und Müller[1]) fanden, dass das feuchte Seeklima von Westerland-Sylt die Wasserdampfabgabe durch Haut und Lungen herabsetzt und die Urinmenge vergrössert.

Andererseits steigert trockne Luft und höhere Luftwärme die Wasserverdunstung von der Haut und vermindert die Diurese. So sah Glax in Abbazia während des Hochsommers die Albuminurien stets sich bessern, ohne arzneiliche Behandlung, was Oransz[2]) für Grado an der Adria bestätigt. Das warme Klima mit nicht grosser Luftfeuchtigkeit soll in Abbazia im Sommer bei Nephritis ähnlich günstig wirken, wie Aegypten zur Winterszeit. Gerade bei chronischer Nierenentzündung sei die vikariierende Wasserausscheidung durch die Haut infolge der hohen Temperatur von der allergrössten Bedeutung.

Die Einteilung der Seeklimate.

Eine geordnete Uebersicht über die oft grundverschiedenen Klimate der zahlreichen Seebadeorte der Erde ist für die Zwecke des Arztes unentbehrlich. Die wichtigsten Eigenschaften eines Klimas zur Beurteilung seiner physiologischen Wirkungen und seines therapeutischen Wertes sind die Luftwärme und die Luftfeuchtigkeit (Rubner). Unter Zugrundelegung dieser beiden Grundeigenschaften hat Sir Hermann Weber[3]) in London im Jahre 1907 eine Einteilung der Seeklimate geschaffen, welche bis jetzt die Zustimmung aller Fachgenossen gefunden hat. Er unterscheidet 3 Grade der Luftfeuchtigkeit, nämlich feuchte, mittelfeuchte und trockne Klimate, sowie 2 Grade der Luftwärme, nämlich warm und gemässigt warm bzw. kühl und erhält so 6 Gruppen von Klimaten:

    1. das feucht-warme,
    2. das mittelfeucht-warme,
    3. das trocken-warme,
    4. das feucht-kühle,
    5. das mittelfeucht-kühle,
    6. das trocken-kühle Klima.

1. Das feuchte und warme Insel- und Küstenklima.

Es ist charakterisiert durch eine ziemlich grosse relative Luftfeuchtigkeit, durch verhältnismässig hohe Wintertemperatur und nur geringe tägliche Temperaturschwankungen. Seine Wirkung ist eine

---

1) Verhandl. des IV. Kongresses Mitteilung von Gmelin bzw. A. Löwy. S. 63.
2) Ebenda. S. 64.
3) H. Weber u. F. Parkes Weber (Sohn), Klimatotherapy and Balneotherapy. London 1907. Deutsch von P. Mayer (Karlsbad). Berlin 1907. S. 25. — Auch bei J. Glax, Klimatotherapie. Stuttgart 1906. S. 29.

ausgesprochen sedative, auf manche Personen sogar eine erschlaffende. Seine therapeutische Anwendung erstreckt sich auf die Atmungs-organe, indem es beruhigend auf den Hustenreiz wirkt. Bisweilen aber erzeugt das Klima Appetitmangel und Neigung zu Diarrhöen.

Zu dieser Gruppe gehören die tropischen und subtropischen Kur-orte, insbesondere Madeira, die Kanarischen Inseln (Teneriffa), die Azoren und ferner Inseln, welche therapeutisch bisher wohl kaum in Betracht kamen, wie Ceylon, die Sandwich-Inseln, die Ber-muda-Inseln, die Virginischen Inseln, Cuba, Jamaica, Florida, die Freundschafts- und die Fidschi-Inseln.

2. Warme Seeklimate von mittlerer Luftfeuchtigkeit.

Es gehören hierher die meisten Kurorte des Mittelländischen Meeres. Sie haben eine höhere Luftwärme als ihrem Breitengrade entspricht, nur geringe Tagesschwankungen der Temperatur und einen fast regenlosen Sommer. Erst im Herbst stellen sich reichliche Nieder-schläge ein. Die relative Luftfeuchtigkeit ist daher wechselnd, im Sommer meist gering. Die Wirkung dieses Klimas auf den Menschen wechselt mit dem Feuchtigkeitsgehalt der Luft. Die feuchteren und wärmeren Plätze haben im Herbst, Winter und Frühjahr meist eine beruhigende, hustenreizmildernde Wirkung auf die Respirationsorgane.

Hierher gehören die Kurorte an der Riviera di Levante (Nervi, Rapallo, Sestri, Santa Margherita), ferner die Seebäder am Quarnero (Adriatischen Meere), wie Abbazia, Lovrana und die Insel Lussin, während sich die südlicher gelegenen Orte wie Tanger, Algier, Gibraltar, Ajaccio, Palermo, Korfu, Zante, Biarritz, Arcachon, Vigo, San Sebastian in ihrem Klima mehr dem feucht-warmen Küstenklima (1) nähern. Das Klima des Quarnero (Abbazia, Lovrana, Lussin) wirkt nach J. Glax nur im Frühjahr und Herbst sedativ, im Winter und Sommer aber die Schleimhäute austrocknend und reizend.

3. Das warme und trockne See- und Küstenklima.

Das Klima ist ausgezeichnet durch eine hohe Wintertemperatur, durch klaren Himmel und viel Sonnenschein. Es hat deshalb einen belebenden und erheiternden Charakter. Nachteilig wirken der plötz-liche Temperaturwechsel beim Untergang der Sonne oder beim Ueber-tritt aus der Sonne in den Schatten, ferner der Staub und die bis-weilen heftigen Winde.

Das trockne Seeklima hat nach H. Weber eine tonisirende, anregende Wirkung und ist daher angezeigt bei geistig Ueberarbeiteten, bei Anämischen und bei chronischen Bronchialkatarrhen mit reichlicher Sekretion, ferner auch bei gewissen Formen von Phthisis. Dagegen wirkt das Klima auf Personen mit grosser Reizbarkeit des Nervensystems meist ungünstig; ebenso bei trocknen Kehlkopf- und Bronchialkatarrhen und bei florider Phthisis.

In diese Kategorie gehören vor allem die Kurorte an der Riviera di Ponente (Pegli, San Remo, Ospeladetti, Bordighera, Mentone, Monte Carlo, Nizza und Cannes), ferner die Orte in der Umgebung Neapels, einige Plätze an der Mittelmeerküste Spaniens (Barcelona, Valencia, Alicante, Malaga) und Malta.

4. Das feuchte und kühle Küsten- und Inselklima.

Zu dieser Gruppe zählt H. Weber die Hebriden, die Orkney- und Shetland-Inseln im NW und NO von Schottland, ferner die Westküste von Norwegen und die schwedische Insel Marstrand. Sie stehen insgesamt unter dem Einflusse der ozeanischen Meeresströmungen (sog. Golfstrom), welche ihnen eine mit Feuchtigkeit gesättigte Luft zuführen, die an den Küsten häufig Niederschläge veranlasst. Diese Inseln haben reines Seeklima, d. h. geringe Temperaturunterschiede zwischen Tag und Nacht und zwischen den einzelnen Jahreszeiten, aber wenig Sonnenschein, da der Himmel fast stets bewölkt ist.

Die Wirkung auf den Körper soll eine beruhigende sein, besonders für die Schleimhaut der Atmungsorgane. Das Klima soll aber auf viele Menschen einen erschlaffenden und nicht selten geradezu deprimierenden Einfluss haben.

5. Das mittelfeuchte und kühle Seeklima.

Hierzu gehören vor allem die deutschen Nordsee- und Ostseebäder, ferner die Kurorte an der Nordwestküste Frankreichs und an der Westküste Grossbritanniens. Von den deutschen Seebädern zeigen die Nordseeinseln den anregenden und stimulierenden Einfluss dieses Klimas, sowie die Wirkungen der reinen Seeluft am ausgeprägtesten, während die Küstenbäder der Ostsee mehr unter dem Einfluss des kontinentalen Klimas stehen.

Die Kurorte an der Westküste Englands zeichnen sich durch ein sehr mildes, reines Seeklima aus: die Luftwärme ist, dank dem Einflusse des Golfstromes, höher als dem Breitengrade entspricht, mit nur geringen Tages- und Monatsschwankungen. Die relative Feuchtigkeit der Luft ist bei dem Vorherrschen der Seewinde eine hohe. Eine Folge davon ist, infolge Abkühlung des feuchten Seewindes auf dem Festlande, ein häufig trüber, bewölkter Himmel und wenig Sonnenschein. Der Regenfall ist daher zu allen Jahreszeiten ein ziemlich gleichmässiger. Extreme Hitze und extreme Kälte kommen fast niemals vor. Doch sind plötzliche Umschläge des Wetters häufig. — Die Seebäder an der Ostküste Englands haben eine mehr stimulierende, die Bäder an der Westküste eine mehr sedative Wirkung auf den Körper. Die Bäder an der Südküste (Margate, Ramsgate, Folkestone, Hastings, Brighton, namentlich die Insel Wight mit der Hauptstadt Ventnor) werden ihres milden Winters wegen vielfach als Winterkurorte benutzt.

6. Das trockne und kalte Küstenklima.

wie es sich an den Küsten der Nord- und Südpolarländer findet, ist zu Heilzwecken bisher nicht benutzt worden.

Kapitel III.

Die Zusammensetzung der Seeluft.

Gewöhnlich meint man, es müsse ein bestimmter Bestandteil der Seeluft sein, welchem die heilende Wirkung der Seeluft zuzuschreiben sei. Es hat auch früher in Bäderanpreisungen nicht an der Angabe solcher (Jod, Brom, Chlornatrium) gefehlt. Dem gegenüber haben aber die chemischen Untersuchungen der Seeluft ergeben, dass ihre Bestandteile in nichts von der Landluft sich unterscheiden.

A. Die regelmässigen Bestandteile.

100 Teile atmosphärischer Luft enthalten nach Bunsen

78,8	Teile	Stickstoff (hiervon Argon 0,932 Teile),
20,7	„	Sauerstoff,
0,03—0,04	„	Kohlensäure,
0,47	„	Wasserdampf (im Durchschnitt).

Dem Stickstoff und Argon kommen gesundheitliche Einwirkungen nicht zu.

Der Sauerstoff ist der wichtigste und für die Erhaltung des Lebens unentbehrliche Bestandteil für den Menschen und alle in der Luft lebenden Geschöpfe. Seine Menge in der Luft ist an verschiedenen Oertlichkeiten auffallend konstant. So fand A. Smith in grossen Städten, auf dem Lande, auf dem Meere und auf hohen Bergen, berechnet auf mittleren Barometerstand von 760 mm Hg, nur Schwankungen

zwischen 20,86 und 20,99 g v. H.   Da aber auf dem Meere der Luftdruck stets am höchsten ist, so ist die Dichtigkeit und somit
die absolute Menge des Sauerstoffs an der See stets grösser,
als auf dem Festlande und auf Bergen.

Zeitweise findet sich in der Luft, sowohl an der See als auf dem
Lande, eine Modifikation des Sauerstoffs, das Ozon (O_3), besonders
nach den elektrischen Entladungen beim Gewitter.   Es besitzt eine
hohe Oxydationskraft, welche sogar Silber angreift und organische
Verbindungen (Luftkeime) oxydiert.   Es trägt somit zur Reinigung
der atmosphärischen Luft durch den Gewitterregen (s. S. 28) nicht
unwesentlich bei.   Die Menge des Ozons in der Luft wird sehr verschieden angegeben; so in Montsouris bei Paris im Jahre 1880 pro
100 cbm 0,6 mg, im Jahre 1888 dagegen 2,1 mg.   Nach Gewittern
soll der Gehalt noch höher steigen.   Neuerdings hat Thierry im Hochgebirge des Montblanc in Höhe von 3020 m 9,4 mg Ozon pro 100 cbm
gefunden.   Methodische Untersuchungen über den Ozongehalt an verschiedenen Oertlichkeiten fehlen noch.

Der Nachweis des Ozons ist quantitativ schwierig, nur im
Laboratorium ausführbar.   Die qualitative, in Badeorten früher vielfach geübte Reaktion auf Ozon mittels Jodkalium-Stärkekleister-Papier
oder mit Tetramethylen-paraphenylen-diamin-Papierstreifen ist ganz
unzuverlässig.   Denn bei elektrischen Entladungen entsteht neben Ozon
stets auch salpetrige Säure, welche die gleichen Reaktionen erzeugt.

Die Wirkung des Ozons auf den Menschen kann keinenfalls
eine erhebliche sein.   Bei einem Höchstgehalt der Luft von 3 mg in
100 cbm und einer täglich eingeatmeten Luftmenge von 10 cbm würde
der Kurgast Ozon in der enormen Verdünnung von 0,3 mg in 10 cbm
oder **0,00003 mg im Liter** (!) in sich aufnehmen.   Dabei würden aber
die Spuren von Ozon bereits im Anfang der Luftwege, in Nase, Mund,
Rachen und Kehlkopf zur Oxydation verbraucht werden.

Die Kohlensäure bildet einen regelmässigen Bestandteil der
Luft.   Ihre Menge schwankt in der Meeresluft, der Festlandluft, im
Flachlande und auf den Bergen nur um ein Geringes, um den Mittel-
wert von 0,3 Teilen auf 1000 Teile Luft.   Diese Schwankungen sind
gesundheitlich ohne alle Bedeutung.   Ihre Quelle bilden Verbrennungs-,
Verwesungs- und die Atmungsprozesse aller tierischen Geschöpfe.
An der See fehlen, abgesehen von Dampfschiffen, die Verbrennungs-
prozesse; dagegen bilden in Kurorten die Atmung vieler Menschen
und Tiere, die Zersetzung der Abfälle des menschlichen und tierischen
Haushaltes und die Verwesung von toten Fischen am Strande, vom
Tang und von toten Quallen in den Buchten der Ostsee und von Algen

und Muscheln an den Buhnen der Nordseeinseln eine ergiebige Quelle der Kohlensäureentwickelung. Dank dem frischen Seewinde wird sie schnell entführt und für den Kurort unschädlich gemacht.

Der Wasserdampf der Atmosphäre ist starken täglichen Schwankungen unterworfen. Er ist abhängig von der Luftwärme, von der Richtung des Windes und von der Verbreitung des terrestrischen Wassers. Die reine Seeluft, welche meilenweit über das Meer streicht, ist stets in höherem Grade wasserhaltig. Hellmann fand als 25jährigen Durchschnitt für die Ostseebäder während der Sommermonate 72—88 pCt. und für die Nordseeinseln 80—85 pCt. relative Feuchtigkeit, während auf dem Festlande, z. B. Berlin im 60jährigen Durchschnitt dieselben während der Monate Juni, Juli und August nur 67 pCt. betrug (O. Behre).

B. Die unregelmässigen Bestandteile.

Hierzu gehören alle diejenigen Stoffe, welche an bestimmten Orten und zu bestimmten Zeiten der atmosphärischen Luft beigemengt werden. Da sie nicht zur Zusammensetzung der Luft gehören, also etwas Fremdes darstellen, so kann man sie auch als Verunreinigungen der Luft bezeichnen. Die reine Seeluft muss frei davon sein. Es sind teils gasförmige, teils körperliche Stoffe.

1. **Die gasförmigen Verunreinigungen der Luft** machen sich gewöhnlich schon durch den Geruch bemerkbar, so in der Nähe chemischer Fabriken (Chlor, schweflige Säure, ätherische Oele, Ammoniak u. A.), von Gasfabriken, von Schmelzöfen und Hüttenwerken in Industriegegenden und vielen Fabrikationszweigen. Für die Kurorte der See ergibt sich hieraus ohne weiteres, dass solche Fabrikationszweige weder im Kurort selbst, noch in solcher Nähe des Kurortes sich befinden dürfen, dass dadurch gasförmige Verunreinigungen der Seeluft entstehen können.

Aber auch im Seebadeorte selbst ist reichlich Gelegenheit zur gasförmigen Verunreinigung der Atmosphäre gegeben. Die starke Ansammlung von Menschen im Kurort während der warmen Sommermonate mit meistens gesteigertem Appetit und Durst hat eine starke Vermehrung der Ausscheidungen des menschlichen Körpers zur Folge. Zwar sind die Mehrzahl der besuchteren Kurorte jetzt mit Kanalanlagen, mit Spülklosetts und Spül-Pissoirs versehen — was als ein gewichtiger Fortschritt zu begrüssen ist; dagegen gibt es noch zahlreiche kleinere Seebadeorte, in welchen die Kurgäste sich ihrer Bedürfnisse auf schlecht ventilierten Aborten oder in der freien Natur (Wald, Dünensand) entledigen müssen. In manchen Badeorten, in welchen die Einwohner Landwirtschaft betreiben und Stallvieh halten, bilden auch die Düngerhaufen auf den Höfen und die Ställe eine fortlaufende Quelle der Luftverunreinigung.

Eine andere Quelle gasförmiger Verunreinigung der Seeluft bildet die Verwesung der von der See auf den Strand geworfenen Tiere (Quallen, Medusen, Muscheln) und Pflanzen (Tang, Algen). Namentlich sind die Küstenbäder der Ostsee, inbesondere die an ruhigen Buchten (Kieler Bodden) gelegenen Kurorte, welche nach meinen Wahrnehmungen hierunter zu .leiden haben, zumal in warmen Sommern. In vielen Badeorten der Ostsee haben die die Fischerei betreibenden Einwohner die leidige Gewohnheit, unmittelbar am Strande vor dem Kurorte, welcher den Kurgästen zum Aufenthalt dienen soll, ihre Netze zu entleeren, die Fische zu sortieren, tote Fische auf den Strand zu werfen und ihre Netze am Strande zum Trocknen aufzuhängen. Die Folge davon ist ein die Strandluft und die Promenade stundenlang erfüllender, höchst unangenehmer Fischgeruch. Diese Verpestung der Seeluft liesse sich doch leicht vermeiden, wenn die Fischer angehalten würden, ihr Gewerbe in wenigstens 1 km seitlicher Entfernung vom Kurstrande auszuüben. Auch die Fischräucherungen an der Ostseeküste, namentlich in der Nähe von Kiel, können den Kurgästen in benachbarten Seebadeorten den Aufenthalt verleiden. Ebenso können benachbarte Hafenanlagen durch die unvermeidliche Verunreinigung des Wassers und angrenzenden Festlandes zur Luftverschlechterung in Kurorten führen, z. B. Cuxhafen (Döse), Swinemünde, Kolberg, Sestri-Levante an der Riviera di Levante und Lido bei Venedig.

Auf den Nordseeinseln wird im Hochsommer am Strande zur Zeit der Ebbe häufig ein eigentümlicher Geruch wahrgenommen, welcher am stärksten ist auf den Buhnen[1]) und seinen Grund hat in den die Lücken zwischen den Quadersteinen ausfüllenden und die Steine überziehenden Tangwucherungen, Algenrasen und Millionen kleiner Muscheln und anderer Seetiere. Diese Buhnen werden von den Kurgästen mit Vorliebe als Aufenthaltsort zum Genusse reinster Seeluft aus erster Hand, besonders beim Herandrängen der Flutwellen benutzt. Solche Gerüche aber stellen die Reinheit der Seeluft doch sehr in Frage. Sobald die Flut die Buhnen und den Strand wieder bedeckt, ist die Luft natürlich am reinsten.

---

1) Es sind etwa 10 m lange, $1\frac{1}{2}$—2 m breite Wälle aus grossen Quadersteinen, senkrecht zum Strande ins Meer laufend, welche die Insel auf der Flutseite fischgrätenartig umsäumen. Sie sind von der Staatsregierung angelegt zum Schutze der Insel gegen die stetig nagende, verkleinernde Wirkung der Flut. Ausfüllen der Lücken zwischen den Steinen mit Zement würde die Tangansiedelung vielleicht verhindern.

2. Die körperlichen Verunreinigungen der Seeluft.

Echte Seeluft ist frei von körperlichen Beimengungen; sie stellt ein reines Gasgemisch dar. Körperliche Trübungen kommen — abgesehen von Wassertröpfchen (Nebel, Regen) — nur vorübergehend darin vor, und zwar als Kohle, Kochsalz und Staub. —

a) Kohle in feinster Verteilung wird zugeführt durch den Rauch der Dampfschiffe, namentlich an Kurorten mit Hafenverkehr, durch die Schornsteine von Bäckereien, von Küchen der Logierhäuser und der zahlreichen Haushaltungen im Kurort. Diese Verunreinigungen dauern gewöhnlich nur wenige Stunden; auch wird der Rauch durch die stets bewegte Luft der See horizontal schnell entführt, so dass er in der Regel gar nicht zur Wahrnehmung der Kurgäste gelangt.

b) Auch das Kochsalz gehört zu den zufälligen Beimengungen der Seeluft. Beim Verdunsten des Meerwassers geht nur gasförmiges Wasser (H_2O) in die Atmosphäre; alle im Meerwasser gelösten Stoffe bleiben darin zurück. Dagegen beim Zerstäuben des Gischtes der Wellen, welche zur Flutzeit bei lebhaftem Westwinde mit grosser Kraft gegen die Buhnen getrieben und hier in tausend kleiner Schaumbläschen zerschellt werden, oder auch vom schaumigen Saum der flach über das Ufer gleitenden Wellen können durch den Wind kleine Bläschen oder Wassertröpfchen losgerissen und eine Strecke weit in das Innere der Insel fortgeführt werden. So erklären sich die wenigen positiven Befunde, welche von Badeärzten der Nordsee über den Salzgehalt der Seeluft gemacht worden sind (Kruse). Die grosse Mehrzahl der Beobachter, welche zur Zeit der Ebbe, der Flutabnahme und bei schwächeren Winden untersuchten, haben in der am Strande aufgefangenen Seeluft keine Spur von Kochsalz nachweisen können (Lindemann, Hiller, Loewy, Müller, Cronheim und Bornstein).

Damit scheidet aber das Kochsalz aus der Reihe der regelmässigen Bestandteile der Seeluft aus. Demgemäss kann auch von einer kurgemässen arzneilichen Wirkung des Kochsalzes in der Atmungsluft der Nordseebäder nicht mehr die Rede sein. Kurorte wie Karlsbad, Ems und Kissingen würden von dem Tage an aufhören Kurorte zu sein, wo ihre Quellen nur noch an einzelnen, nicht im voraus bestimmbaren Tagen der Saison flössen.

In den Ostseebädern, in welchen der Kochsalzgehalt des Meerwassers erheblich geringer ist, sind Angaben vom Kochsalzgehalt der Seeluft meines Wissens nicht gemacht worden.

C. Der Staubgehalt der Seeluft.

Die therapeutisch wertvollste Eigenschaft in der Zusammensetzung der Seeluft ist ohne Zweifel ihr Freisein von Staub.

Staub bildet bekanntlich einen regelmässigen Bestandteil der Festlandluft. Von allem, was unter der Sonne lebt und sich bewegt, dabei einer Reibung und Abnutzung unterworfen ist, was trocknet und zerbröckelt, werden kleinste Teilchen von dem stets bewegten Meere der Luft hinweggespült und weitergeführt. Die Teilchen sind meist so klein, dass man sie mit blossem Auge gar nicht wahrnimmt. Betrachtet man aber die Bahn eines Sonnenlichtstrahls, welcher durch einen schmalen Spalt in ein dunkles Zimmer dringt, so erkennt man die Gegenwart des Staubes an den zahlreichen, kleinsten, leuchtenden Pünktchen, welche den Strahl in lebhafter Molekularbewegung erfüllen und durch den Hauch des Atems leicht in wirbelnde Bewegung versetzt werden (Sonnenstäubchen). Im Wohnzimmer erkennt man die Anwesenheit des Luftstaubes an dem feinen, grauen Beschlage, welcher alle polierten Möbel nach wenigen Tagen sichtbar bedeckt und die tägliche Sorge der Hausfrau bildet. Zu diesen Sonnenstäubchen, welche aus feinstem organischen Detritus und den Keimen niederster pflanzlicher Organismen bestehen, gesellen sich im Freien die durch den Wind aufgewirbelten mineralischen Stoffe (Sand, Erde, Strassenstaub), sowie in Städten die staubförmigen Erzeugnisse vieler Gewerbebetriebe (Spinnereien, Müllereien, Metallschleifereien u. a.) und die von zahlreichen Schornsteinen in die Luft gewirbelte unverbrannte Kohle.

Auch in Seebadeorten, zumal zur Zeit der Hochsaison, ist infolge des rührigen Zusammenwohnens so vieler Menschen zur Staubbildung reichlich Gelegenheit gegeben. Aber bei der steten Bewegung der Luft auf den Nordseeinseln und bei den vorherrschenden westlichen Winden wird der Staub aus den Wohnungen, zumal bei geöffneten Fenstern, schnell entführt. Sowohl in Wyk auf Föhr als auch auf Sylt war es mir bei wiederholten Besuchen stets aufgefallen, dass während meines mehrwöchigen Aufenthaltes im Zimmer nicht ein einziges Mal Staub gewischt wurde, — einfach aus dem Grunde, weil keiner vorhanden war. Auch die stets mitgeführte Kleiderbürste habe ich an der Nordsee nicht ein einziges Mal anzuwenden nötig gehabt. Auch der Dünensand und Strandsand ist so grobkörnig und rein, dass er beim Erheben vom Lager von selber abfällt. Betrachtet man auf einer Nordseeinsel einen Sonnenstrahl, welcher durch eine schmale Oeffnung in einen dunklen Raum fällt, wozu man in Badekarren, Strandhütten und Wirtschaftshallen Gelegenheit hat, so nimmt man nichts als einen hellen, klaren, bläulichen Schein wahr, während der unter gleichen Bedingungen auf dem Festlande untersuchte Sonnenstrahl von Millionen kleinster, hellleuchtender und in lebhafter Molekularbewegung befindlicher Pünktchen — den sog. Sonnenstäubchen — belebt ist.

In den Küstenbädern der Ostsee, welche nur an einer beschränkten Zahl von Tagen Seewind, sonst aber vorwiegend Landwind haben, ist daher auch Staubfreiheit der Luft wohl nur selten anzutreffen, am Strande jedenfalls häufiger als im Kurorte selbst. Da die Ostseebäder fast durchweg auf der Landseite von Buchen und Kiefernwaldungen begrenzt sind, welche die dem Kurort zugeführte Landluft gewissermassen filtrieren und jedenfalls von einem Teile des Staubes befreien, so darf man annehmen, dass die Luft in den Ostseebädern jedenfalls reiner und weniger staubhaltig ist, als in den Festlandbädern.

In neuerer Zeit hat Aitken[1]) in Edinburg ein Verfahren angegeben, die Staubteilchen zu zählen (Aitken's portable dust counter). In sehr feuchter Luft bewirken die Staubkörnchen als Kondensationskerne die Bildung von Nebel. Die Tropfen fallen nieder, indem jeder Tropfen ein Staubkörnchen einschliesst. Diese Tropfen werden mikroskopisch gezählt. Aitken selbst fand bei klarer Luft auf dem Lande in 1 ccm 500 Staubteile, in Edinburg 5000, bei trüber Luft 45000; in London bis zu 400000, in Paris 160—210000. Die reinigende Wirkung des Regens zeigen folgende Beobachtungen: Aitken fand in Paris auf dem Eiffelturm bei trockener Luft noch 104000 Staubteile in 1 ccm, nach einem Regenguss dagegen nur 226 Staubpunkte; ebenso Emmerich in Schliersee 1080, nach 2 stündigem Regen nur noch 420 Staubpunkte.

Auch an der Ostsee und Nordsee sind neuerdings mit dem Aitken'schen Staubzähler Bestimmungen ausgeführt worden, und zwar von Prof. W. Gemünd[2]) und Prof. Lüdeling[3]). Namentlich die

<hr>

1) Proceedings of the royal society Edinburgh. 1899. Vol. XVI. p. 135—172. Der Apparat wird von Kelvin & James White Ltd. in Glasgow gefertigt und kostet 12 Lstrl., 12 sh., oder (mit Transport) rund 260 M.

2) W. Gemünd, Beiträge zur Kenntnis der grossstädtischen Luftverunreinigung. Vierteljahrsschr. f. öffentl. Gesundheitspflege. Band 40, S. 401.

3) Lüdeling, 1. Luftelektrische und Staubmessungen an der Ostsee (Misdroy) 1902. 2. Luftelektrische und Staubmessungen in Helgoland 1903. Ergebnisse der meteorologischen Beobachtungen in Potsdam im Jahre 1901. Berlin 1904, S. XVI. und S. XXIII. 3. Luftelektrische und Staubmessungen auf dem RotersandLeuchtturm 1904. Ebenda 1904. S. XXXVIII.

Untersuchungen des Letzteren sind mehrere Wochen hindurch an derselben Oertlichkeit mit grosser Sorgfalt, unter Berücksichtigung aller meteorologischen Einflüsse, an manchen Tagen sogar zweistündlich ausgeführt worden. Es wurden 2 Apparate benutzt. Jede Zahlenangabe für gefundene Staubteilchen stellt das Mittel aus 5 Einzelbeobachtungen dar.

Gemünd stellte seine Beobachtungen 1904 an der Ostsee in der Umgegend von Kiel an. Er fand enorme Zahlen für den Staubgehalt: im Innern der Stadt 60 000 Kondensationspunkte in 1 ccm Luft, im Hafen bei Seegarten sogar 80 000, im Badeorte Laboe, am Ausgang der Kieler Bucht, noch 16 000 und $^1/_2$ Stunde weiter am Strande 10 000 Tröpfchen in 1 ccm Luft. Gemünd, welcher auch an zahlreichen Orten Deutschlands Staubbestimmungen ausgeführt hat, fasst seine Erfahrungen wie folgt zusammen: „Diese Staubbestimmung mittels des Aitken'schen Apparates beschränkt sich nahezu ausschliesslich auf die Verbrennungsprodukte, wie sie unseren Schornsteinen entweichen; der gewöhnliche (mineralische) Strassenstaub bildet keine Kondensationskerne. — In dem Masse, wie man sich vom offenen, unbebauten Lande dem Weichbilde einer grösseren Stadt mit ihrer Rauch- und Russ-Atmosphäre nähert, um so grösser wird die Zahl der Teilchen, welche der Apparat zählt.“

Wie die Städte des Festlandes verhalten sich auch die Kurorte an der Meeresküste, zumal wenn ein Hafen oder starker Dampfschiffverkehr damit verbunden ist. Die zahlreichen Schornsteine des Kurortes mit seinen Restaurants und Bäckereien, die Schlote der Dampfschiffe und die ausgedehnten Fischräucherungen an mehreren Punkten der Ostseeküste sorgen während der Hauptsaison reichlich für Imprägnierung der Luft mit Kohle. Wie lange derartige Kohlenwolken in der Luft sich schwebend erhalten können und wie weit sie durch die Luftströmungen fortgeführt werden können, das lehren die Beobachtungen des Rauches von Dampfschiffen bei schwachem Winde, des Rauches von Fabrikschornsteinen und vor allem die bekannten Erscheinungen des Höhenrauchs in Westdeutschland infolge der Moorbrennereien.

Auch viele von den überraschenden Befunden Lüdeling's von abnorm hohen Staubzahlen an Orten, wo sie nicht erwartet wurden sind wahrscheinlich durch solche makroskopisch unsichtbare Rauch beimengungen zu erklären. Ich lasse zunächst die von Lüdeling in Misdroy 1902 Mitte August bis Mitte September erhaltenen Resultate folgen:

	Am Strande	Im Walde			Am Ausgang des Dorfes	Am Jordansee	Am Warnowsee	Auf freiem Felde
		200 m vom Strande	200 m vom Dorfe	nahe dem Dorfe				
Staubteile in 1 ccm Luft	3560	3750	3740	13200	20600	4000	7000	8800
Zahl der Beobachtungen	19	8	8	8	12	1	1	1

Diese Beobachtungen fielen durchweg in eine Periode mit westlichen Winden (von Ahlbeck und Heringsdorf her über See) und mit reichlichen Niederschlägen, sodass von vornherein kein grosser Staubgehalt zu erwarten war. Auffallend bleibt, dass selbst der Wald nicht vor dem Eindringen von Rauch schützt. Die grossen Zahlen in der Nähe des Kurortes (Kolumne 4 und 5) sind wohl nur durch die grosse Zahl der rauchenden Schornsteine während der Nachsaison zu erklären. Auch am Jordansee, welcher 5 km von Misdroy entfernt, mitten im Walde liegt, befindet sich eine gut besuchte Restauration und Kaffeeküche. Der Warnowsee liegt, ebenso wie das freie Feld, unmittelbar neben dem Dorfe Warnow.

Von hervorragendem Einflusse auf den Staubgehalt ist die Windrichtung; insofern er von fernher über die See oder über Küstenstrecken oder über bewohntes und bewaldetes Land streicht. Für Misdroy bringt die Richtung aus N und NW reinen Seewind, aus W und NO halbreinen Küstenwind; und der Wind aus O, SO, S und SW kommt vom Festlande und streicht über bewohnte Ortschaften und Wälder. Lüdeling fand nun folgende Staubzahlen für die einzelnen Himmelsrichtungen:

Zahl der	N	NO	O	SO	S	SW	W	NW
Kondensationskerne in 1 ccm	1700	—	3700	7900	9900	2900	3800	2000
Beobachtungen	5	—	4	4	3	1	4	4

Der reine Seewind (N, NW) hat allerdings die geringsten Staubzahlen, aber doch immer noch die erhebliche Menge von 1700 bzw. 2000 Kondensationskernen in 1 ccm Luft. S und SO haben die stärkste Staubzahl; sie bringen den am Strande Weilenden den Wind direkt aus dem Kurorte, in weiterer Ferne aus Wald und kleinen Ortschaften. O-Wind streicht meilenweit durch Wald und hat trotzdem die hohe Staubzahl von 3700 in 1 ccm. Luft. Der W-Wind kommt von Swinemünde, Ahlbeck, Heringsdorf und Bansin eine Strecke über Wasser und hat die gleichgrosse Staubzahl von 3800. Man ersieht daraus, wie die Befunde mit dem Aitken'schen Staubmesser durchaus nicht immer den landläufigen Vorstellungen vom Staubgehalt der Luft entsprechen.

Das Minimum der Staubzahlen wurde am 22. August 1902 mit 500 Tautropfen in 1 ccm beobachtet, bei frischem NW (Seewind); in der Nacht vorher hatte es ausserdem stark geregnet. Das Maximum fiel auf den 15. September mit 21 000 Teilchen, bei sehr klarer, trockener Luft, lebhaftem W-Winde (s. oben) und nur 58 %/$_0$ Ref. F. Da es auch an beiden voraufgegangenen Tagen stürmisch gewesen war, so nimmt Lüdeling (S. 21) an, dass von dem Spritzwasser der Wellen kleine Salzteilchen losgerissen in die Atmosphäre gelangen und im Aitken'schen Staubzähler zu Kondensationskernen werden.

In dieser Ansicht wurde er noch bestärkt durch seine Erfahrungen auf Helgoland (1903). Auch hier, wo von allen Seiten reine klare Seeluft der Insel zuströmt, war Lüdeling überrascht, ungewöhnlich hohe Zahlen mit dem Aitken'schen Staubzähler zu erhalten. nämlich auf dem Oberland durchschnittlich 3800 Teilchen in 1 ccm Luft, und auf der Düne 3100 Teilchen. Ja, an einem Tage fand er morgens 8 Uhr, wenige Stunden nach Eintritt der Ebbe, auf der Düne bei klarem Wetter und bei wiederholten Messungen mehr als 100000 Teile in 1 ccm; erst am Nachmittag mit Eintritt der Flut nahm die Zahl der Kerne bedeutend ab, nämlich 6 Uhr 10000—14000, 7 Uhr 6000, 8 Uhr 4500, 9 Uhr 2600. Diese auffällige Erscheinung erklärt Lüdeling aus der intensiven Verdunstung des mit Meerwasser durchtränkten Bodens der Düne bei Niedrigwasser und gleichzeitiger Einwirkung der Sonne. Durch den kräftig aufsteigenden Luftstrom, welchen er „Konvektionsstrom" nennt, sollen kleinste Salzteilchen mit hochgetragen und durch den Wind weiter entführt werden.

Ich muss es bezweifeln, dass bei der Verdunstung von Meerwasser Seesalz in die Luft mit hinübergeht. Eine Destillation des Meerwassers, ja überhaupt die Herstellung chemisch reinen destillierten Wassers wäre unmöglich. Die Verdunstung auf der vom Wasser entblössten Fläche des Strandes bei der Ebbe führt nur, zumal bei Mitwirkung der Sonnenstrahlen, mit Wasserdampf gesättigte Luft nach aufwärts. Dieser Vorgang ermöglicht aber noch eine andere Erklärung der hohen Tröpfchenzahlen im Apparat.

Aus der Physik ist bekannt, dass Wasserausscheidung aus der Luft in Gestalt kleiner Bläschen auch erfolgt, wenn die mit Wasserdampf gesättigte Luft unter ihren Sättigungsgrad abgekühhlt wird (Nebel, Tau). Gleichgiltig ist es dabei, ob wärmere, wasserhaltige Luft in einen kühleren Raum eintritt oder ob kühlere, mässig wasserhaltige Luft in einen mit Wasserdampf gesättigten wärmeren Raum eintritt. Die Messungen Lüdelings fanden durchweg bei niederer Luftwärme statt, z. B. auf Helgoland an dem Tage, an welchem 100 000 Teile im Apparat gefunden wurden, bei 13,1 ⁰ und 13,6 ⁰ C. Der Apparat wurde von Lüdeling in der Hand getragen (nicht auf das Stativ gehängt); er erwärmte sich also durch Leitung von der Hand und durch Strahlung von der etwa 32 ⁰ warmen Oberfläche des Körpers, namentlich auch beim Hinüberbeugen über den Apparat durch den wärmeren Kopf und die Atemluft des Beobachters. Die Wände des Rezipienten sind mit feuchtem Fliesspapier bedeckt, wodurch die Luft im Raum mit Wasserdampf gesättigt wird. Tritt nun kühlere Aussenluft in den Raum, so kühlt sich die Luft des Raumes unter den Sättigungsgrad ab und es erfolgt Nebelbildung. Dasselbe muss eintreten, wenn durch die Sonne erwärmte feuchte Luft in einen kühleren Raum eintritt oder über eine kühlere Fläche streicht, z. B. beim Behauchen einer Fensterscheibe oder einer Metallfläche im 20 º C. warmen Zimmer. Die hierdurch leicht entstehenden Fehler in der Messung sind meines Wissens bisher nicht berücksichtigt worden; wenigstens in den ausführlichen Arbeiten von Gemünd und Lüdeling findet sich nichts davon.

Es kommt hinzu, dass noch eine Reihe anderer Stoffe in der Luft Anlass zur Nebelbildung geben können. Nach den Versuchen von Melander[1]) können in der Tat kleine Salzteilchen in der Luft als Kondensationskerne wirken, aber nur, wenn die Luft sehr trocken ist, was an der See selten eintreten dürfte. Thomson wies nach, dass auch die Jonen der Luft, besonders die negativen, als Kondensationskerne wirken (Jonennebel). Ebenso können plötzliche Aenderungen der Dichtigkeit, des atmosphärischen Druckes und der Lufttemperatur (1 ccm) Wasserausscheidung und Nebelbildung veranlassen. Lüdeling selbst gibt an, dass das Anschlagen des Flügels im Rezipienten an die Wände, sowie starke Erschütterungen des Staubzählers eine Vermehrung der Tautröpfchen bewirken können. Kurz, es gibt eine Menge von Störungen, welche die Reinheit der Beobachtung beeinträchtigen können. Rechnet man dazu auch die Häufigkeit des Rauches, z. B. auf Helgoland durch den lebhaften Dampferverkehr, durch die auf der Reede ankernden Dampfschiffe und die Schornsteine des Ober- und Unterlandes, so wird man Lüdeling selbst beistimmen, wenn er sagt, „dass es sich bei diesen abnorm hohen Zahlen um etwas anderes als Staub gehandelt hat“.

D. Die Keimfreiheit der Luft.

Unsere Kenntnisse von der Reinheit der Seeluft sind in jüngster Zeit noch wesentlich erweitert worden durch die Untersuchungen über die Anwesenheit von krankheitserregenden Keimen in der Luft. Bernh. Fischer[2]) war der Erste, welcher auf einer Reise nach Westindien an Bord S. M. Schiff „Moltke“ im Winterhalbjahr 1885/86 Luftproben in 6—10 m Entfernung vom Schiffskörper entnahm (nach Hesse's Methode) und nach den von Rob. Koch angegebenen Züchtungsverfahren bakteriologisch untersuchte. Er fand, dass der Keimgehalt der Seeluft mit der Entfernung vom Festlande stetig

---

1) Melander, Sur la condensation de la vapeur d'eau dans l'atmosphère. Helsingfors 1897. S. 88.
2) Zeitschr. f. Hygiene. Leipzig 1886. Bd. I. S. 421—461.

abnimmt und in einer Entfernung von 70—120 Seemeilen
(17 — 30 deutsche Meilen) von dem in der Windrichtung
nächstgelegenen Lande gänzlich schwindet.

Was die Art der Keime anbetrifft, so überwiegen in der Seeluft
die Schimmelpilzkeime ganz bedeutend über die Hefenpilze und
die Spaltpilze (Bakterien). Unter 68 bei der Untersuchung überhaupt gefundenen Keimen waren nicht weniger als 51 = 75 pCt.
Schimmelpilzkeime, wohl grösstenteils aus den Segeln des Schiffes
stammend. Die Schimmelsporen sind aber dem Menschen gewöhnlich
ungefährlich; sie siedeln sich auf der Schleimhaut der Atmungsorgane
und auf der Haut in der Regel nicht an. Von Hefenpilzen gilt das
Gleiche. Die bisher bekannten, durch die Luft verbreiteten
Krankheitserreger und die dem Menschen feindseligen
Mikroparasiten gehören ausschliesslich den Spaltpilzen
(Mikrokokken, Bazillen, Spirillen) an. Diese sind aber schon
in geringerer Entfernung vom Festlande in der Seeluft nicht mehr
nachzuweisen.

Durch die Untersuchungen von Hesse[1]) wissen wir, dass die in
der Luft enthaltenen Spaltpilzkeime nicht so leicht sind, wie man
bisher allgemein annahm, sondern weit mehr, als sich erwarten liess,
dem Gesetz der Schwere folgen. In der Luft geschlossener Räume
nimmt der Keimgehalt mit der Entfernung von der Erdbodenfläche
rasch ab. Im Freien werden sie nur durch seitliche Luftströmungen
(Wind) schwebend erhalten und fortgeführt. In ruhender Luft senken
sie sich, wie andere Staubteilchen, rasch zu Boden.

Demgemäss war auch die grösste Entfernung, in welcher noch
Bakterien in der Seeluft gefunden wurden, bei B. Fischer 68 Seemeilen = 125 km, bei Flemming 75 km von dem in der Windrichtung nächstgelegenen Lande.

Spaltpilzkeime wurden in der Seeluft bisher überhaupt nur
selten gefunden. So erhielt B. Fischer im englischen Kanal bei
Wind von der englischen Südküste in 40—60 Seemeilen Entfernung
erst in 128 Liter Luft eine Kolonie eines kleinen schlanken
Bazillus, welchen er auch im Meerwasser von Plymouth gefunden
hatte; wahrscheinlich war er durch verspritztes Meerwasser der Seeluft
zugeführt worden. In der Nordsee erhielt er bei Wind von der
belgischen Küste in 68 Seemeilen Entfernung in 156 Liter Luft eine
Bakterienart (1 Kolonie), welche nicht weiter untersucht wurde. An
einer anderen Stelle der Nordsee dagegen, bei Wind von der ost-

---

1) Ueber quantitative Bestimmung der in der Luft enthaltenen Mikroorganismen.
Mitteil. a. d. Kais. Gesundheitsamt. 1884. Bd. II. S. 187.

friesischen Küste in 200 Seemeilen Entfernung, waren 120 Liter Luft völlig bakterienfrei.

Den schädlichen Einfluss des Landwindes fand B. Fischer auf der Rhede von Wilhelmshaven bestätigt. In 1 km Entfernung von der Küste bei starkem Landwind erhielt er in 32 Liter Luft nicht weniger als 13 Kolonien von Schimmelpilzen, Hefen und verschiedenen Bakterien.

Flemming[1]), welcher Luftuntersuchungen während einer Seereise nach Brasilien auf einem Postdampfer ausführte, fand auf dem Atlantischen Ozean bei Wind von der Insel Vicente in 3 km Entfernung den Bacillus citreus in zahlreichen Kolonien, in 4 km Entfernung den Bacillus subtilis (1 Kolonie) und in 10 km Entfernung 2 Kolonien eines Bacillus brevis. Im Kanal auf der Höhe von Cherbourg wurden bei Wind von der französischen Küste in 75 km Entfernung der „Micrococcus subfuscus" in 20 Kolonien und 2 km von Dover der „Micrococcus aërogenes" in 7 Kolonien gezüchtet. Spross- und Hefenpilze wurden auch hier häufiger, selbst in 100 km Entfernung vom Lande, gefunden. Doch ist auch hier wohl das gelegentliche Eindringen von Pilzkeimen aus den Tauen, dem Segelwerk und dem Holz des Schiffes, zumal auf einem Passagierdampfer, nicht auszuschliessen. Wenigstens gibt Flemming selbst (S. 368) „die häufige Verunreinigung der Kontrollschalen" zu.

Im Ganzen kommt Flemmig, in Uebereinstimmung mit B. Fischer, zu dem Urteil, „dass die Seeluft nicht nur überhaupt arm an Keimen, sondern auch in einer grossen Anzahl von Fällen bei der Untersuchung als keimfrei gefunden wird."

Von allgemeinem Interesse sind auch die Untersuchungen Flemming's über den Keimgehalt der Luft in höheren Luftschichten, ermittelt auf Luftballonfahrten. Er stellte dabei fest, dass der Keimgehalt auffallend verschieden ist unterhalb und oberhalb der Wolkengrenze, und dass jenseit der Wolken die intensive Wirkung des Sonnenlichts in der klaren, staub- und wasserfreien Luft die Lebensfähigkeit der Mikroorganismen vernichtet. In Höhen bis zu 500 m (untere Wolkengrenze) kamen auf 10 Liter Luft im Durchschnitt 130 Keime, dagegen in Höhen von 500 m bis zu 4100 m auf 10 Liter Luft fast gleichmässig 3—6 Keime. Bis zur unteren Wolkengrenze steigt der Keimgehalt in der Regel noch und erreicht seine grösste Zahl an dieser Grenze; offenbar ist die Feuchtigkeit dieser

---

1) Ueber die Arten und die Verbreitung der lebensfähigen Mikroorganismen in der Atmosphäre. Zeitschrift für Hygiene und Infektionskrankheiten. 1908. Bd. 58. S. 370.

Luftschicht der Erhaltung der Lebensfähigkeit der Keime günstig. (Mazuschita[1]).

Der Art nach wurden von den Mikroorganismen der Atmosphäre am häufigsten gefunden:

1. Micrococcus radiatus in 1027 Kolonien,
2. Bacillus ubiquitus „ 477 „
3. Micrococcus albus „ 313 „
4. „ nubilus „ 278 „
5. Bacillus aurescens „ 269 „
6. „ aureo-flavus „ 209 „

In Höhen über 2500 m wurden noch der Bacillus mycoides, Bacillus terrestris, Bacillus aureus, Bacillus rubiginosus und Bacillus aërophilus, ferner Micrococcus cremoides und Sarcina lutea, und in den erreichten höchsten Regionen von 4100 m noch Micrococcus citreus, Micrococcus luteus und Penicillium crustatum angetroffen.

Auffallend häufig waren jenseits der oberen Wolkengrenze, also in über 2500 m Höhe, die farbstoffbildenden Spaltpilze. Unter 18 Kokken- und Bazillenarten fanden sich 10 Farbstoffbildner, welche grüngelbe und rotbraune Farben enthielten. Flemming betrachtet dies als eine durch Sonnenwirkung erzeugte Schutzvorrichtung, indem diese Farben die chemischwirkenden blau- bis ultravioletten Strahlen der Sonne zu absorbieren vermögen und somit das darunter liegende Protoplasma gegen die deletäre Einwirkung der Sonne schützen.

Für die Höhenluftkurorte ergibt sich hieraus die wichtige Regel, das man annähernd staub- und keimfreie Luft erst jenseits der Wolkengrenze, also meist erst in Höhen von 1500—2000 m erwarten kann. An der See ist, zumal bei reinem Seewinde, schon in geringer Entfernung vom Ufer staub- und bakterienfreie Luft anzutreffen. Die tatsächlich günstigen Erfolge der Höhenkurorte schon in Höhen von wenig über 1000 m bei der Heilung infizierter Wunden, von skrofulösen und tuberkulösen Erkrankungen sind nach Flemming nur zum Teil der staubfreien und keimarmen Beschaffenheit der Luft in diesen Höhen, in der Hauptsache aber der bakteriziden Wirkung der hier in der wasserfreien Atmosphäre unvermindert einwirkenden blauen bis ultravioletten Strahlen des Sonnenlichts zuzuschreiben.

Ich kann diesen Abschnitt nicht schliessen, ohne auch des Vorkommens krankheitserregender Mikroorganismen in der Luft zu gedenken. Von den bis jetzt bekannten Krankheitserregern wissen

---

1) Ueber die Bakterien in besprengtem und nicht besprengtem Strassenstaub. Archiv f. Hygiene. 1899. Bd. 35. S. 252.

wir, dass sie in trockenem Zustande in der Luft nur eine beschränkte Lebensdauer haben. Im angetrockneten Zustande blieben nach den Versuchen von M. Ficker u. a. lebensfähig:

Choleravibrionen . . . . 3 Stunden,
Influenzabazillen . . . . wenige Stunden,
Gonokokken . . . . . desgleichen,
Ruhrbazillen . . . . . 17 Tage,
Tuberkulosebazillen . . . 70—80 Tage ($2^1/_2$ Monate),
Typhusbazillen . . . . . 97 Tage (3 Monate),
Diphtheriebazillen . . . . $3—4^1/_2$ Monate.

Von den genannten Infektionskrankheiten sind es also besonders die Ruhr, die Tuberkulose, der Typhus und die Diphtherie, deren Uebertragung durch den Staub der Luft innerhalb eines Kurortes oder vom Schiffe aus auf die Strandgäste sehr wohl möglich erscheint.

Die bisher in der Luft nachgewiesenen „pathogenen Keime" beziehen sich durchweg auf andere, gleichfalls parasitäre Erkrankungen, deren Uebertragbarkeit vorläufig nur auf kleinere Tiere (Kaninchen, Mäuse) geprüft worden ist.

E. Concornotti[1]) hatte in verschiedenen Lokalitäten der Universität Cagliari (Laboratorium, Lazarett, Kinderasyl, Gefängnis, verschiedene Wohn- und Arbeitsräume) Glycerin-Agar auf Petrischalen $^1/_2$—12 Stunden lang der Luft ausgesetzt, dann 24 Stunden im Thermostaten bei 37 ° C gelassen und die entstandenen Kolonien, mit Wasser verrieben, Kaninchen in die Halsvene gespritzt. Erfolgte der Tod nach 14 Stunden bis mehreren Tagen, so waren die mikroskopisch legitimierten Mikroben pathogen. Der Häufigkeit des Vorkommens nach geordnet gibt die Verfasserin als pathogen an: den Staphylococcus pyogenes aureus, den Staphylococcus pyogenes albus, das Bacterium coli und den Diplococcus der Pneumonie. Je unsauberer die Oertlichkeit war, desto zahlreicher die erhaltenen Kolonien.

Auch Flemming[2]) hat unter den bei seinen Ballonaufstiegen in verschiedenen Höhen entnommenen Probekulturen mehrere Arten von Mikroben gezüchtet, welche bei Mäusen nach subkutaner oder intraperitonealer Injektion in 1—3 Tagen den Tod herbeiführten, also pathogen waren. Er fand in Höhen bis zu 1100 m sehr häufig den Micrococcus nubilus, in Höhen bis zu 1200 m den Bacillus pseudooedematis, bis 1500 m den Micrococcus albus pathogenes, bis 1600 m den Micrococcus fervitosus und bis 2600 m den Bacillus cuticulatus.

---

1) Ueber die Häufigkeit der pathogenen Mikroorganismen in der Luft. Zentralbl. f. Bakteriol. 1899. Bd. 26. I. Abt. S. 492.
2) Zeitschr. f. Hygiene u. Infektionskrankh. 1908. Bd. 58. S. 366.

Ob diese Mikroben ausser für Mäuse auch für Menschen pathogen sind und zwar bei der Einatmung, darf nach den bisherigen Erfahrungen wohl noch bezweifelt werden.

Nach allen bis jetzt vorliegenden Erfahrungen müssen wir annehmen, dass die Luft grosser Städte, welche von den Bewohnern tagtäglich eingeatmet wird, ausserordentlich reich an Staub und an entwickelungsfähigen Keimen niederer Organismen ist, welche sogar in höhere Luftschichten, etwa bis zur Wolkengrenze, aufsteigen und gelegentlich schädliche Wirkungen auf den Körper ausüben können. Dagegen ist die Seeluft nicht nur frei von Staub, sondern auch frei von entwickelungsfähigen Spaltpilzen. Die Seekurorte haben aber nur dann eine vollkommen staub- und bakterienfreie Luft, wenn der Wind von der See her in einer Richtung kommt, in welcher bis zu 75 km (10 deutschen Meilen) Entfernung kein bewohntes Land liegt.

E. Der Nutzen der Staub- und Keimfreiheit der Seeluft.

Der 11 Monate lang ununterbrochene Aufenthalt in der Grossstadtluft hat zur Folge, dass die Atmungsorgane, die Kleidung, die Kopfhaare und die Haut des Menschen, zumal die Hände, mit keimhaltigem Staube imprägniert sind.

1. Die Atmungsorgane haben den stärksten, fast ununterbrochenen Zustrom von keimhaltigem Staube. Der Staub bleibt auf dem Schleimüberzuge der Schleimhäute in Nase, Rachen, Kehlkopf und Luftröhre hängen, teilweise dringt er bis in die Lungenalveolen und das Lungenparenchym hinein und bewirkt hier die bei der Sektion Erwachsener regelmässig gefundene schieferblaue bis schwarzblaue Verfärbung der Lungen. Bei normal sezernierenden Schleimdrüsen wird der nur oberflächlich haftende Staub durch die Flimmerepithelien nach aufwärts bewegt und durch Räuspern und Husten, besonders in den Morgenstunden, als aschgrauer oder schwärzlicher Schleim wieder ausgespieen. Bei der mit jedem Atemzuge wiederholten neuen Importation von Keimen aber ist die periodische Entfernung durch den Rachenschleim ungenügend. Ein erheblicher Teil der Keime bleibt in den zahlreichen Ausbuchtungen, Taschen und Falten der Respirationsschleimhaut, unberührt von Flimmerbewegung und Luftstrom, liegen und wird durch Wanderzellen bis in die Lymphräume des submukösen Gewebes weiter geführt. Besondere Brutstätten der Bakterien bilden die Lakunen der Mandeln und die zahlreichen Lymphfollikel der Nasenrachenschleimhaut und des Kehlkopfs.

α) Sobald eine katarrhalische Entzündung eintritt, welche vermehrte Blutzufuhr zur Schleimhaut, erhöhte Wärme und stärkere Durchtränkung des Gewebes zur Folge hat, geraten die Keime in Vermehrung; wahrscheinlich durch ihre Stoffwechselprodukte steigern sie den Entzündungsreiz, vermehren den Hustenreiz und bewirken massenhafte Auswanderung der keimtragenden Phagozyten aus den Gefässen, wodurch das Schleimhautsekret eiterig wird.

In diesem Stadium entscheidet es sich, ob der Katarrh mit der reichlichen Ausscheidung von Mikroben durch die Eiterkörperchen allmählich in Heilung übergeht oder ob durch fortgesetzte Einwirkung entzündungserregender Schädlichkeiten, wie mangelnde Ruhe der kranken Teile, Aufenthalt in staub- und keimreicher Luft und Witterungseinflüsse, die katarrhalische Entzündung in die Länge gezogen und chronisch wird. Man sieht alsdann z. B. beim chronischen Rachenkatarrh die Schleimhaut gewöhnlich von zahlreichen kleinen, geschwollenen Lymphfollikeln besetzt, welche eine Brutstätte für Mikroorganismen bilden und vermehrten Hustenreiz mit gesteigerter Schleimsekretion veranlassen. Ganz ähnlich liegen die Verhältnisse beim chronischen Schnupfen, chronischen Kehlkopf- und Bronchialkatarrh.

Gerade diese bei Stadtbewohnern ungemein verbreiteten Krankheiten sind es, welche ein sehr dankbares Objekt für die Behandlung in keimfreier Seeluft bilden. Im Anfang der Behandlung regt die kühle und lebhaft bewegte Nordseeluft die Sekretion der kranken Schleimhaut mächtig an; aber diese verstärkte Expektoration ist sehr wertvoll, sie beschleunigt die Ausscheidung der pathogenen Mikroben, ohne dass neue eingeatmet werden. Die Follikel schwellen ab, der Hustenreiz lässt mit jedem Tage mehr nach und hört, ebenso wie die Schleimsekretion, bald ganz auf.

Diese Wirkung habe ich in eklatanter Weise zuerst an mir selbst im Jahre 1889 erprobt. Im Frühjahr erkrankte ich infolge von Erkältung an Schnupfen und Rachenkatarrh, welcher in wenigen Tagen auf Kehlkopf und Luftröhre überging. Der Katarrh in den oberen Respirationswegen heilte, der Bronchialkatarrh blieb bestehen. Während der Monate April, Mai, Juni machte der ununterbrochene militärärztliche Dienst, der schnelle Wechsel der Witterung und die staub- und keimreiche Luft der Stadt Breslau, trotz Emser Kränchenbrunnen, eine Heilung des Katarrhs unmöglich. Im Juli suchte ich das Nordseebad Wyk auf Föhr auf. In den ersten 8 Tagen verschlimmerte sich anscheinend der Bronchialkatarrh; bei kühlen, lebhaften Westwinden (Seewinden) steigerte sich der Hustenreiz und der schleimig-eiterige Auswurf so gewaltig, dass ich am Ende der ersten Woche ernstlich überlegte, ob es nicht zweckmässiger wäre, Salzbrunn oder Ems aufzusuchen. Indessen die Luftwärme stieg, der Wind wurde schwächer; gleichzeitig nahm in der zweiten Woche Husten und Auswurf von Tag zu Tag ab. In der dritten Woche trat Husten und Auswurf nur noch vereinzelt auf. Jetzt machte ich fast täglich Segelbootfahrten in das freie Meer hinaus, wobei nicht selten Gesicht und Kleidung von den am Boot sich brechenden Wellen mit der salzigen Flut bedeckt wurden. Aber diese Fahrten bekamen mir ausgezeichnet. Husten und Auswurf verloren sich ganz. Die vierte Woche brachte ich zur Abhärtung noch am Strande von Westerland-Sylt zu und hatte die Freude, nicht nur den folgenden Winter, sondern auch bis jetzt — also 23 Jahre lang — vom Bronchial-katarrh vollständig verschont geblieben zu sein. Seitdem schicke ich alle Patienten mit akutem und chronischem Katarrh der Atmungs-organe nicht mehr nach Ems, sondern auf eine Nordseeinsel. Dort (Ems) geschäftige, wochenlange Arzneibehandlung in staubhaltiger Luft, hier (Sylt) schnelle arzneilose Selbstheilung in staub- und keimfreier Seeluft.

β) Nicht minder günstig sind die Erfolge der Seeluftbehandlung beim Bronchialasthma, diesem qualvollen Leiden, welches durch einen Krampf der glatten Muskulatur der Bronchialäste mit erheb-licher Verengerung des Bronchiallumens hervorgerufen wird. Diese Reflexneurose entsteht durch Reizung z. B. des N. vagus (Einthoven) oder der Nasenschleimhaut (Zuntz und Lazarus), kann aber auch, wie Zuntz[1]) durch Beobachtungen an sich selbst feststellte, durch den Reiz des Staubes in der eingeatmeten Luft erzeugt werden. Er sagt, „dass nichts diese Störungen so wohltätig zu be-einflussen vermochte, als Segelfahrten auf der Ostsee bei nicht zu starkem Seegang", oder Aufenthalt in waldiger Berggegend oder eine längere Seereise. „Wenn der Reiz bei einer Seefahrt wochenlang fehlt, so kann die Uebererregbarkeit der reflektorischen Nerven-apparate, welche Anlass zum Asthma gibt, für längere Zeit schwinden."

Aber auch beim Asthma cardiacum, welches seinen Grund in einer funktionellen Schwäche der Herzmuskulatur (Klappenfehler, Dilatation, Zirkulationsstörungen), besonders häufig aber in Arterio-sklerose mit andauernder Blutdrucksteigerung hat, hat sich der See-aufenthalt in reiner, staubfreier Luft als ausserordentlich heilsam er-wiesen. Wie Loewy und seine Mitarbeiter[2]) gezeigt haben, hat der

---

1) Bericht über den V. Internat. Kongr. f. Thalassotherapie zu Kolberg 1911. S. 28.
2) Zeitschr. f. experim. Pathologie u. Therapie. 1910. Bd. 7. Sonderabdr. S. 20.

Aufenthalt an der Nordsee an sich schon die Wirkung, den Blutdruck herabzusetzen und die Beschwerden der Arteriosklerose zu mildern. Zuntz und Durig[1] haben zwar durch wiederholte Messung während einer Seereise nachgewiesen, dass die Verbrennungsprozesse und die Mechanik der Atmung keine wesentliche Aenderung erleiden. Mithin wird die Verminderung der asthmatischen Beschwerden wohl hauptsächlich auf die Herabsetzung des Blutdrucks an der See zurückzuführen sein. Ich möchte diese eklatante günstige Wirkung des Seeaufenthalts aber noch auf eine andere, von mir bereits im Jahre 1890[2] betonte, bisher aber von den Forschern unbeachtet gelassene Wirkung des Seewindes auf den Körper beziehen, nämlich auf die Steigerung der Hautatmung, welche imstande ist, die Lungenatmung zu entlasten. Ich hatte bereits damals das Asthma als eine Indikation für den Gebrauch der Seeluftkur und seine Heilung als wahrscheinlich bezeichnet.

Zahlreiche Badeärzte der See haben auch hiervon Gebrauch gemacht und berichten über die günstigsten Erfolge, besonders von der Nordsee. So sah Hartog[3] im Haag die Anfälle am Meere meistens rasch verschwinden. Nicolas[4] hat auf Westerland-Sylt 50 Fälle von Asthma bei weiblichen Kranken mit dem Erfolge behandelt, dass 25 pCt. dauernd geheilt blieben, während bei den übrigen, wenn sie nach wenigen Wochen in die früheren Verhältnisse zurückkehrten, die Anfalle nach längerer oder kürzerer Zeit wiederkehrten. Mehrmonatiger Aufenthalt bzw. Ueberwinterung auf der Nordseeinsel ist daher zur Dauerheilung notwendig. Auch Szegö[5] hat beim katarrhalischen Asthma der Kinder am Strande von Abbazia Besserung und Erleichterung eintreten sehen.

γ) Ausgedehnte Erfahrungen liegen gegenwärtig vor über die Behandlung der Lungentuberkulose an der See. Alle Beobachter aber stimmen nach ihrer Erfahrung in dem Grundsatz überein, dass nur Kranke im ersten Stadium des Leidens, also mit Infiltration einer oder beider Lungenspitzen, mit geringem Auswurf und leidlich gutem Allgemeinbefinden, mit Aussicht auf Erfolg an der Nordsee und einigen Punkten der Ostsee behandelt werden können. Alle Fälle mit vorgeschrittener Zerstörung der Lungen, hektischem Fieber, starker Abmagerung und Appetitlosigkeit aber würden an der See baldige Ver

---

1) Bericht, V. Kongr. Kolberg 1911. S. 27.
2) A. Hiller, Wirkungsweise der Seebäder. 2. Aufl. Berlin 1890. S. 44.
3) Verhandl. d. IV. internat. Kongr. f. Thalassotherapie in Abbazia, 1908. S. 87.
4) Ebenda. S. 93.
5) Ebenda. S. 94.

schlimmerung zu erwarten haben, wofern nicht Behandlung in einer geschlossenen Heilanstalt erfolgt.

In den Seehospizen für kranke Kinder hat man schon seit einer Reihe von Jahren die heilende Wirkung der Seeluft auf Skrofulose und die tuberkulösen Knochen- und Gelenkerkrankungen erkannt, welche bei genügend langem Aufenthalt oft ohne chirurgische Eingriffe zur dauernden Heilung gelangen. Auch tuberkulöse Erkrankungen der Lungen bei Kindern wurden in neuerer Zeit mehr und mehr zur Aufnahme zugelassen. So berichtete Rhode im Seehospiz Kaiserin Friedrich auf Norderney 1896 über 265 Kranke mit suspektem Katarrh der Lungenspitzen, von welchen 120 geheilt, 135 erheblich gebessert wurden und 10 ungeheilt blieben bzw. starben.

Wie der Jahresbericht für 1906 des Kinderhospizes auf Norderney (Wohlberg) mitteilt, wurden 111 Kinder mit Katarrh oder Verdichtung in den Lungenspitzen behandelt, davon geheilt entlassen 64 = 57,7 pCt. Von grossem Einfluss auf die Heilung erwies sich die Dauer des Aufenthalts in der Seeluft. Von 79 Kindern, welche länger als 6 Wochen dort blieben, wurden 52 = 65,8 pCt. als geheilt, 11 = 14 pCt. als gebessert und 5 = 6,3 pCt. als ungeheilt entlassen.

Für erwachsene Tuberkulöse wurden die ersten Heilstätten an der See (Hospitals for consumption and diseases of the chest) 1814 von England errichtet. Das grösste und schönste Hospital befindet sich dicht bei dem Seebade Ventnor an der Südküste der Insel Wight im englischen Kanal, welches im Jahre 1868 dicht am Meeresstrande errichtet wurde und im Bau und Einrichtungen für alle ähnlichen Anlagen mustergültig ist. Es hat 168 Betten. Die Seeluft ist hier absolut rein, feucht und staubfrei. Vorherrschender Wind aus W und SW bringt reines ozeanisches Klima. Die mittlere Temperatur im Durchschnitt von 40 Jahren (J. L. Whithead) beträgt im Winter 5,7° C., Frühling 9,8° C., Sommer 16,3° C., Herbst 11,5° C. Die täglichen Temperaturdifferenzen betrugen im Winter 3,9°, im Frühling 5,9°, im Sommer. 5,7° und im Herbst 4,9°. Ueber die erzielten Resultate hat der leitende Arzt Sinclair Coghill[1] folgendes berichtet: von 5928 Kranken mit Lungentuberkulose in der Zeit von 1890 bis 1898 wurden geheilt 17,14 pCt., beinahe geheilt 61,11 pCt.; gebessert 78,9 pCt., nicht gebessert 17,6 pCt.; gestorben sind 3,95 pCt. Mithin 78,2 pCt. günstiger Heilungserfolge.

Fr. Beneke[2], der eifrige Vorkämpfer für die Tuberkulosebehandlung an der Nordsee, hat wärend des Winters 1881/82 auf Norderney

---

1) Zeitschr. f. diätet. u. physik. Therapie. 1899. Bd. 3, Heft 2 (Festschrift). S. 100.
2) Die erste Ueberwinterung Kranker auf Norderney. Norden 1882. S. 57.

27 Tuberkulöse behandelt, bei einer mittleren Wärme von im Herbst
9,7°, im Winter 1,2°, im Frühling 6,5°; davon wurden geheilt 9, mehr
oder weniger gebessert 14; 3 blieben noch in Behandlung und
1 Kranker starb.

Der Bremer Verein zur Bekämpfung der Tuberkulose hatte im
Winter 1906/07 15 tuberkulöse Männer von Anfang Dezember bis Anfang März auf Norderney unter Leitung einer Schwester untergebracht; 14 davon hatten manifeste Lungentuberkulose. Von diesen
waren 11 nach der Kur erheblich gebessert und wieder arbeitsfähig.
9 Kranke waren auch nach dem Befund der Lungenuntersuchung gebessert.

Nicolas in Westerland-Sylt[1]) hatte im Jahre 1906 in dem
Genesungsheim der Landesversicherungsanstalt der Hansastädte 142
lungenkranke weibliche Patienten behandelt. Davon befanden sich im
I. Stadium 116, im II. 19, im III. 1 und im IV. 6 Patientinnen. Die
Heilerfolge waren folgende (S. 44): Im I. Stadium: 29 völlig geheilt,
64 im örtlichen Leiden wesentlich gebessert und bei 9 die ausgepräg-
teren Krankheitserscheinungen verringert; nur bei 14 Patientinnen sind
die Krankheitserscheinungen geblieben. Die Erwerbsfähigkeit war
bei 54 Patientinnen völlig hergestellt, bei 59 zurzeit zwar vorhanden,
aber der Fortbestand fraglich; nur 3 Patientinnen blieben erwerbs-
unfähig. — Von den 19 Kranken des II. Stadiums wurden 2 völlig
geheilt, 15 örtlich und allgemein gebessert und nur 2 blieben unverändert. — Die 7 Patientinnen des III. und IV. Stadiums wurden ungeheilt entlassen.

1908 sprach sich Nicolas[2]) auf dem Kongress zu Abbazia dahin
aus, dass die Dauererfolge an der See wesentlich besser sind als
im Höhenklima. Nach seiner Erfahrung sind Husten und Auswurf
der Kranken meist nach den ersten 2 bis 3 Wochen verschwunden,
die Verdauung regelt sich sehr bald von selbst, die Anämie wird beseitigt und — was bei der Tuberkulosebehandlung sehr wesentlich ist —
die Herzkraft gesteigert. Lungenblutungen hat er im Genesungsheim Westerland während 8 Jahren nur 4mal beobachtet, während in
der Regel im letzten Jahre vor der Aufnahme nicht weniger als
15 pCt. aller Patientinnen Hämoptoe gehabt hatten. Auch auf der
10—12 Stunden langen Fahrt von Bremen und Hamburg nach Westerland auf hoher See hat er, entgegen der Angabe französischer Beobachter, niemals Hämoptoe eintreten sehen.

---

1) Heilbehandlung von Versicherten bei der Landesversicherungsanstalt der
Hansastädte im Jahre 1906. Lübeck. 53 Seiten.
2) Verhandl. des IV. internat. Kongresses zu Abbazia. 1908. S. 79.

Ganz besondere Beachtung verdient die Angabe von Nicolas (ebenda S. 80), dass er seit einigen Jahren Patienten, deren Herzkraft es gestattet, mit bestem Erfolge kurze kalte Seebäder nehmen lässt, wodurch der Heilungsverlauf wesentlich beschleunigt und begünstigt wird.

Sehr lehrreich sind auch die Erfahrungen, welche der Landesversicherungsrat Hansen[1]) in Kiel von der Landesversicherungsanstalt Schleswig-Holstein 1907 mitteilte. Im Beginn der neunziger Jahre des vorigen Jahrhunderts wurden die Lungenkranken der Provinz zur Kur in das Gebiet des Harzes geschickt; die Erfolge waren jedoch sehr wenig befriedigend. Die „geheilten" oder „wesentlich gebesserten" Kranken wurden nach der Rückkehr in die Heimat sehr bald rückfällig. Wesentlich besser waren die Resultate, als die Lungenkranken an die Ostseeküste, in das Kreiskrankenhaus Apenrade, geschickt wurden. Noch günstiger und dauerhafter aber waren die Heilungserfolge, als die Versicherungsanstalt seit dem Jahre 1897 an der Nordseeküste 2 Heilstätten errichtete, nämlich im Nordseebade Büsum (seit 1899 in Warwerort bei Büsum) und in St. Peter, dort für weibliche, hier für männliche Tuberkulöse. Genauere Zahlenangaben wurden von Hansen 1907 in nahe Aussicht gestellt, sind aber bis jetzt (Ende 1912) noch nicht erschienen.

In Frankreich ist F. Lalesque seit dem Jahre 1894 ein begeisterter Anhänger der „Phthisiothérapie marine." In Arcachon, einem Seebadeorte an der französischen Ozeanküste (Gironde), hat er alljährlich, Winter und Sommer, Kranke mit Lungentuberkulose, selbst vorgerückten Grades, mit gutem Erfolge behandelt. Aufbesserung des Allgemeinbefindens, Schwinden des Fiebers und der Hämoptoe, Abnahme des Auswurfs und Stillstand des Prozesses in den Lungen waren die regelmässigen Wirkungen des mehrmonatigen Seeaufenthalts in Arcachon. Der mit Wald umgebene Villenort[2]) eignet sich auch zum Winteraufenthalt Lungenkranker. Auf dem III. internationalen Kongress für Thalassotherapie zu Biarritz 1903 (April) hat F. Lalesque in einem Referat über seine Erfahrungen berichtet und gegenüber den Angriffen der Badeärzte von Biarritz verteidigt. In einem grösseren Werke[3]) hat Lalesque die Wirksamkeit der Tuberkulosebehandlung an der Ozeanküste ausführlich begründet.

Sehr günstige Ergebnisse hatte auch Suyling[4]) 1905 in seinem Sanatorium zu Scheveningen, welches 2 km vom Nordseestrande

---

1) Bericht über die 4. Versammlung d. Tuberkulosoärzte. Berlin 1907. S. 190.
2) F. Lalesque, Arcachon, ville d'été, ville d'hiver. Paris 1886.
3) F. Lalesque, La mer et les tuberculeux. Paris 1904.
4) Verhandl. des IV. internat. Kongresses zu Abbazia. 1908 S. 84.

entfernt liegt und durch Dünen und Wald vor Wind geschützt ist. Von 81 Lungenkranken aller 3 Stadien konnten **39 = 48,1 pCt.** als geheilt entlassen werden. Die genaueren Resultate zeigt folgende Uebersicht:

Krankheits- stadium	Anzahl der Fälle	Geheilt	Viel gebessert	Etwas gebessert	Unver- ändert	Gestorben
I.	27	25	2	—	—	—
II.	29	12	16	—	1	—
III.	25	2	6	8	3	4

Also geheilt 48,1 pCt., wesentlich gebessert 29,6 pCt.., d. h. zusammen **77,7 pCt.** günstiger Resultate. Suyling berichtet über einen jungen Mann, welcher mit Bluthusten, hektischem Fieber und tuberkulöser Erkrankung der ganzen rechten und eines Teiles der linken Lunge aufgenommen und im Sanatorium gänzlich geheilt wurde, auch seit Jahren gesund geblieben ist.

In Dänemark mit seiner grossen Küstenausdehnung gibt es gegenwärtig 9 Seeküsten-Sanatorien und Heilstätten für Lungentuberkulose, für Skrofulose und chirurgische Tuberkulose, erstere für Erwachsene, letztere für Kinder. Sie liegen grösstenteils an der Nordseeküste, zum kleineren Teil an der Ostsee. Im Veilefjord-Sanatorium hat Professor Sangmann[1]) während 7 Jahren 1186 Tuberkulosekranke aller 3 Grade behandelt und, nach Hennig, in 86 pCt. der Fälle Heilung erzielt. Die Dauererfolge sollen selbst die Resultate von Turban in Davos übertreffen.

Auf dem Kongress in Kolberg 1911 machte Th. Brinck[2]) Mitteilungen über seine Heilerfolge im Hospital Spangsbjerg bei Esbjerg an der jütländischen Westküste, welches 2 km vom Strande entfernt in einem Fichtenwalde liegt. Innerhalb 3 Jahren hat er 560 Lungenkranke behandelt, davon im I. und II. Stadium je ein Viertel (140), im III. Stadium die Hälfte (280). Im I. Stadium wurden **88 pCt.** als geheilt entlassen; die im ersten Jahre Entlassenen waren noch nach $2^1/_2$ Jahren arbeitsfähig. Im II. Stadium wurden 18 pCt. relativ geheilt; 75 pCt. gebessert; 6 pCt. blieben ungebessert und 1 Kranker starb. Bemerkenswert war die Gewichtszunahme dieser Kranken um durchschnittlich 8,5 kg. — Auch im III. Stadium wirkte das Seeklima „sehr schonend". Die Mortalität betrug 19 = 6,8 pCt.

---

1) Verhandl. des IV. internat. Kongresses zu Abbazia. S. 75.
2) Bericht, S. 208.

Vielfach wurde Hebung des Allgemeinbefindens und der Kräfte, Schwinden des Fiebers und der Nachtschweisse beobachtet.

Alle bisher mitgeteilten Kurerfolge bei der Lungentuberkulose wurden an der Nordsee einschl. dem Kanal erzielt. Von der Ostsee ist mir nur eine Mitteilung bekannt geworden, nämlich von Hennig[1]), welcher nur allgemein angibt, dass er seit Jahren Lungenkranke, bei welchen der Prozess noch nicht weit vorgeschritten ist, nach Cranz, dem nördlichsten und kräftigsten der deutschen Ostseebäder, schickt und von längerem Aufenthalt an der See „ganz ausgezeichnete Erfolge" gesehen hat. Viele dieser Kranken sind genesen und zur täglichen Arbeit zurückgekehrt. Geschlossene Heilanstalten für Tuberkulöse, ausgenommen für Kinder, gibt es meines Wissens an der deutschen Ostseeküste bisher nicht.

Frägt man sich nun, welche Heilkräfte der Seeluft diese Heilung einer bis vor kurzem, noch als unheilbar geltenden Krankheit bewirken, so kommt wohl nur das Zusammentreffen einer Reihe günstiger Eigenschaften der Seeluft in Betracht. Dahin rechne ich 1. die chemische Reinheit der Atmungsluft, 2. vor allem ihr Freisein von keimhaltigem Staube, 3. den gleichmässigen Feuchtigkeitsgehalt, 4. den infolge hohen Luftdruckes höheren Sauerstoffgehalt, 5. die gleichmässige, von schroffen Schwankungen freie Luftwärme, endlich 6. den gleichmässigen Bewegungsgrad der Seeluft. Ausserdem hat Nicolas[2]) auf die wichtige Tatsache hingewiesen, „dass die Kühle der Lufttemperatur, die Feuchtigkeit der Luft, namentlich aber der Wind, in ihrem Zusammenwirken dazu beitragen, eine Tiefatmung zu erzielen, wie sie in keinem anderen Klima erreicht wird".

Diese Angabe von Nicolas ist wissenschaftlich vollkommen begründet. Nach den Versuchen von H. Winternitz und Strasser[3]) ist der Einfluss von Kälteprozeduren auf die Respiration in der Tat eine recht erhebliche; bei andauernder Kältewirkung wird die Atmung eine frequentere und, was von Wichtigkeit ist, eine vertiefte. Diese ausgiebige Ventilation der kranken Lunge mit sauerstoffreicher, staub- und keimfreier Luft hat auf den Heilungsvorgang, wie wir gleich sehen werden, wesentlichen Einfluss. Diese Einwirkung der kühleren Luft auf die Atmung erklärt es auch, warum die Erfolge der Tuberkulosebehandlung an der Nordsee erheblich grösser und dauerhafter sind als an den südlicheren Meeren, und warum die

1) Kongr. zu Abbazia 1908. Verhandl. S. 74.
2) Kongr. zu Abbazia 1908. Verhandl. S. 79.
3) Brieger und Laqueur, Moderne Hydrotherapie. Berlin 1904. S. 14.

Erfolge in der Nordsee von Süden nach Norden (Dänemark) erheblich wachsen, endlich warum unter den Ostseebädern das nördlichste (Cranz) anscheinend die besten Resultate in der Tuberkulosebehandlung hat. Diese Angaben lassen es verständlich erscheinen, welchen bedeutenden Einfluss die Atemgymnastik an der See [Bockhorn[1])] und die damit verbundene ausgiebige Ventilation der Lungen, wofern sie regelmässig täglich mehrmals ausgeführt wird, sowohl als Prophylaktikum bei Kindern, als auch auf die Heilung der initialen Tuberkulose Erwachsener besitzt.

Wie hat man sich nun den Heilungsvorgang in der Lunge zu denken? Meine Auffassung dieses Vorganges ist folgende: Die reine Tuberkulose, wie sie z. B. durch Impfung gezüchteter Bazillen auf Meerschweinchen erzielt wird, verläuft ohne Eiterung. Kommt es zur Eiterung bei der ursprünglich miliaren Tuberkulose, so lässt sich immer die Mitwirkung eiterungerregender Mikroben (Streptococcus pyogenes und Staphylococcus aureus und albus) nachweisen, welche durch die Atmung, die Lymph- und die Blutbahn dem Tuberkelherd zugeführt werden. Auch in der Lunge ist die Tuberkelbildung, meist von infizierten Bronchialdrüsen ausgehend, das Primäre; Eiterung und Auswurf treten erst sekundär ein und führen, unter kontinuierlichem Zusammenwirken beider Vorgänge, allmählich zum Bilde der ulzerösen Phthisis. Das wochenlange Einatmen gänzlich keimfreier Luft hat zur Folge, dass die Lunge mit jedem Auswurf sich zahlreicher Tuberkelbazillen und Eiterkokken entledigt, aber keine neue Mikroben mit der Luft wieder einatmet. Den Transport der Bazillen und Kokken aus den Tuberkelherden in den Eiter vermitteln die phagozytären Lymph- und Blutzellen bei der Eiterbildung. Dieser täglich oft wiederholte Vorgang bewirkt, dass die Lunge in der Seeluft mehr und mehr verarmt an Tuberkelbazillen und Eiterkokken, dass Husten und Auswurf nach 2—3 Wochen ganz aufhören, dass das Eiterfieber und die Nachtschweisse verschwinden und die kranken Stellen der Lunge vernarben. Die gleichzeitig reichliche Aufnahme sauerstoffreicher Luft veranlasst Hebung und normalen Ablauf der Stoffwechselvorgänge, Hebung des Appetits, der Körperkräfte und des Körpergewichts.

Der Schwerpunkt der Schwindsuchtsbehandlung liegt mithin in der wochenlangen Einatmung einer keimfreien, gleichmässig temperierten Luft. Eine Heilung der Lungentuberkulose erscheint daher in der keimfreien, gleichmässig warmen

---

1) Bericht über den internat. Kongr. zu Kolberg. 1911. S. 388 u. 393.

Luft von Madeira und Teneriffa in gleicher Weise möglich, wie in der keimfreien, gleichmässig kühlen Luft der Nordsee-Küsten und Inseln.

Mit der Heilung des lokalen Prozesses in den Lungen ist aber die Heilung des Kranken in der Regel noch nicht beendet. Die Vollständigkeit des Erfolges kann erst als erreicht angesehen werden, wenn auch das Depot der Lungen, die Bronchialdrüsen, von den in ihnen abgelagerten Tuberkelbazillen befreit worden sind. So lange dies nicht erfolgt ist, drohen früher oder später Rückfälle in der Lunge einzutreten. Dies kann nur erreicht werden durch längerdauernden Aufenthalt in der keimfreien, stoffwechselanregenden Seeluft bzw. durch Ueberwintern an der Nordsee. Hiervon wird in einem besonderen Abschnitt noch die Rede sein. Alle Aerzte der Nordsee, welche Tuberkulöse behandelt haben, stimmen in dem Urteil überein, dass die Sicherheit des Erfolges mit der Dauer des Aufenthalts an der Nordsee wächst. —

δ) Eine vierte Krankheit der Atmungsorgane, welche mit Erfolg in der keimfreien Seeluft behandelt werden könnte, ist der Keuchhusten. Die Gefahr der Uebertragung auf andere Kinder verhindert jedoch die Aufnahme keuchhustenkranker Kinder in offene Kurorte. Hier wäre nur die Behandlung in geschlossenen Anstalten, abseits von den Kurorten, zulässig. Dasselbe gilt von anderen ansteckenden Krankheiten, z. B. Diphtherie.

ε) Ein sehr dankbares Objekt der Behandlung in staub- und keimfreier Seeluft bildet auch das Heufieber. Die Abwesenheit von Heuernte, Getreidefeldern und blühenden Sträuchern auf den Nordseeinseln und die beständige Einatmung einer chemisch reinen, keimfreien und gleichmässig temperierten Luft sind nicht nur der Beseitigung des heftigen Katarrhs der Conjunctiva, Nase, Pharynx und Bronchien günstig, sondern können auch, wie beim Asthma, die bei manchen Personen bestehende Disposition bzw. Ueberempfindlichkeit der Nasenschleimhaut zur Heilung bringen. Bisher hat man wohl nur in hartnäckigen Fällen von Heufieber von der reinen Seeluft Gebrauch gemacht, aber stets mit gutem Erfolge.

2. Nächst den Atmungsorganen sind bei den Stadtbewohnern am stärksten dem Eindringen von Staub ausgesetzt die Kleidung und das Kopfhaar des Menschen. Wie auf dem Mobiliar des Zimmers lagert sich auch auf Kopfhaar und Kleider der Staub nieder; er wird zwar durch gelegentliches Bürsten und Klopfen teilweise entfernt, aber höchstens täglich einmal. Der grösste Teil des Staubes dringt in die Poren der Gewebe und bis auf die Kopfhaut ein. So erklärt es sich, dass die Kleider von Aerzten, Wärtern und Pflegepersonen

sehr leicht Krankheitskeime auf Gesunde übertragen können. Auch viele Krankheiten der Kopfhaut und der Kopfhaare, welche parasitären Ursprungs sind, finden durch die Staubinfektion des behaarten Kopfes leicht ihre Erklärung.

Durch den mehrwöchigen Aufenthalt am Strande in lebhaft bewegter, keimfreier Luft werden Kleider und Haare vom Winde tüchtig durchgefegt und von den anhaftenden mikroparasitären Keimen befreit. Bei den in der See Badenden trägt auch das Wasser zur Fortspülung anhaftender Keime, besonders am Kopfhaar, bei.

3. Die Haut des Menschen ist zur Aufnahme von Keimen befähigt durch die zahlreichen Falten und Vertiefungen, sowie durch den Umstand, dass die Oberfläche der Haut durch das Sekret der Talgdrüsen fettig ist, sodass mikroskopische Keime leicht haften. Durch den Druck der Kleidungsstücke können die Keime auch in die Ausführungsgänge der Talg- und Schweissdrüsen hineingedrängt werden und so, durch Wärme und Feuchtigkeit zur Lebenstätigkeit angeregt, die Ursache zu hartnäckigen Hautkrankheiten (Acne, Ekzeme, Urticaria, Lichen u. a.) abgeben. Die Wirksamkeit antiseptischer Mittel (Salicylsäure, Benzoesäure, Resorcin, Sublimat) bei vielen dieser Hautkrankheiten beweist den parasitären Ursprung oder doch die parasitäre Mitbeteiligung solcher Leiden.

Der Aufenthalt an der See hat hier insofern einen Einfluss auf baldige Wiederherstellung, als in der gänzlich keimfreien Luft die Neuinfektion der Haut vermieden wird. Auch ist in fast allen Seebadeorten Gelegenheit zur Benutzung warmer Bäder mit Seife zur mechanischen Hautreinigung vorhanden.

Wie hartnäckig fest die Mikroben in der Haut sitzen können, das beweisen eklatant die Erfahrungen ·der Chirurgie bezüglich der Keimfreiheit der Hände. Trotz häufigen Waschens und Bürstens der Hände in warmem Wasser mit Seife und Soda, trotz Anwendung 'starker Desinfektionsmittel (Sublimat, Alkohol, Lysol) gelingt es doch nicht, die in den zahlreichen Furchen der gelenkreichen Hand, in den Ausführungsgängen der Talg- und Schweissdrüsen und am Falz der Fingernägel versteckten Keime ausnahmslos zu beseitigen. Dagegen ist es wohl nicht ausgeschlossen, dass ein vierwöchiger Aufenthalt des Chirurgen in völlig keimfreier Luft, verbunden mit der Mauserung der epithelialen Gebilde und sorgfältiger, täglich 3—5 mal wiederholter Seifenwäsche zu gänzlich keimfreien Händen führen kann.

Kapitel IV.

Die Luftbewegung.

Wer von einer grösseren Stadt des Festlandes an die See kommt, nimmt gewöhnlich zuerst wahr, dass die Luft hier kühler und stärker bewegt ist, ferner, dass diese Luftbewegung nicht stossweise erfolgt, wie auf dem Festlande, sondern ganz gleichmässig und stetig ist, und endlich, dass dieser Wind nicht, wie dort, Staub mit sich führt, sondern ganz rein und staubfrei ist. Das Fehlen von Bergen, Häuserreihen und Wäldern, welche den Wind auf dem Festlande brechen, und die glatte freie Oberfläche des Meeres bewirken, dass die darüber hinweg streichenden Luftströmungen auf der See gleichmässig und glatt verlaufen. Diese Eigenschaft des Seewindes ist therapeutisch wichtig, denn sie bewirkt, dass der strandbesuchende Städtebewohner sich auffallend schnell an den Seewind gewöhnt und ihn nach wenigen Tagen, namentlich in schützender Kleidung, nicht mehr unangenehm empfindet. In der Luftbewegung müssen wir unterscheiden zwischen der Windrichtung und der Windstärke.

A. Die Windrichtung

ist für einen Kurort entscheidend für die Frage, ob die zugeführte Luft staub- und bakterienfrei ist. Die dem Menschen feindseligen Spaltpilze (Kokken, Bazillen) wurden ganz vereinzelt gefunden von Flemming in 4 bis 10 km Entfernung von dem in der Windrichtung nächstgelegenen Lande, von B. Fischer erst in 75 bis 112 km Entfernung. Jedenfalls kann man annehmen, dass durchschnittlich in einer Entfernung von 75 km = 10 deutschen Meilen = 40 Seemeilen die Seeluft bereits bakterienfrei ist.

Selbstverständlich ist es nicht möglich, für jeden einzelnen Kurort die Häufigkeit der einzelnen in den Sommermonaten herrschenden Windrichtungen auf Grund mehrjähriger Beobachtungen genau anzugeben. Die meteorologische Erfahrung aber lehrt, dass es vollkommen genügt, für einzelne charakteristische Punkte der Erdoberfläche die Windrichtung und Windstärke genau zu registrieren. Diese Punkte (Stationen) sind massgebend für ein ganzes Landgebiet, da die Winde stets in grosser Breite von vielen Meilen gleichmässig wehen. Für die deutschen Meere hat Rich. Assmann[1]) die Beobachtungen von 8 Stationen, und zwar 3 an der Nordsee und 5 an der Ostsee zusammengestellt und die Häufigkeit der einzelnen Richtungen im Durchschnitt von 20 Jahren (1886—1905) prozentisch berechnet.

---

1) R. Assmann, Die Winde in Deutschland. Braunschweig 1910. S. 5.

Häufigkeit der Windrichtung in Prozenten.

Station	N	NO	O	SO	S	SW	W	NW	Windstille
Nordsee (Sommer).									
Borkum	15	12	6	5	6	16	15	22	3
Helgoland	10	8	7	6	5	16	20	23	5
Keitum	9	4	7	5	5	15	22	28	5
Ostsee (Sommer).									
Kiel	8	8	7	6	11	14	26	14	6
Wustrow	7	11	5	7	8	14	27	15	6
Rügenwaldermünde . .	9	14	7	5	6	16	23	14	6
Hela	14	14	9	7	11	8	12	22	3
Memel	13	7	7	7	9	16	21	17	3

Auf den Nordseeinseln überwiegen in der Hauptsaison die NW-, W- und SW-Winde beträchtlich. Auf diese 3 Richtungen entfallen 53—65 pCt. aller Winde. Ihrer Herkunft nach bringen sie frische, feuchte Seeluft herbei und da sie zugleich die stärksten Winde sind, bewirken sie, zumal mit der Flut vereinigt, an den Küsten und Inseln den bekannten kräftigen Wellenschlag.

In Borkum und Norderney treten im Sommer auch verhältnismässig oft kühle Nordwinde auf (27 pCt.).

Die seltensten Winde in der Nordsee sind die aus O, SO und S. Es sind die von den Badegästen gefürchteten Landwinde, die gelegentlich mehrere Tage hindurch wehen können, Wärme und Insekten vom Festland herüberführen. Während der Dauer dieser südöstlichen Luftströmungen liegt die Nordsee in der Regel spiegelglatt da.

Auch für die Ostseebäder sind die W-, SW- und NW-Winde die häufigsten; aber für die Mehrzahl derselben verlieren sie den Charakter von Seewinden, da sie über das Festland von Schleswig-Holstein, die dänischen Inseln und die Insel Rügen streichen (vergl. die nachfolgende Uebersicht). Als günstig für die meisten Ostseebäder östlich von Heiligendamm bis Cranz muss es bezeichnet werden, dass die N- und NO-Winde verhältnismässig häufig auftreten, welche meist reinen Seewind bringen und guten Wellenschlag erzeugen.

Mit Hilfe dieser Häufigkeitstabelle sind wir nun imstande, wenn wir uns auf einer guten Landkarte für jeden Kurort die Himmelsrichtungen für Seewind, für Küstenwind und für Landwind notieren, die Häufigkeit dieser 3 Kategorien von Winden in Prozenten anzugeben. Als „Seewind" gilt die Richtung, in welcher bis zu 75 km oder 10 deutschen Meilen (= 40 Seemeilen) Entfernung kein bewohntes Land liegt; kleine sterile Inseln oder Landzungen sind in der Regel unberücksichtigt geblieben. Als „Küstenwind" bezeichne ich den Wind, welcher teilweise über See, teilweise über Land streicht, also nur halbreine Seeluft enthält. Als „Landwind" habe ich denjenigen Wind bezeichnet, welcher ganz oder grösstenteils über das Festland weht; Binnenseen sind dabei in der Regel unberücksichtigt gelassen. Stets ist die Windstille mit notiert, damit bei der Zusammenrechnung der 3 Kategorien die Zahl 100 herauskommt.

Die Nordseeinseln. haben von allen deutschen Seebädern im Sommer den höchsten Prozentsatz an Seewind, nämlich 79 bis 95 pCt. Sie haben durchweg. keinen Landwind, sondern nur halbreinen Küstenwind in der Zahl von 11 bis 16 pCt. Nur Wyk auf Föhr macht eine kleine Ausnahme, insofern der Nordwestwind, welcher weither über die See kommt und für die Inseln Sylt und Amrum ein reiner Seewind ist, für Wyk erst über die Inseln Sylt und Föhr, welche letztere mit mehreren Dörfern bevölkert ist, weht, also für Wyk einen nur noch halbreinen Küstenwind darstellt. Dieser NW, welcher eine Häufigkeit von 28 pCt. hat, bedingt allein den Unterschied.

Die einzigen Küstenbäder der Nordsee, Scheveningen und Ostende, haben in der Sommersaison an mehr als der Hälfte der Tage (an 58 von 100 Tagen) Seewind, daneben aber an 27 bzw. 34 Tagen Landwind.

Unter den Ostseebädern sind am günstigsten gestellt diejenigen an der ostpreussischen Küste: Memel und Cranz. Sie haben an mehr als der Hälfte der Tage in der Sommersaison reinen Seewind und nur an 21 bzw. 23 Tagen Landwind. Dann folgen die Bäder an der mecklenburgischen Küste: Wustrow, Müritz, Warnemünde, Heiligendamm, welche an 49 von 100 Tagen im Sommer, also annähernd der Hälfte der Tage, reinen Seewind haben. Ferner die pommerschen Bäder Stolpemünde, Rügenwaldermünde und Kolberg mit 46 von 100 Tagen der Saison reinem Seewind. Weiterhin reihen sich an Dievenow mit 37 pCt., Kahlberg mit 36 pCt., Zingst mit 33 pCt., Zinnowitz mit 30 pCt. Unter 30 pCt. liegen Zoppot, Misdroy, Swinemünde, Heringsdorf, Binz und Sassnitz mit 23 pCt. Seewind und Boltenhagen sogar mit nur an 16 von 100 Tagen Seewind. Wie Travemünde verhalten sich alle an der Ostküste Schleswig-Holsteins an tiefen Buchten der Küste gelegenen Badeorte, wie Altheikendorf, Kappeln, Glücksburg, Borby, Apenrade und Hadersleben.

Der Küstenwind, welcher gerade bei den Ostseeküsten-Bädern einen verhältnismässig grossen Prozentgehalt (11 bis 49 pCt.) einnimmt, ist häufig, namentlich wenn der Wind dabei über sterile oder

Die Häufigkeit der See-, Küsten- und Landwinde in Prozenten.

Sommer-Saison.

Kurort	Windstation	Richtung von			In Prozenten			
		Seewind	Küsten-wind	Landwind	Seewind	Küsten-wind	Land-wind	Wind-stille
Nordsee.								
Westerland (Sylt) . .	Keitum	S, SW, W, NW, N	SO, O, NO	—	79	16	—	5
Wyk auf Föhr	„	S, SW, W, N	NW, NO, O, SO	—	51	44	—	5
Amrum	„	N, NW, W, SW, S	NO, O, SO	—	79	16	—	5
Helgoland	Helgoland	N, NW, W, SW, S, SO, O, NO	—	—	95	—	—	5
Langeoog	Borkum	N, NW, W, NO, O	SO, SW	S	70	21	6	3
Norderney	„	N, NW. W, SW, NO, O	S, SO	—	86	11	—	3
Borkum	„	N, NW, W, SW, NO	S, SO, O	—	80	17	—	3
Scheveningen	Dünkirchen	N, NW, W	NO, SW	O, SO, S	58	14	27	1
Ostende	„	N, NW, W	NO	S, SO, O, SW	58	7	34	1
Ostsee, Preussische Küste.								
Memel	Memel	SW, W, NW	N, S	NO, O, SO	54	22	21	3
Cranz	„	N, NW, W	NO, SW	O, SO, S	51	23	23	3
Kahlberg	Hela	NW, N	NO, W	SW, S, SO, O	36	26	35	3
Zoppot	„	NO, O	N, NW	W, SW, S, SO	23	36	38	3
Pommersche Küste.								
Stolpemünde	Rügenwalde	N, NW, W	SW, NO	O, SO, S	46	30	18	6
Rügenwalde	„	N, NW, W	SW, NO	O, SO, S	46	30	18	6
Kolberg	„	N, NW, W	SW, NO	O, SO, S	46	30	18	6
Dievenow	„	N, NW, NO	W	SW, O, SO, S	37	23	34	6
Misdroy	„	NW, N	W, NO	O, SO, S, SW	23	37	34	6
Swinemünde	„	N, NO	NW	O, SO, S, SW, W	23	14	57	6
Heringsdorf	„	N, NO	O, NW	SO, S, SW, W	23	21	50	6
Zinnowitz	„	N, NO, O	NW, SO	W, SW, S	30	19	47	6
Insel Rügen.								
Göhren	Wustrow	N, NO, O, SO	NW	W, SW, S	30	15	49	6
Binz	„	NO, O, SO	N, NW, W	S, SW	23	49	22	6
Sassnitz	„	NO, O, SO	S, N, NW	W, SW	23	30	41	6
Pommerisch-Mecklenburgische Küste.								
Zingst	Wustrow	N, NW, NO	W, SW	O, SO, S	33	41	20	6
Wustrow	„	N, NW, W	NO, SW	O, SO, S	49	25	20	6
Warnemünde	„	N, NW, W	NO	O, SO, S, SW	49	11	34	6
Boltenhagen	Kiel	N, NO	NW	W, SW, S, SO, O	16	14	64	6
Travemünde	„	NO	N, O	SO, S, SW, W, NW	8	15	71	6

nur wenig bebaute und bevölkerte Landstriche weht, ziemlich rein. Namentlich wenn man berücksichtigt, dass die meisten Kurgäste aus grossen, stark bevölkerten und industriereichen Städten stammen, in welchen sie 11 Monate hindurch eine stark staubhaltige, keim- und bakterienreiche, stagnierende Atmungsluft einatmen, so bedeutet die fast reine Küstenluft jener Kurorte doch wohl immer eine wesentliche Verbesserung der Atmosphäre, welche zum Wohlbefinden der Kurgäste und zur Heilung mancher Krankheitszustände beitragen kann.

Einen schätzenswerten Vorzug fast aller Ostseebäder bildet der die Kurorte umgebende **Waldgürtel aus Nadel- oder Laubholz oder aus beiden gemischt**, bisweilen auf Dünen gewachsen. Diese Ostseewälder laden nicht nur die Kurgäste zu angenehmen Spaziergängen ein, sondern sie tragen auch zur Luftverbesserung der Kurorte wesentlich bei. Durch die Atmung der grünen Teile der Bäume wird CO_2 aus der Luft absorbiert und reiner Sauerstoff (O_2) ausgeschieden. Die Wälder ziehen die Luftfeuchtigkeit an, sodass es, wenn im Kurort trockene Winde wehen, im Walde feuchter und für die Haut und Respirationsschleimhaut angenehmer ist. Landwinde, welche meilenweit durch Wälder hindurchziehen, würden dadurch, wie man gewöhnlich annimmt, einen grösseren Teil ihres Staubgehaltes verlieren, sodass sie reiner heraustreten. **Aber in der Regel nehmen die Winde nicht diesen Weg, sondern wehen oberwärts über den Wald hinweg.** Tatsächlich bemerkt man, wenn man bei windigem Wetter einen Spaziergang in den Wald unternimmt, zumal bei Laubwald mit Unterholz und ausserhalb der Wege, im Walde selbst vom Winde nichts mehr. Also kann auch die Filtrierwirkung des Landwindes durch den Wald nicht so erheblich sein.

Die Windrichtungen an anderen Meeresküsten.

Wie bei der Luftwärme und der Luftfeuchtigkeit benutze ich zur Gewinnung der Windrichtungen an ausserdeutschen Meeren die Ergebnisse der langjährigen Beobachtungen des „**Bureau central météorologique de France**", welche sich auch auf 4 Stationen der Kanalküste und je 5 Stationen der Ozeanküste und der französischen Mittelmeerküste erstrecken. Dieselben sind von F. Lalesque[1]) in Form von Rosetten für die einzelnen Jahreszeiten der 14 Stationen mitgeteilt; die Länge jedes Strahles der 8teiligen Rosette gibt die Häufigkeit der Windrichtung an, indem 1 mm der Länge 1 pCt. der Häufigkeit entspricht. **Die Windstille** ist durch einen zentralen

---

1) F. Lalesque, La mer et les tuberculeux. Paris 1906. S. d. Tabellen.

Kreis in der Rosette ausgedrückt, von dessen Radius je 1 mm einem Prozent der Häufigkeit der Windstille entspricht. Alle diese Einzelheiten musste ich mir durch mühsames Nachmessen mit einem genauen Millimetermasstab gewinnen, also von 56 Rosetten je 8 Schenkel und die Länge des Kreisradius messen. Doch war das Ergebnis, wie man sehen wird, in mehrfacher Beziehung wertvoll.

Häufigkeit der Windrichtungen in Prozenten.

Sommer-Saison.

Station	N	NW	W	SW	S	SO	O	NO	Wind-stille
Am Kanal. Französische Küste.									
Dünkirchen	18	8	32	7	11	4	12	7	1
Cherbourg.........	7	17	16	17	9	5	9	15	5
Saint Malo	11	20	17	12	11	6	4	15	4
Saint Brieuc	16	19	9	13	12	4	4	20	2
Französische Ozeanküste.									
Brest............	13	13	18	24	5	4	3	17	3
Vannes	11	13	16	25	6	4	5	16	4
La Coubre	20	27	12	6	3	6	9	14	3
Arcachon	12	30	24	5	2	4	6	14	3
Biarritz	15	20	22	7	4	7	11	10	4
Französische Mittelmeerküste.									
Perpignan........	5	35	11	4	3	4	12	16	10
Narbonne	5	57	2	1	10	6	2	4	3
Cette	2	39	5	11	8	14	12	7	2
Marseille	2	29	21	18	5	7	4	10	4
Nizza	21	3	2	4	12	10	15	15	18

Man ersieht daraus, dass auch im Kanal und an der Ozeanküste, wie in der deutschen Nordsee, die Westwinde (NW, W, SW = Seewinde) beträchtlich überwiegen. Sie nehmen am Kanal 47 pCt., am Ozean 52 pCt., am Mittelländischen Meere 48 pCt. aller 8 Windrichtungen ein. Auffallend gering beteiligt sind am Kanal SO- und O-Winde (Landwinde), an der Ozeanküste die Winde aus S, SO und O, und an der Mittelmeerküste aus S, SO.

Bemerkenswert ist auch die beträchtliche Zunahme der windstillen Tage am mittelländischen Meere, welche wir auch an einigen anderen Mittelmeerstationen wiederfinden werden.

Von Interesse ist es nun, zu ersehen, wie sich die 14 Meeresstationen und die zu ihrem Windbereich gehörigen Kurorte zur Häufigkeit der Seewinde, Küstenwinde und der Landwinde verhalten. Die nachstehende Uebersicht gibt hierüber Auskunft.

Seewind, Küstenwind und Landwind in Prozenten der Häufigkeit während der Sommer-Saison.

Kurort	Windstation	Richtung des			Häufigkeit des			Windstille
		Seewindes	Küstenwindes	Landwindes	Seewindes	Küstenwindes	Landwindes	

Kanal. Französische Küste.

Kurort	Windstation	Seewindes	Küstenwindes	Landwindes	Seewindes	Küstenwindes	Landwindes	Windstille
Dünkirchen	Dünkirchen	W, NW, N, NO	SW	O, SO, S	65	7	27	1
Berck sur Mer	„	N, NO, NW, SW	W	O, SO, S	40	32	27	1
Dieppe	„	N, NW, W	SW	NO, O, SO, S	58	7	34	1
Fécamp	Cherbourg	N, NO, NW, W, SW	—	O, SO, S	72	—	23	5
Trouville	„	N, NW	NO, W	O, SO. S, SW	24	31	40	5
Cherbourg	„	N, NW, W, SW. NO, O	SO	S	81	5	9	5
Saint Malo	Saint Malo	N, NW	NO, W	O, SO, S, SW	31	32	33	4
Saint Brieuc	Saint Brieuc	N	NW, NO	O, SO, S, SW, W	16	39	43	2

Kanal. Englische Küste.

Kurort	Windstation	Seewindes	Küstenwindes	Landwindes	Seewindes	Küstenwindes	Landwindes	Windstille
Ramsgate	Dünkirchen	NO, O, S	N, SO	NW, W, SW	30	22	47	1
Folkstone	„	NO, O, S, SW	N, SO	NW, W	37	22	40	1
Brighton	„	SO. S, SW	O, W	NW, N, NO	22	44	33	1
Ventnor	Cherbourg	O. SO, S, SW	W	N, NW, NO.	40	16	39	5
Weymouth	„	SW, S, SO, O	W	N, NW, NO	40	16	39	5
Torquay	„	S, SO, O	SW, NO	W, NW, N	23	32	40	5
Falmouth	„	O, SO, S, SW, NW	W, N, NO	—	57	38	—	5

Französische Ozeanküste.

Kurort	Windstation	Seewindes	Küstenwindes	Landwindes	Seewindes	Küstenwindes	Landwindes	Windstille
Duarnenez	Brest	NW, W, SW	N, S	NO, O, SO	55	18	24	3
Sarzeau	Vannes	W, SW, S	NW	N, NO, O, SO	47	13	36	4
Les Sables d'Olonne	La Coubre	NW, W, SW, S	SO	N, NO, O	48	6	43	3
La Rochelle	„	NW, W, SW	S	N, NO, O, SO	45	3	49	3
Marennes	„	NW, W, SW	S	N, NO, O, SO	45	3	49	3
Royon	Arcachon	NW, W, SW	S	N, NO, O, SO	59	2	36	3
Arcachon	„	NW, W, SW	—	N, NO, O, SO, S	59	—	38	3
Biarritz	Biarritz	N, NW	W	NO, O, SO, S, SW	35	22	39	4

Französische Mittelmeerküste.

Kurort	Windstation	Seewindes	Küstenwindes	Landwindes	Seewindes	Küstenwindes	Landwindes	Windstille
Leucato	Narbonne	NO, O, SO	S, N	NW, W, SW	12	15	70	3
Cette	Cette	SO, S	O, SW	N, NO, NW, W	22	23	53	2
La Ciotat	Marseille	W, SW, S, SO	NW, O	N, NO	51	33	12	4
Hyères	„	SW, S, SO, O	W	N, NW, NO	34	21	41	4
Cannes	Nizza	S, SO, O	SW, NO	W, NW, N	37	19	26	18
Nizza	„	O, SO, S	NO, SW	W, NW, N	37	19	26	18
Monaco	„	O, SO, S	NO, SW	W, NW, N	37	19	26	18
Centimiglia	„	O, SO, S	SW	NO, N, NW, W	37	4	41	18
Bordighera	„	O, SO, S, SW	NO	W, NW, N	41	15	26	18

Man ersieht aus dieser Uebersicht, dass es für einen Kurort nicht genügt, „an der See" zu liegen, um viel Seeluft zu haben, sondern dass für alle Küstenbäder die Gestalt der Küste von ausschlaggebender Bedeutung ist. Eine zerklüftete, gezackte oder ausgeschweifte Küste hat stets wenig reine Seewinde, aber viel Küstenwinde; desgleichen solche, welche an tief eingeschnittenen Buchten liegen, wie St. Brieuc, St. Malo, Kappeln, Borby, Apenrade.

Auch an der französischen Kanalküste haben diejenigen Badeorte, welche an vorgeschobenen Punkten oder fast geradlinigen Küsten liegen, den höchsten Prozentsatz an Seewinden, nämlich Cherbourg (81 pCt.), Fécamp (72 pCt.), Dünkirchen (65 pCt.) und Dieppe (58 pCt.). Den niedrigsten Prozentsatz haben St. Brieuc (16 pCt.), Trouville (21 pCt.) und St. Malo (31 pCt.). Gerade die letzten Badeorte werden aber von den Franzosen bevorzugt, vermutlich wegen ihrer „windgeschützten" Lage.

An der mit vielen Ausbuchtungen und Vorsprüngen versehenen englischen Küste erreichen die zahlreichen Badeorte nur einen kleinen bis mittelhohen Prozentsatz an Seewind, von 22—40 pCt.; nur Falmouth, welches an der Südwestecke etwas freier liegt, erreicht 57 pCt.

Etwa 40 km von der Südwestspitze Englands (Penzance) entfernt liegen, völlig frei im Meere, die kleinen Scilly-Inseln, welche noch etwas wärmer als Süd-England sind und eine tropische Vegetation zeigen. Sie haben nur in NO Küstenwind von der Südwestspitze Englands, sonst aus allen Himmelsrichtungen völlig reinen Seewind und hinsichtlich Temperatur und Feuchtigkeit ausgesprochen ozeanisches Inselklima. Da sie vom europäischen Festland aus leicht zu erreichen sind, verdienen sie als klimatische Kurorte ersten Ranges volle Beachtung. Die grösste der Inselgruppe ist St. Mary mit dem Hauptort Hughtown und 1500 Einwohnern. Nur 5 Inseln sind bewohnt.

An der französischen Ozeanküste, welche, abgesehen von einigen Auszackungen im Norden und in der Mitte, ziemlich geradlinig verläuft, ist die Versorgung mit Seewind in der Sommersaison eine ziemlich gleichmässige und mittelhohe. Sie schwankt zwischen 45 und 59 pCt., und auch die Küstenwinde halten sich in den bescheidenen Grenzen von 2 und 18 pCt. Nur Biarritz macht hiervon eine Ausnahme; der Biskayische Meerbusen stellt hier einen rechten Winkel dar, dessen Schenkel die spanische und die französische Küste sind und in dessen Scheitel Biarritz liegt. Es kann also nur Seewind von einer Seite empfangen, aus N und NW. Biarritz hat daher im Sommer nur 35 pCt. Seewind, 22 pCt. Küstenwind und 39 pCt. Landwind. Allerdings zeigt hier das Meer bei lebhaften W- und NW-Winden und bei Flutbewegung eine gewaltige, das Auge fesselnde, für die Schiffahrt so überaus gefährliche Brandung, welche wohl eine Hauptanziehungskraft für Napoleon III. und die vornehme Gesellschaft Frankreichs noch bis auf den heutigen Tag ausübt, ähnlich wie Sylt in der Nordsee.

Zwischen Arcachon und Brest liegt eine ganze Reihe kleinerer französischer Badeorte, welche von den Franzosen im Sommer als Ferienaufenthalt oder Sommerfrische benutzt werden. 6 grössere Badeorte habe ich in der Liste angeführt. Da sie 45—65 pCt. reinen Seewind und 2—18 pCt. Küstenwind im Sommer haben, gehören sie jedenfalls zu den wirksameren Seebädern, welche ausserdem noch durch das ozeanische Klima unterstützt werden. In mehreren dieser Seebäder befinden sich Seehospize für unbemittelte skrofulöse oder schwächliche Kinder, welche durch Wohltätigkeit unterhalten werden.

Die französische Mittelmeerküste bildet in ihrer grösseren westlichen Hälfte, von Perpignan bis Toulon, einen Halbkreis, die Bucht von Lyon. In dieser empfangen die westlichen Kurorte von Perpignan bis Cette ihren Seewind aus O und SO, die östlichen hingegen in der Gegend von Marseille bis Toulon ihren Seewind aus W und SW. Auch hier herrschen die Westwinde vor. Daher hat *La Ciotat* bei Marseille 51 pCt. Seewind im Sommer, während Leucato und Cette nur 12 pCt. bzw. 22 pCt. haben. Desto grösser ist bei den letzteren die Zahl für Landwind (53 pCt. und 70 pCt.).

Von Toulon aus beginnt die Riviera di Ponente, welche sich an der französischen Küste bis Bordighera und an der italienischen Küste bis Genua erstreckt. Sie verläuft von SW nach NO, hat das Mittelländische Meer im Süden, die Seealpen und ihre Ausläufer im Norden. Wenn man hiernach annehmen wollte, dass die Kurorte an der Riviera gegen nördliche Winde geschützt seien, so erweist sich dies erfahrungsgemäss als ein Irrtum. Die schützende Bergwand ist bald höher, bald niedriger; sie wird von Schluchten und Tälern durchbrochen, welche den andringenden Nordwestwinden Zutritt zur bewohnten Meeresküste gewähren. Nordwinde sind an der französischen Küste von Hyères bis Bordighera nicht nur sehr häufig, sondern auch bisweilen heftig und durch den plötzlichen Temperatur- und Feuchtigkeitswechsel Menschen und Tieren gefährlich. Nach Hann[1]) werden die durch Luftdruckdifferenzen zwischen dem nördlichen Ozean

---

1) Jul. Hann, Handb. d. Klimatologie. III. Bd. 2. Aufl. Stuttgart 1897. S. 46.

und den südlichen Ländern entstehenden nördlichen Luftströmungen zuweilen durch die erhebliche Temperaturdifferenz zwischen den kalten schneebedeckten Alpenländern und dem warmen Mittelmeerbecken bis zu grosser Heftigkeit verstärkt und in der Häufigkeit vermehrt. Diese kalten, trocknen, in heftigen Stössen auf das Meer hinabwehenden Landwinde führen im südlichen Frankreich den Namen „Mistral", an der istrischen und dalmatinischen Küste den Namen „Bora."

Der Mistral tritt besonders im unteren Rhonetal häufig und heftig auf, da die kalte Luft hier einen natürlichen Abzugskanal vorfindet. Man kann im Rhonetal und in der Gegend von Montpellier alle Bäume durch den aus NW wehenden Mistral nach SO gebogen sehen; und in der freien Ebene ist man genötigt, die Gärten durch hohe Wände dicht gepflanzter Zypressen gegen ihn zu schützen. Wenn der Mistral weht, ist der Himmel fast immer blau und wolkenlos, die Luft sehr trocken und von eisiger Kälte. Dazu kommt der durch den Wind und den lebhaften Wagen- bzw. Automobilverkehr stark aufgewirbelte Kalkstaub der mit Kalksteinen gepflasterten Strassen, welcher in dichten Wolken bewohnte Orte und Gärten durchzieht. In Marseille soll der Mistral an 175 Tagen des Jahres — also etwa jeden 2. Tag — wehen (Theobald Fischer).

An der Riviera di Ponente nimmt der Mistral von Westen nach Osten an Häufigkeit und Heftigkeit ab. In Hyères entwickelt er noch seine volle Kraft und Häufigkeit. In Mentone zeigt er bereits eine deutliche Abschwächung, ist aber immer noch für die Kurgäste peinlich. In San Remo ist vom Mistral kaum mehr die Rede. Einzelne starke Stösse werden im November, im Februar und März gespürt. Doch zeigt er sich nie mehr in seiner ursprünglichen Kälte und Trockenheit, wiewohl sein Einfluss auf Psychrometer und Barometer noch unverkennbar ist [H. Reimer][1].

Nach den Beobachtungen der meteorologischen Mittelmeerstationen des „Bureau central météorologique de France" beträgt die Häufigkeit des NW-Windes (Mistral) im Durchschnitt der letzten Jahrzehnte in Narbonne am Golf du Lion im Sommer 57 pCt., in Cette 39 pCt., in Marseille als NW- und W-Wind 50 pCt., in Nizza als N-Wind 21 pCt. Ueber die östliche italienische Riviera von Genua bis Viareggio fehlen mir zuverlässige meteorologisch-statistische Angaben.

Nach Reimer's persönlichen Erfahrungen soll die Riviera di Levante, ebenso wie der italienische Teil der westlichen Riviera di Ponente, durch die ligurischen Alpen, den Apennin und

---

1) H. Reimer, Klimatische Winterkurorte. 3. Aufl. Berlin 1881. S. 229, 279 u. 300.

einige minder hohe Gebirgszüge vor kühlen nordöstlichen Winden vollkommen geschützt sein und durch häufige Niederschläge einer durchweg mittelfeuchten Luft sich erfreuen. Da die Luftwärme hier auch
durchschnittlich höher ist als sonst unter gleichen Breitengraden, so
gleicht diese italienische Riviera einem grossen Treibhause und entwickelt eine Vegetation von unvergleichlicher Pracht und Grossartigkeit.
Rechnet man hierzu die herrliche Lage der meisten Kurorte der Rivieren
am Gestade des blauen Meeres, im Hintergrunde umrahmt von pracht-
vollen Gärten und Felsengruppen, so begreift man die unwiderstehliche
Anziehungskraft, welche alljährlich viele Tausende von Erholung-
suchenden und auch Leidenden aus allen zivilisierten Nationen an die
Mittelmeergestade der französischen und italienischen Riviera hinzieht.

Für Kranke dürfte folgende Charakteristik der beiden Rivieren
zur Richtschnur dienen: Die West-Riviera di Ponente, von Hyères
bis zu Bordighera, gehört dem trocknen, warmen See- und Küstenklima H. Weber's an. Das Klima ist ausgezeichnet durch hohe Sommer-
und Wintertemperatur, durch klaren Himmel und viel Sonnenschein, und
hat daher einen belebenden und erheiternden Charakter. Nachteilig sind die grossen Temperaturdifferenzen beim Uebergang vom
Schatten in die Sonne, der plötzliche Temperaturwechsel bei Sonnenuntergang, der Staub und die bisweilen heftigen Winde. Das Klima
ist indiziert bei geistig Ueberarbeiteten, bei Anämischen, bei chronischem Bronchialkatarrh mit reichlicher Sekretion und bei Kranken
mit primärer Lungentuberkulose. Kontraindiziert ist das Klima
bei Personen mit leichter Erregbarkeit des Gemüts und des Nervensystems, bei trocknen Kehlkopf- und Bronchialkatarrhen und bei vorgeschrittener Lungentuberkulose.

Die Ost-Riviera di Levante, welche 15 km westlich von Genua
bei Voltri beginnt und an der Westküste des Ligurischen Meeres bis
Pisa reicht, gehört mit ihren nicht minder zahlreichen, in neuerer Zeit
mit Recht bevorzugten Seekurorten dem wärmeren Seeklima mit
mittlerer Feuchtigkeit an. Die Kurorte haben eine höhere Luftwärme als ihrem Breitengrade entspricht, verhältnismässig geringe
Temperaturschwankungen und einen fast regenlosen Sommer, dagegen
meist ausgiebigen Herbstregen. Die relative Feuchtigkeit, welche je
nach der Witterung und der Windrichtung häufigen Schwankungen
unterworfen ist, hält sich im allgemeinen auf mittlerer Höhe. Die
mittelfeuchte warme Luft erhält die äussere Haut weich und geschmeidig, die Schleimhaut der Atmungsorgane durch Flüssigbleiben
des Sekrets schlüpfrig. Auf die Hautempfindung und das Allgemeingefühl wirkt ein solches Klima beruhigend, reizmildernd ein.

Chronische Katarrhe des Larynx und der Trachea verlaufen
hier günstiger als an der französischen Riviera, da die Expektoration
erleichtert wird. Auch Kranke mit Lungentuberkulose werden sich
an der italienischen Riviera im milden Klima und schöner Umgebung
ungleich besser befinden als in Cannes und Mentone. Weiterhin haben
hier H. Weber, Williams u. a. auch bei Lungenemphysem, chronischem Rheumatismus und Gicht, bei chronischer Nephritis und namentlich bei skrofulösen Drüsen- und Knochenerkrankungen der Kinder
günstige Erfolge gesehen.

Ganz ähnliche klimatische Verhältnisse wie die Riviera di Levante
zeigen Venedig-Lido und die Küstenbäder an der Bucht Quarnero
des Adriatischen Meeres Abbazia, Lovrana und die Insel Lussin.
Ich besitze nur genauere Angaben über Abbazia, wo Tripold[1])
20 Jahre hindurch sorgfältige meteorologische Beobachtungen ausgeführt und veröffentlicht hat. Für unsere Darstellung entnehme ich
daraus folgendes: Abbazia hat eine sehr windgeschützte Lage am
Quarnero. Gegen rauhe N- und O-Winde ist es durch den 1396 m
hohen Monte Maggiore geschützt. Ausserdem gewähren reiche Lorbeer-
waldungen auch an Boratagen absoluten Windschutz. In dem mittel-
feuchtwarmen Klima Abbazias gedeiht eine subtropische Vegetation:
in den Wintermonaten die Dattelpalme, die Kokospalme, der Bambus,
die Kamelie u. a. Die kalte und trockne Bora (NO) weht am häufigsten in den Wintermonaten Januar, Februar und März; der feucht-
warme, oft regenbringende Scirocco (SO) dagegen im Oktober, November, Dezember und Januar. Es wehte

	die Bora	der Scirocco
im Winter . . .	21,2 mal,	8,3 mal,
„ Frühjahr . .	8,3 „	7,3 „
„ Sommer . .	10,7 „	5,3 „
„ Herbst . . .	18,4 „	12,8 „

Die Windstärke war eine vorwiegend mässige, in der Geschwindigkeit von 2—6 m in der Sekunde sich haltend. Stürmische Winde
von über 10 m Geschwindigkeit wurden in Abbazia innerhalb 20 Jahren
kaum 40 mal beobachtet.

Als ein Symptom des ausgiebigen Windschutzes ist die auffallend
grosse Zahl der windstillen Tage in Abbazia zu betrachten.
Tripold gibt auf Grund dreimal täglicher Notierungen innerhalb
20 Jahren folgende monatlichen Durchschnittszahlen an:

---

1) Fr. Tripold, Das Klima von Abbazia. Festschrift f. Jul. Glax z. s. 60. Geburtstage. Abbazia 1906. S. 1. — Von Herrn Prof. Dr. Glax mir gütigst zur Verfügung gestellt.

Zahl der windstillen Tage.

Januar	Februar	März	April	Mai	Juni	Juli	August	Septbr.	Oktober	Novbr.	Dezbr.	In 1 Jahre
22	20	23	22	25	25	25	26	24	22	22	23	278

Also von den 365 Tagen des Jahres sind 278 = 76 pCt. windstill und 87 Tage = 24 pCt. Windtage. Als Windtage wurden auch diejenigen Tage gerechnet, an welchen nur zu einer der 3 Beobachtungszeiten Wind, zu den beiden andern Zeiten Windstille war.

Abbazia hat aus S reinen Seewind, aus SO und O Küstenwind und aus SW, W, NW, N und NO Landwinde. Eine prozentische Berechnung der einzelnen Kategorien nach den von Tripold angegebenen Zahlen für die einzelnen Windrichtungen ergibt für Seewind und Küstenwind nur sehr kleine Zahlen. Der Prospekt des Bades Abbazia betont daher mit Recht (S. 15), dass die physiologische Wirkung des Seebades hauptsächlich in dem Klima, im Wasserbade und in der kräftigen Besonnung zu suchen sei.

B. Die Windstärke.

In Anbetracht der von Hellmann u. A. erhobenen Bedenken über die Vergleichbarkeit der Angaben von Anemometern, deren Aufstellung und Höhe über dem Erdboden nicht die gleiche ist, erscheint es vorteilhafter, nur die an den weitaus meisten meteorologischen Stationen üblichen Schätzungen der Windstärke zu benutzen, welche von geübten Beobachtern ausgeführt für klimatische Zwecke eine ausreichende Genauigkeit geben.

Diesen Schätzungen wurde bisher folgende Landskala zu Grunde gelegt:

Grade 0—6	Bezeichnung der Windstärke	Geschwindigkeit Meter i. d. Sek.	Sichtbare Wirkungen des Windes
0	Stille	0—0,5	Der Rauch steigt gerade empor.
1	Schwach	0,5—4	Für das Hautgefühl bemerkbar. Bewegt einen Wimpel.
2	Mässig	4—7	Streckt einen Wimpel. Bewegt die Blätter der Bäume.
3	Frisch	7—11	Bewegt die Zweige der Bäume.
4	Stark	11—17	Bewegt grosse Zweige und schwächere Stämme.
5	Sturm	17—28	Bewegt die ganzen Bäume.
6	Orkan	über 28	Hat zerstörende Wirkungen.

Diese praktisch sehr brauchbare und einfache Landskala wird leider bei wissenschaftlichen Feststellungen nur wenig benutzt. Viele ziehen die umständliche zwölfteilige Skala von Beaufort vor, welche ohne Anwendung von Anemometern, jedenfalls für einfache Schätzungen der Windstärke kaum zu gebrauchen ist. Die Skala gibt die Windgeschwindigkeit für seemännische Zwecke in Seemeilen pro Stunde an. Ich habe diese Skala, um sie mit der Landskala vergleichen zu können, auch auf Meter in der Sekunde umgerechnet.

Seeskala nach Beaufort.

Stärkegrade	Geschwindigkeit		Geschwindigkeit und Segelführung eines Schiffes
	Seemeilen in 1 Stunde	Meter in 1 Sekunde	
0	2	1,1	Keine Fahrt.
1	7	3,6	Das Schiff steuert.
2	11	5,7	Das Schiff läuft 1—2 Knoten.
3	16	8,2	Das Schiff läuft 2—4 Knoten.
4	20	10,2	Das Schiff läuft 4—6 Knoten.
5	25	12,9	Oberbramsegel.
6	29	15,0	Einfach gereffte Marssegel und Bramsegel.
7	35	18,0	Doppelt gereffte Marssegel.
8	42	21,7	Dreifach gereffte Marssegel.
9	49	25,2	Dicht gereffte Marssegel.
10	57	29,4	Dicht gereffte Grossegel.
11	66	34,0	Sturmstagsegel.
12	79	46,0	Kein Segel kann geführt werden.

Ob die Bezeichnung der Windgeschwindigkeit nach dieser Skala wirklich einen Fortschritt oder eine zweckmässige Vereinfachung oder auch eine grössere Genauigkeit bedeutet, davon habe ich mich bis jetzt nicht überzeugen können.

R. Assmann unterscheidet in seinem neuesten Werke: „Die Winde in Deutschland" (1910) sogar nur 4 Stufen der Windgeschwindigkeit, was für praktische Zwecke vollständig genügt, nämlich

Schwache Winde mit 0,5—5 m Geschwindigkeit i. d. Sekunde,
Frische   „   „   5 —10 m   „   „   „
Starke   „   „ 10 —15 m   „   „   „
Stürmische „   „ über 15 m   „   „   „

und gibt für den Sommer (Juni bis August) im Durchschnitt der 20 Jahre (1886—1905) folgende Prozentzahlen der Häufigkeit an:

Station	Seehöhe m	Schwach 0,5—7 m	Frisch 5—10 m	Stark 10—15 m	Stürmisch über 15 m
Nordsee.					
Borkum	4	65,7	25,6	7,4	1,3
Helgoland	39	68,5	26,1	5,1	0,3
Keitum	9	72,9	22,4	4,5	0,2
Ostsee.					
Kiel	47	79,2	17,7	3,0	0,1
Wustrow	7	61,3	32,5	6,1	0,1
Rügenwaldermünde	4	70,8	20,9	6,8	1,5
Hela	5	58,9	24,2	11,0	5,9
Memel	4	72,8	22,4	4,4	0,4

In den Nordseebädern überwiegen in der Sommersaison die schwachen Winde beträchtlich; sie herrschen durchschnittlich an etwa $^2/_3$ der Tage (69 pCt.) und steigern sich an $^1/_4$ der Tage bis zu frischen Winden (25 pCt.). Verhältnismässig selten (6 pCt) treten an der Nordsee starke und stürmische Winde auf.

Die Ostseeküste zeigt dagegen an einzelnen Abschnitten grosse Verschiedenheiten. So sind in Wustrow und Hela (Danziger Bucht) die frischen und starken Winde auffallend häufig (38,6 bzw. 35,2 pCt.); Hela hat sogar an 6 Tagen im Sommer stürmische Winde. Die schwächsten Winde zeigt Kiel (fast 80 pCt.), wo der Wind nur an 20,8 pCt. Tagen stärkere Grade annimmt. Rügenwaldermünde und Memel haben die gleichen Windstärkeverhältnisse wie die Nordseebäder.

Eine besondere Beachtung verdienen die Stürme an den deutschen Küsten, welche L. Grossmann[1]) neuerdings untersucht hat. Als Anhalt dienten ihm die Aufzeichnungen der zahlreichen Sturmwarnungsstellen an den deutschen Küsten. Die Zusammenstellung ergab, dass die pommerisch-preussische Ostseeküste bis zur Danziger Bucht die zahlreichsten und schwersten Stürme hat, während an der Nordsee die starken Stürme erheblich zurücktreten.

Teilt man die Stürme ihrer Stärke nach in 3 Gruppen, so ergibt sich folgende Uebersicht:

Verteilung der Stürme in Prozenten.

Küstenstrich	Schwache	Mässig starke	Starke
Deutsche Nordseeküste	51	45	4
Ostseeküste von Apenrade bis Warnemünde	39	54	7
„ von Darsser Ort über Rügen bis Greifswalder Bodden	24	65	11
„ von Ahlbeck bis Leba	13	75	13
„ von Rixhöft bis Memel	49	40	11

1) Veröffentl. d. Zentralstelle f. Balneol. 1911. H. 3. S. 9.

Der Jahreszeit nach fallen die zahlreichsten Stürme an der Nordsee in den Monat Januar bzw. das Wintervierteljahr und zwar aus südwestlicher Richtung; im Frühjahr und namentlich im Sommer prävalieren die nordwestlichen Winde, welche im Herbst wieder nach SW übergehen. In der Ostsee fällt die grösste Sturmhäufigkeit im östlichen Teil (Kolberg bis Memel) in die Monate Oktober, November und Dezember; im westlichen Teil sind die Stürme im Winter fünf- bis achtmal häufiger als im Sommer, aber überhaupt seltener als im östlichen Teil.

Von anderen Meeren fehlen mir Angaben über die Windstärke und die Häufigkeit der Stürme. Dass der Mistral bisweilen so heftig ist, dass Bäume in ihrer Richtung dauernd verändert werden, wurde bereits erwähnt. Auch soll der Scirocco auf dem Mittelländischen Meere häufig die Ursache von Wellenbewegung des Wassers werden. Zahlenangaben über Windstärke und Sturmhäufigkeit auf dem Ozean und dem Mittelländischen Meer waren mir nicht zugänglich.

Kapitel V.

Die physiologische Wirkung des Seewindes.

Jeder Kurgast, welcher im Sommer aus der Stadt an die See kommt, empfindet zuerst, dass die Luft kühler und bewegter ist. Sehr auffällig ist diese Veränderung beim Besuch der Nordseeinseln, wobei gleich anfangs eine $^1/_2$—1 stündige Fahrt zur See nach der Insel zurückgelegt werden muss und alle Passagiere ihre Kälteempfindung während der Fahrt durch Schliessen der Kleidung, Anziehen der Paletots und Mäntel und Einhüllen in Decken dokumentieren.

Die Wirkung des Seewindes auf den menschlichen Körper ist eine dreifache, nämlich:

    A. eine den Körper und die Kleidung mechanisch durchlüftende,

    B. eine die Hautatmung (Perspiration) steigernde,

    C. eine wärmeentziehende.

A. Die Durchlüftung des Körpers an der See ist in der Tat eine beträchtliche. Sie ist um so grösser, je stärker der Wind und je poröser die Kleidung ist. Der Seewind hat in den Sommermonaten durchschnittlich eine Geschwindigkeit von 5—8 m in der Sekunde, imponiert also dem Hautgefühl als frischer Wind. Er entführt der

Kleidung und den Kopfhaaren nicht nur Staub und Keime (vgl. S. 66), sondern er beschleunigt auch die Entfernung der gasförmigen Ausscheidungen, welche teils durch die Hautatmung (CO_2), teils durch die Sekrete der Haut (Wasser, flüchtige Fettsäuren) geliefert werden.

Ueber den Einfluss des Windes auf die Kohlensäureausscheidung der Kleider hat Rubner[1]) Versuche angestellt mit folgendem Ergebnis:

Die Luft im Freien enthielt . . . . 0,456 pCt. CO_2

die Kleiderluft in ruhiger Aussenluft . . . 0,768 „ „

„ „ bei Wind von 0,28 m i. d. Sek. ·0,720 „ „

„ „ „ „ „ 0,66 m „ „ 0,624 „ „

„ „ „ „ „ 1,31 m „ „ 0,560 „ „

Also Wind von nur $1^1/_2$ m Geschwindigkeit hatte den Kohlensäuregehalt der Kleiderluft dem der äusseren Luft fast gleichgemacht. In der Seeluft von 5—8 m Geschwindigkeit erfolgt die Beseitigung der Hautausdünstungen noch erheblich schneller.

B. Die Hautatmung bildet eine Funktion der menschlichen Haut, welche ergänzend und vikariierend die Lungenatmung unterstützt und von deren Integrität das Wohlbefinden des Menschen, ja das Fortleben des Organismus abhängig sich erweist. Einschränken der Hautatmung, z. B. durch Ueberfirnissen eines Teils der Haut, hat Unbehagen und Sinken der Körperwärme zur Folge (Cl. Bernard). Bei warmblütigen Tieren bewirkt vollständige Unterdrückung der Hautatmung durch Ueberfirnissen Dyspnoe, Zyanose, Sinken der Körpertemperatur und baldigen Tod unter Erstickungskrämpfen. Beim Menschen ist schon die blosse Behinderung der Hautatmung durch das Tragen impermeabler Kleidungsstücke (Gummiröcke, Lederanzüge) auf die Dauer unerträglich und erzeugt Beklemmung, Atemnot, Hitzegefühl in der Haut und Schweissausbruch, sofern nicht heftige Bewegung des Körpers in der Luft (Automobilchauffeure, Luftfahrer) und Oeffnen der Kleidung eine genügende Ventilation der Haut ermöglicht. Aus demselben Grunde sind luftdurchlässige, bequem sitzende Kleidungsstücke im Tragen am angenehmsten.

Dass die Haut Kohlensäure (CO_2) ausscheidet, ist schon lange bekannt. Nur wird die Grösse der CO_2-Ausatmung verschieden angegeben. Aubert und Lange, Reinhard, Fubini und Ronchi fanden in 24 Stunden 2—6 g, Aebernethy und Röhrig etwa 14 g und Scharling 8—10 g. Nach Schierbeck[2]), welcher unter der

---

1) Klimatotherapie, im Handb. d. physik. Ther. v. Goldscheider u. Jacob. Leipzig 1901. Bd. 1. T. 1. S. 47.
2) Archiv f. Hyg. 1893. Bd. 16. S. 203.

Leitung Rubner's arbeitete, beträgt die tägliche Abgabe von CO_2 durch die Haut bei 29—30° C. und ruhigem Verhalten 8 g in 24 Stunden, bei eintretender Muskeltätigkeit erheblich mehr. Auch bei höherer Luftwärme steigt sie, und zwar bei 33° C. auf 20 g CO_2 (gleichzeitig Schweissabsonderung), bei 38,4° C. sogar 27,5 g CO_2. Alles, was den Blutgehalt der Hautkapillaren erhöht, steigert die CO_2-Ausscheidung und wahrscheinlich auch die O_2-Aufnahme; so die Verdauungstätigkeit, Hautreize und Behinderung der Lungenatmung (Röhrig).

Vermehrter Blutgehalt der Haut erhöht auch die Zahl der roten Blutkörper in der Haut und ermöglicht dadurch die O_2-Aufnahme. Nach Landois[1] ist eine solche durch die Haut tatsächlich nachgewiesen worden und zwar in Mengen, welche dem Volumen der ausgeatmeten Kohlensäure gleich sind (Regnault und Reiset) oder etwas weniger. Im Durchschnitt soll die CO_2-Ausscheidung $= \frac{1}{110}$, die O_2-Aufnahme $= \frac{1}{90}$ der Lungenatmung betragen, also in 24 Stunden etwa 8,1 g CO_2 und 8,3 g O_2. Ist diese Menge auch gering, so lässt sich doch annehmen, dass der Gaswechsel der Haut unter Umständen erhöht ist. Für die CO_2-Ausscheidung hat Röhrig einige befördernde Einflüsse mitgeteilt. Für die Sauerstoffaufnahme fehlt uns noch die Kenntnis begünstigender Momente. Als wahrscheinlich kann man es betrachten, dass Vermehrung der Blutzufuhr zur Haut, Störungen der Lungenatmung, hoher Luftdruck an der See und Winddruck die O_2-Aufnahme durch die Haut begünstigen.

So erkläre ich mir wenigstens die von mir schon im August 1887 nachgewiesene Erleichterung der Lungenatmung beim Aufenthalt am Nordseestrande bei mässigem bis frischem Seewinde[2]. In bequemer Lage am Strande von Wyk und Sylt beobachtete ich durchschnittlich 7 bis 8 Atemzüge in der Minute; durch willkürliche Vertiefung der Atemzüge verringerte sich die Atemfrequenz auf $4\frac{1}{2}$ Atemzüge, ohne dabei auch nur die geringste Atemnot oder Belästigung zu empfinden. Auch Zuntz hatte, wie er angibt, bei Bootfahrten auf der Ostsee und auf der Seereise über den Ozean das Gefühl der Erleichterung der Atmung.

Diese auffallende Erleichterung, welche ich teils auf die Staubfreiheit und Dichtigkeit der Seeluft, teils aber auf eine gesteigerte Funktion der Hautatmung zurückführe, veranlasste mich schon damals, den Gebrauch der Luftkur an der See besonders beim Asthma

---

1) L. Landois, Lehrb. d. Physiol. d. Menschen. 11. Aufl. 1905. S. 240.
2) A. Hiller, Die Wirkungsweise der Seebäder. 2. Aufl. Berlin 1890. S. 44.

zu empfehlen, „sei es, dass es die Folge von Lungenemphysem
oder von gestörtem Lungenblutlauf bei Herzfehlern und Arteriosklerose ist, oder dass es sich um nervöses, in Anfällen auftretendes
Asthma bronchiale oder cardiacum handelt". Noch heute gilt,
was ich damals (1890) bereits aussprach: „Nicht immer Heilung wird
hier die Seeluftkur bringen, wohl aber für die Dauer des Aufenthalts
(an der Nordsee) wesentliche Erleichterung der oft qualvollen Beschwerden und Milderung bzw. Verminderung der Anfälle. Auch halte
ich eine Heilung des nervösen Asthma bronchiale durch längere Einwirkung der chemisch reinen Seeluft für möglich".

Die Erfahrungen von Nicolas und anderen Badeärzten der Nordsee haben mir hierin vollkommen beigestimmt.

C. Die Wärmeentziehung. Sie stellt den mächtigsten Ein-
griff in die Funktionen des menschlichen Körpers dar, welcher weniger
durch seine Intensität als durch die Dauer der Einwirkung während
eines vierwöchigen Aufenthalts nachhaltige Veränderungen im Körper
herbeizuführen im Stande ist. Die Wärmeentziehung ist um so stärker,
je niedriger die Temperatur und je lebhafter die Luftbewegung ist.
Leider ist die Luftbewegung nicht, wie es für Kurgäste wünschenswert ist, abstufbar. Allein gegen zu starke Windwirkung kann der
Kurgast sich schützen durch ausgiebigen Gebrauch von Strandkörben
oder durch Aufenthalt in geschützten Hallen und hinter den Dünen
oder an der Ostsee im nahen Walde.

Ein Hauptvorzug des Seewindes vor dem Landwinde besteht aber
darin, dass der Seewind wegen Mangels jeglichen Hindernisses auf dem
Meere mit grosser Gleichmässigkeit und Stetigkeit weht, so
dass die Haut des Kurgastes sich schon nach wenigen Tagen daran
gewöhnt. Der Landwind weht stossweise, mit kurzen Pausen, und wird
daher vom Spaziergänger stets unangenehm empfunden.

Um über die Grösse der Wärmeentziehung durch bewegte
Luft eine Vorstellung zu gewinnen, habe ich bereits im Jahre 1885
eine Reihe von Versuchen angestellt[1]). Es wurde eine 1,43 Liter
fassende Glasflasche von 808 qcm Oberfläche mit warmem Wasser
gefüllt und der Kautschukstopfen von einem Thermometer durchbohrt,
dessen Quecksilberkugel bis in die Mitte des Wassers hinabreichte
und dessen Skala oberhalb des Stopfens in der Breite von 35 ⁰ aufwärts sichtbar war. Die Flasche wurde freischwebend im Zimmer an
einem Kronleuchterhaken aufgehängt. Mittels einer der Flasche gegenüber aufgestellten Handwindmühle mit 8 Schaufeln von je 42 × 25 cm
Fläche, welche nach dem lauten Takte eines Mälzlschen Zeitmessers

---

1) Deutsche militärärztl. Zeitschr. 1885. Heft 7 u. 8.

mit der Hand gedreht wurde, konnte künstlich Wind von messbarer Geschwindigkeit erzeugt werden. Das Wasser dieser Glasflasche kühlte ab von 44° bis auf 36° bei einer Luftwärme von 17° C.

bei Windstille (Zimmerluft) in 57 Min.,

bei Wind von 4 m Geschwindigkeit in 15 Min., also annähernd um das Vierfache an Zeit.

Da nun die Kleidung des Menschen die Wärmeabgabe des Körpers wesentlich beeinträchtigt, so wurde dieselbe dadurch nachgeahmt, dass die Flasche mit Hemdenleinewand (Baumwolle) und dichtem wollenem Tuchstoff umhüllt wurde. Die Stoffe wurden nicht, wie es in ähnlichen Versuchen geschah, trikotartig dicht um das Gefäss gelegt, sondern sie wurden, wie es bei dem natürlichen Sitz der Kleiderschichten der Fall ist, oben am Halse und unterhalb der Flasche so locker und faltig zusammengeschnürt, dass die Luft in der Bekleidung frei zirkulieren konnte. Unter diesen Bedingungen kühlte das Gefäss von 44° bis auf 36° ab

bei Windstille in 134 Min. (2 Std. 14 Min.),

bei Wind von 4 m Geschwindigkeit in 75 Min. (1 Std. 15 Min.).

Diese Versuche zeigen, dass ein mässiger Wind von nur 4 m Geschwindigkeit die Wärmeentziehung des bekleideten Körpers um nahezu das Doppelte beschleunigt.

Die Wärmeentziehung von der Haut erfolgt bekanntlich durch a) Leitung und Strahlung und b) durch Wasserverdunstung. In welcher Weise diese beiden Arten der Wärmeabgabe durch den Wind bei verschiedener Temperatur beeinflusst werden, hat M. Rubner[1]) durch exakte Versuche an leichtbekleideten erwachsenen Menschen im Respirationsapparat kalorimetrisch festgestellt.

In allen Temperaturlagen liess der Wind eine mehr oder minder hervortretende Abkühlung empfinden, die sich bis zum intensiven Frostgefühl steigern kann. Ein Wind von 1 m Geschwindigkeit pro Sekunde hat bereits eine sehr bedeutende, dem stärkeren Winde völlig analoge Rückwirkung auf den Stoffwechsel und die Wasserverdunstung. Ein Wind von 8 m Geschwindigkeit bei 16—18° C — wie er an der Nordsee und einigen Punkten der Ostseeküste im Sommer gewöhnlich herrscht — vermehrt namentlich den Wärmeverlust durch Leitung stark und regt die gesamte Wärmeproduktion sehr erheblich an; er erhöht die Atmungsgrösse sowie die CO_2-Ausscheidung und den Sauerstoffverbrauch.

---

1) Archiv f. Hygiene. Bd. 25. S. 262. — Handbuch d. physikal. Therapie. Leipzig 1901. Bd. 1, Teil 1. S. 46.

„Der Indifferenzpunkt geringsten stofflichen Einflusses liegt bei 34° C, darüber hinaus folgt wieder eine bescheidene Anregung des Stoffwechsels mit gewaltiger Wasserverdunstung“ (Rubner).

Ein warmer Wind von 34°, welcher weder Kälte- noch Wärmeempfindung erzeugt, beeinflusst die Atmung sowie die CO_2-Ausscheidung und die O_2-Aufnahme gar nicht und setzt die Wasserdampfabgabe bedeutend herab [H. Wolpert[1])].

Diese Ergebnisse erklären die bekannte Tatsache, dass der Seewind in den wärmeren Kurorten der südlichen Meere erfahrungsgemäss nicht die intensive Einwirkung auf den Stoffwechsel und die Wärmeproduktion des Körpers hat, welche wir von dem kühleren und bewegteren Seewind der Nordsee und Ostsee regelmässig beobachten.

Rubner hat die Grösse der Wärmeentziehung in Kalorien im Respirationsapparat bei verschiedener Temperatnr, bei ruhender Luft und bei künstlich erzeugtem gleichmässigem Wind von 8 m Geschwindigkeit in nebenstehender Kurve übersichtlich dargestellt.

Diese Kurve lässt erkennen, dass bei einer Luftwärme von 16° bis 18° C, wie sie in der Kursaison der Nordseeinseln und der meisten Ostseebäder gewöhnlich herrscht, ein Wind von 8 m Geschwindigkeit die stärkste wärmeentziehende Wirkung auf den leichtbekleideten Körper entfaltet, und zwar sowohl durch Leitung und Strahlung, als auch durch Wasserverdunstung. Mit höherer Luftwärme nimmt die Wärmeabgabe kontinuierlich ab, und zwar diejenige durch Leitung und Strahlung schneller als die Wasserverdunstung, welche bei Temperaturen über 35° fast allein noch und dann in gesteigertem Masse tätig ist. Der Wind von 8 m Geschwindigkeit erhöht die Wärmeabgabe des bekleideten Körpers bei 16° bis 18° C um durchschnittlich 20 Kalorien.

Um den Abkühlungseffekt der atmosphärischen Luft bei jeder Witterungslage schnell feststellen zu können, hat neuerdings Frankenhäuser[2]) ein Messinstrument „Homöotherm“ angegeben. Ein Kupferblechzylinder wird mit 100 ccm warmen Wassers von 35° C gefüllt; ein in das Wasser tauchendes Thermometer zeigt die Temperaturabnahme an. Jeder Grad der Temperaturskala entspricht einer Grammkalorie Wärmeverlust. Der Zylinder kann auch bekleidet werden mit einer doppelten Lage Baumwollentrikots.

Ob mit derartigen Bestimmungen irgend etwas für die Gesunderhaltung des Menschen gewonnen wird, erscheint mir sehr fraglich.

---

1) Wolpert, Ueber den Einfluss des Windes auf die Atmungsgrösse des Menschen. Archiv. f. Hygiene. Bd. 43. S. 28.
2) Zeitschr. f. Balneologie. 4. Jahrg. 1911. S. 439.

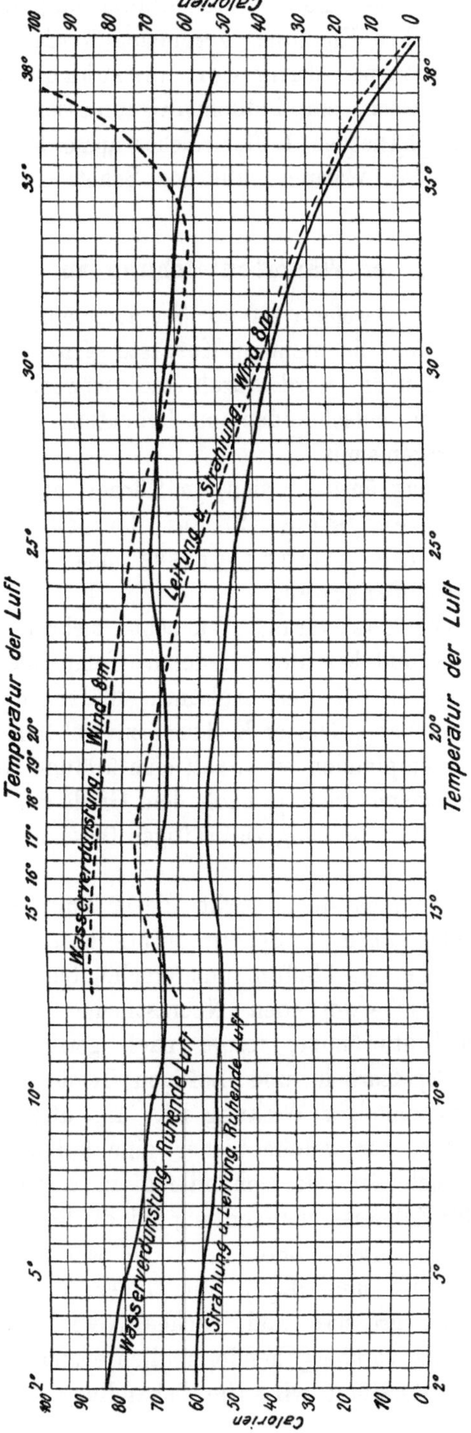

Kurve der Wärmeabgabe in ruhender Luft und bei Wind von 8 m Geschwindigkeit.
Temperatur der Luft
Temperatur der Luft
Calorien
Calorien
Wasserverdunstung. Wind 8m
Wasserverdunstung. Ruhende Luft
Leitung u. Strahlung. Wind 8m
Strahlung u. Leitung. Ruhende Luft

Abgesehen davon, dass die Art der Umkleidung des Apparates kaum mit der menschlichen Kleidung verglichen werden kann, bildet doch die Temperaturempfindung der menschlichen Haut den besten natürlichen und äusserst empfindlichen Gradmesser für den Abkühlungseffekt der atmosphärischen Luft, welcher ausserdem durch augenblickliche Reaktion der Wärmeregulierung Schutz gegen die Abkühlung eintreten lässt.

Wirkung der Wärmeentziehung auf den Körper.

Diese Wirkung, welche an der See nach eingetretener Gewöhnung unmerklich und für die meisten Kurgäste ganz allmählich und unbewusst sich vollzieht, wird durch die vierwöchige Dauer des Aufenthalts zu einer einschneidenden Bedeutung für wichtige Lebensvorgänge des Organismus.

Diese Wirkung äussert sich im Körper nach 4 Richtungen hin: 1. auf das Nervensystem, 2. auf die Wärmeregulierung der Haut, 3. auf die Atmungsgrösse und 4. auf die Wärmeerzeugung des Menschen.

1. Das Nervensystem. Wie schon mehrfach angedeutet wurde, erzeugt der Seewind bei der niederen Temperatur der Nord- und Ostseebäder, zumal bei der Ankunft, Kälteempfindung in den sensiblen Hautnerven. Dieser Kältereiz, welcher von dem Menschen als unangenehm empfunden wird, ruft eine kräftige Reaktion im Muskelsystem hervor, welche sich je nach dem Grade der Reizung als Gänsehaut, Frostzittern und Neigung zu kräftigen Bewegungen der Gliedmassen äussert.

Auf das Nervensystem wirkt dieser Kältereiz, zumal bei andauerndem Aufenthalt in der Seeluft erfrischend und stimulierend, was namentlich bei erschlafften und erschöpften Nerven, z. B. bei der angeborenen oder erworbenen Neurasthenie, dieser Volkskrankheit der modernen Kulturländer, ferner nach geistiger Ueberanstrengung, angestrengter Berufsarbeit und heftigen Gemütsbewegungen, von erfahrungsgemäss günstiger Wirkung ist. Im allgemeinen werden sich alle Nervenleiden, für welche bisher eine Kaltwasserbehandlung angezeigt war, auch für die Behandlung in kühler, bewegter Seeluft eignen; vor der Kaltwasserbehandlung hat die Behandlung an der Nord- und Ostsee den grossen Vorzug, dass sie viel milder und schonender für den Körper ist und durch die Dauer der Einwirkung, täglich mehrere Stunden, grössere und nachhaltigere Erfolge erzielen kann, als eine nur kurz vorübergehende, täglich einmalige Kaltwasser-Applikation. Sehr unterstützt wird die Behandlung der genannten Nerven-

krankheiten an der See durch die gleichzeitige Einwirkung der Seeluft auf die Atmung, die Blutbildung und den Stoffwechsel, welche
günstige Bedingungen für die Restauration der erschöpften Nerven
darbieten. Nicht zu unterschätzen ist auch die psychische Wirkung
des Seeaufenthalts, welche der Anblick des unendlichen, majestätischen,
bald ruhigen oder leicht gekräuselten, bald wild erregten und zornig
schäumenden Meeres oder der landschaftliche Reiz der Vereinigung
von See und Wald für das Gemüt gewährt.

Die Stärke des Kältereizes ist abhängig von der Lufttemperatur und der Stärke des Windes. Je kühler und je heftiger
der Wind ist, desto stärker der Kältereiz. In der Nordsee überwiegen während der Sommersaison (vgl. Tab. 12) die schwachen Winde
von 0,5 bis 5 m Geschwindigkeit in der Sekunde an durchschnittlich
69 pCt. Tagen, die frischen Winde von 5—10 m in der Sekunde an
25 pCt. der Tage, bei einer durchschnittlichen Luftwärme von 16—19⁰.
Ganz ähnlich verhält sich die Ostsee mit 66 pCt. schwachen Winden
und 25 pCt. frischen Winden von 17—19,6⁰ Luftwärme. Der Kältereiz ist daher in den Kurorten dieser deutschen Meere für gewöhnlich
ein mässiger, und nur zeitweise, bei frischem Wind und kühlerer Luft,
gesteigerter. Der grosse Vorzug des Seewindes aber ist die grosse
Gleichmässigkeit und Stetigkeit dieser Einwirkung, so dass bei täglich
wiederholter mehrstündiger Dauer derselben, zumal in zweckmässiger
Kleidung, sehr bald Gewöhnung an den Kältereiz eintritt. In der
Regel schon nach 8 Tagen ist man bei kurgemässem Verhalten imstande, in einfacher Kleidung (ohne Ueberzieher) einen frischen Seewind am Strande ¹/₂ bis 1 Stunde lang auszuhalten ohne unangenehme
Kälteempfindung und Kältereaktion.

Diese Gewöhnung an den Kältereiz nennt man Abhärtung.
Eine alte Erfahrung lehrt, dass der Körper durch mehrwöchigen Aufenthalt an der See abgehärtet, d. h. gegen Temperaturwechsel, Zugluft
und Erkältungsgefahr unempfindlich wird. Mit dem Ausbleiben der
Kälteempfindung bleibt natürlich auch die Kältereaktion aus.

Diese Abhärtung an der See betrifft nicht nur die Haut des
Menschen, sondern auch die Schleimhaut der Respirationsorgane. Personen, welche leicht an Schnupfen, Rachen- und Luft-
röhrenkatarrh erkranken und gegen Zugluft und Erkältungsgefahr
ausserordentlich empfindlich sind, werden durch die täglich mehrstündige Einatmung des gleichmässigen kühlen Seewindes anfangs zwar
zu stärkerer Absonderung genötigt, aber mit Zunehmen der Reinigung
gleichzeitig an den Kältereiz der Luft gewöhnt, so dass sie nach
Rückkehr in die Heimat für längere Zeit von Erkältungskatarrhen

freibleiben. Ich verweise zum Belege hierfür auf die S. 55 mitgeteilte, an mir selbst gemachte Erfahrung. Chronischer Schnupfen, chronischer Rachen- und Kehlkopfkatarrh, sowie eingewurzelter Bronchialkatarrh bilden an der See ein äusserst dankbares Objekt nicht nur für die Behandlung, sondern auch für die Prophylaxis durch Abhärtung.

2. Die Wärmeregulierung. Der die Haut treffende Kältereiz bewirkt eine prompte Reaktion der Wärmeregulierung in dem Sinne, dass die Wärmeabgabe der Haut vermindert wird. Es tritt eine Kontraktion der glatten Muskelfasern der Haut und der zahlreichen kleinen Gefässe ein, welche unter dem Bilde der „Gänsehaut" die Haut blutleer, blass und kühler machen. Die glatten Muskelfasern sind von Natur träge; ihre Kontraktion erfolgt langsam oder unvollständig. Durch tägliche mehrstündige Wiederholung dieser Kältereaktion, welche sehr wirksam noch durch kalte Seebäder unterstützt wird, werden die glatten Muskeln geübt und gekräftigt, so dass die wärmesparende Reaktion bei Kältereiz allmählich schneller und vollständiger eintritt. Es wird hierdurch der Erkältungsgefahr, insofern wir darunter eine plötzliche Abkühlung eines lokalen Gewebs- und bzw. Gefässabschnittes verstehen dürfen, vorgebeugt. Die Erfahrung bestätigt, dass· durch vierwöchigen Aufenthalt an der Nordsee und Ostsee die Neigung zu Erkältungen für Wochen und Monate beseitigt wird.

Noch in einer anderen Beziehung wird die Wärmeregulierung der Haut durch den Kältereiz beeinflusst. Der krampfartigen Zusammenziehung der kleinen Hautgefässe bei Kälteeinwirkung folgt nach einiger Zeit, beim Nachlassen des Reizes oder bei eingetretener Gewöhnung an den Reiz, eine Erschlaffung der Hautmuskulatur, eine Erweiterung und stärkere Füllung der Hautgefässe, eine lebhafte Rötung und zunehmende Erwärmung der Haut. Diese Reaktion tritt um so früher ein, je mehr die Haut an den Kältereiz gewöhnt ist und je schneller daher das ursprüngliche Krampfstadium vorübergeht. Personen, welche andauernd in solcher Luft leben, empfinden daher das kurze Kältestadium gar nicht, sondern bezeichnen die Luft als warm; ebenso wird bei solchen Personen in kalter Luft die Haut nicht blass, sondern nach kurzer Zeit rot. So berichtet Nicolas[1]) in Westerland-Sylt auf Grund 8jähriger Erfahrung: „Alle Seewinde werden als nicht kalt empfunden, selbst nicht bei hohen Windstärken; die feuchte, schwere Seeluft wirkt erwärmend auf

---

1) Verhandl. d. 4. internat. Kongr. zu Abbazia. 1908. S. 383. — Betr. Hautkrankheiten. S. 326.

die Haut wie Massage." Ebenso teilte Franz Müller[1]) mit, dass Herr Dr. H., welcher seit einigen Jahren an der Nordsee lebte und an das Nehmen von Seebädern, überhaupt an das Seeklima sehr gewöhnt war, im kalten Bade auf Sylt alsbald eine krebsrote Haut bekam und auch nach Verlassen des Bades behielt, während bei den Berliner Gefährten die Haut im Wasser sofort erblasste und einige Zeit nach dem Bade blass blieb.

Diese reaktive Durchblutung der Haut, welche nach Aufhören des Kältereizes $^{1}/_{2}$ bis 1 Stunde lang bestehen bleibt, hat eine günstige Wirkung auf die Ernährung der Haut und die Tätigkeit der sekretorischen Organe (Talgdrüsen, Schweissdrüsen). Sie beseitigt erfahrungsgemäss bei wochen- und monatelanger täglicher Wiederholung krankhafte, chronisch entzündliche, skrophulöse (tuberkulöse) Erkrankungsherde, wie z. B. Lupus, Ekzem, Lichen, Prurigo u. a. Nicolas sah besonders bei der Trockenheit und dem Hautjucken der Diabetiker günstige Erfolge. Ausführlich behandelten dieses Thema Ullmann[2]) uud A. Monti[3]).

3. Die Atmungsgrösse. Bereits im Jahre 1887 machte ich[4]) in Wyk und am Strande von Sylt die Beobachtung, dass bei ruhigem Verweilen im mässigen bis frischen Seewinde die Atemzüge etwas vertieft wurden, aber in der Frequenz abnahmen. Im Jahre 1902 hat sodann H. Wolpert[5]) im Berliner Hygienischen Institut diese Frage einer sorgfältigen Untersuchung unterzogen. Die Messung der ein- und ausgeatmeten Luft, sowie die Bestimmung des aufgenommenen Sauerstoffs und der ausgeatmeten Kohlensäure erfolgte mittels des Zuntzschen Respirationsapparates[6]). Die Ergebnisse sind in mehrfacher Beziehung bemerkenswert.

Auch Wolpert fand die Atmungsgrösse durch Wind von 8 m Geschwindigkeit (frischer Wind) durchschnittlich weit stärker gesteigert als die Frequenz. Bei der Steigerung der Atmungsgrösse nimmt in der Regel die Tiefe der Atmung erheblich zu (S. 40). Von grossem Einfluss erwies sich auf die Atmungsgrösse die Luftwärme. Je kühler die Luft und je stärker die Kälteempfindung in der Haut war, desto grösser die Atmungstiefe. Das Nähere ergibt die folgende Uebersicht.

___

1) Bericht über d. 5. internat. Kongr. zu Kolberg. 1911. S. 304.
2) Was haben wir von der Thalassotherapie für die Ausheilung gewisser chronischer Hautaffektionen zu erwarten? Kongr. zu Abbazia. 1908. S. 323.
3) Ebenda. S. 327.
4) A. Hiller, Die Wirkungsweise der Seebäder. 2. Aufl. Berlin 1890. S. 45.
5) H. Wolpert, Ueber den Einfluss des Seewindes auf die Atmungsgrösse des Menschen. Archiv f. Hyg. München 1902. Bd. 43. S. 21.
6) Pflüger's Archiv f. Physiol. Bd. 55. H. 1 u. 2.

Atmungsgrösse des bekleideten Mannes bei Wind von 8 m Geschwindigkeit.

Temperatur	Mittlere Atmungsgrösse in 1 Stunde		Zunahme und Abnahme	Empfindungen der Haut
	ohne Wind	8 m Wind		
Grad	Liter	Liter	Liter	
15	732,5	959,2	+ 227	Wind wird sehr kalt empfunden.
20	691,5	764,1	+ 73	Wind kühl. Gänsehaut.
22	649,4	736,2	+ 87	Wind etwas kühl. Leichte Gänsehaut.
24	691,5	684,5	− 7	Zwischen Wind und Windstille kein Unterschied.
30	612,9	674,4	+ 62	Warm. Wind angenehm kühlend.
35	716,3	761,6	+ 45	Sehr warm. Schweiss. Im Wind Erleichterung.
40	701,3	738,2	+ 37	Hitze. Reichlicher Schweiss. Wind kühlt.

Aus dieser Uebersicht ersehen wir, dass nicht so sehr der Temperaturgrad der Luft, als vielmehr die Kälteempfindung der menschlichen Haut für die Ausgiebigkeit der Atembewegungen entscheidend ist. Wir finden die stärkste Zunahme der Atmungsgrösse um 227 l in einer Stunde bei frischem Wind von 15° Wärme, verbunden mit lebhafter Frostempfindung. Mit steigender Temperatur und geringerer Kälteempfindung wird die Zunahme geringer und bleibt bei dem Indifferenzpunkt 24° C. mit und ohne Wind nahezu gleich. Bei noch höheren Temperaturen von 30 bis zu 40° nimmt in dem Grade, als durch die Verdunstung des Schweisses bei 8 m Wind Kälteempfindung erzeugt wird, die Atmungsgrösse wieder etwas zu.

Wahrscheinlich auf stärkeres Kältegefühl ist auch das Versuchsresultat Wolpert's (S. 40) zurückzuführen, dass feuchte Luft die Atmungsgrösse gegenüber trockener Luft merklich steigerte, natürlich bei niederer Luftwärme stärker als in mittelwarmer Luft. Hierfür folgendes Beispiel:

Atmungsgrösse in trockener und feuchter Luft (ohne Wind).

Temperatur	Relative Feuchtigkeit	In 1 Stunde eingeatmete Luftmenge	Zunahme
Grad	pCt.	Liter	Liter
16	34	861,9	} 177
	82	1038,6	
20,5	34	1011,2	} 66
	84	1077,6	
25	32	975,9	} 74
	76	1049,9	

Da die Nordsee- und die Ostseebäder durchschnittlich im Sommer eine relative Luftfeuchtigkeit von 70—80 pCt. und eine Luftwärme zwischen 16 und 22⁰ C. haben, so dürfen wir bei frischem Winde von 5—8 m Geschwindigkeit in der Sekunde für ihre Kurgäste eine Zunahme der Atmungsgrösse, das ist der eingeatmeten Luftmenge, um 80—100 Liter pro Stunde als erwiesen annehmen. Diese Wirkung ist im Beginn des Aufenthalts und bei Kälteempfindung der Haut am stärksten, nimmt aber mit zunehmender Gewöhnung an den Kältereiz ab.

Die Bestimmungen des Gaswechsels in den Lungen nach der Methode von Zuntz ergeben, dass gleichzeitig mit der Atmungsgrösse auch die Sauerstoffaufnahme und die Kohlensäureabgabe gesteigert ist. Im Versuch 113 (S. 38) erhielt Wolpert bei einer bekleideten Versuchsperson:

Atmungsgrösse ohne Wind 943,8 l, mit 8 m Wind 1070,1 l
ausgeschiedene CO_2 „ „ 36,9 g, „ 8 m „ 44,0 g
aufgenommene O_2 „ „ 31,0 g, „ 8 m „ 37,4 g

Die Vermehrung durch den Wind betrug also bei der CO_2 19,2 pCt., beim O_2 20,6 pCt. Ein annähernd gleiches Resultat erhielt Wolpert auch bei seinen früheren, mit Pettenkofer's Apparat ausgeführten Respirationsversuchen. „Aus allem dem ist ersichtlich, dass es sich in den Fällen, wo eine unter dem Einfluss des Windes gesteigerte Atmungsgrösse auf ein gesteigertes Kältegefühl zurückgeführt werden muss, keineswegs um eine blosse Steigerung der Lungenventilation, sondern gleichzeitig um eine lebhafte Anfachung der Stoffzersetzung handelt."

Mit diesen Ergebnissen stimmen auch die neuerdings von A. Löwy[1]), Fr. Müller, Cronheim und Bornstein[2]) in den Jahren 1903 und 1908 auf Westerland-Sylt angestellten Respirationsversuche mittels des Zuntzschen Apparates überein.

Im Jahre 1903 hatten A. Loewy und Fr. Müller „vom ersten Tage ab stürmisches Wetter mit Seewind". Dementsprechend fand A. Loewy, nachdem er am ersten Tage 3 Stunden am Meeresstrande geweilt hatte, am nächsten Morgen im Bette noch eine Steigerung der O_2-Aufnahme von 227 ccm in einer Minute (Berliner Ruhewert) auf 254 ccm, also um $12^1/_2$ pCt. In den folgenden Tagen sank die Höhe auf 247 und 238 ccm O_2, welche

<hr>

1) A. Loewy, Die Wirkung des Höhen- und Seeklimas auf den Menschen. Deutsche med. Wochenschr. 1904. S. 121.

2) Löwy, Müller, Cronheim, Bornstein, Ueber den Einfluss des Seeklimas und der Seebäder auf den Menschen. Zeitschr. f. exper. Pathol. u. Ther. 1910. Bd. 7. Sonderabdr.

Höhe bis zum Schlusse blieb. — Fr. Müller hatte unter gleichen Bedingungen am Morgen des zweiten Tages eine Steigerung der O_2-Aufnahme um $7\frac{1}{2}$ pCt., welche in annähernder Höhe bis zum Schlusse blieb. — Eine dritte Person, Frau Dr. M., welche sich wohl am ersten Tage dem stürmischen Seewind nicht so sehr ausgesetzt hatte wie die beiden Herren, zeigte nur eine geringe, kaum nennenswerte Steigerung der O_2-Aufnahme.

Ganz anderes war das Ergebnis im Jahre 1908: „Es herrschten schwache Landwinde bei hoher Lufttemperatur", — also Bedingungen, welche nach Wolpert's Ermittelungen keine Steigerung der Atmungsgrösse und des Gaswechsels in den Lungen erwarten liessen. Bei allen 4 Personen wurde mit dem Zuntzschen Apparat der Sauerstoffverbrauch und die Kohlensäurebildung pro Minute bei vollkommener Körperruhe uud Nüchternheit frühmorgens bestimmt. Alle 4 Personen zeigten eine Tendenz zum Sinken der Gaswerte. Nur bei 2 Mitgliedern konnte anfangs $1\frac{1}{2}$—2 Stunden nach Einwirkung der Seeluft eine Steigerung des O_2-Verbrauchs nachgewiesen werden, am folgenden Morgen aber nicht mehr. Am Ende der vierten Woche des Seeaufenthalts wurden wiederum Respirationsversuche am Morgen bei nüchternem Zustande ausgeführt. Die dabei gefundenen Werte stimmten wieder mit den vor Antritt der Reise in Berlin festgestellten Zahlen annähernd überein. Bei allen Personen zeigte sich aber eine Beeinflussung des Gaswechsels der Lungen insofern, als der respiratorische Quotient $\frac{CO_2}{O_2}$, welcher normal etwa $^{19}/_{22} = 0,86$ beträgt, während des Seeaufenthalts sank.

Der respiratorische Quotient betrug bei den 4 Teilnehmern im Durchschnitt von 9 bis 13 Beobachtungen:

Ort der Beobachtung	L.	M.	C.	B.	Im Mittel
Vor der Reise (Berlin und Göttingen) . .	0,80	0,88	0,85	0,83	0,84
In Westerland (Sylt)	0,74	0,69	0,73	0,85	0,73
Nach der Reise.	0,83	0,85	0,76	0,84	0,82

Dieses Sinken des Quotienten ist entweder durch ein Steigen der O_2-Aufnahme oder durch ein Sinken der CO_2-Ausscheidung durch die Lungen zu erklären. Da ein Steigen des O_2-Verbrauchs nur vereinzelt, besonders nach dem Seebade beobachtet wurde, so ist wahrscheinlich der Grund in einer Verminderung der durch die Lungen ausgeschiedenen Kohlensäure zu suchen. Ich bin geneigt anzunehmen, dass die tatsächlich erwiesene **Mehrausscheidung von CO_2 durch die Haut in bewegter Luft** (vgl. S. 82 „Hautatmung") die Ursache jenes Verhaltens ist.

4. **Die Wärmeerzeugung.** Der menschliche Organismus besitzt die Eigenschaft, stärkere Verluste an Wärme nicht nur durch eine Einschränkung der Wärmeabgabe von der Haut, sondern auch durch gleichzeitige **Steigerung der Wärmeerzeugung** zu verhindern. Tatsache ist, dass trotz starken Wärmeverlustes die Eigenwärme annähernd auf gleicher Höhe bleibt. Auch die Erfahrungen über die Nachwirkung kühler Bäder auf die Körpertemperatur beim Fieberkranken und auch beim Gesunden beweisen dies zur Genüge. Dieser gesteigerten Wärmeerzeugung dienen die unwillkürlich eintretenden Muskelkontraktionen (Frostzittern, Schütteln, Gliederbewegungen), die gesteigerte Sauerstoffaufnahme und Kohlensäurebildung, die Zunahme der Atmungsgrösse.

Die **Grösse der Wärmeproduktion** ist abhängig von der Grösse des Wärmeverlustes, also bei niederer Temperatur und Wind stärker als bei höherer Luftwärme und Windstille. **Rubner**[1]) hat die Wärmeproduktion bei verschiedenen Wärmegraden an einem mageren Manne von 56 kg Gewicht, in Sommerkleidung und bei gleichbleibender Luftfeuchtigkeit, zwischen 2^0 und 40^0 Temperatur kalorimetrisch bestimmt. Die Person lieferte Wärme pro 1 Stunde

$$\text{bei } 2^0 \ \ldots \ \ldots \ \ldots \ 84{,}0 \text{ Kalorien,}$$
$$„ \ 15\text{—}20^0 \ \ldots \ \ldots \ 68{,}2 \quad „$$
$$„ \ 25\text{—}30^0 \ \ldots \ \ldots \ 71{,}6 \quad „$$
$$„ \ 35\text{—}40^0 \ \ldots \ \ldots \ 60{,}0 \quad „$$

Bei 23^0 bestand volle Behaglichkeit; darunter empfand die Person zunehmende Kühle und Kältegefühl, darüber hinaus steigende Wärme und Hitzegefühl. Die Wärmeproduktion nimmt mit steigender Luftwärme von 2^0 an langsam ab, von 84 Kalorien pro Stunde bis auf 60 Kalorien. Der geringe Anstieg bei $25\text{—}30^0$ ist wohl auf die abkühlend wirkende Schweissverdunstung zu beziehen.

Alle diese Versuche wurden in ruhender Luft (in **Pettenkofer's** Respirationsapparat) angestellt. Wir haben aber oben gesehen, dass ein frischer Wind von 4—8 m in der Sekunde Geschwindigkeit die Wärmeabgabe des bekleideten Körpers um nahezu das Doppelte erhöhen kann. Da nun an der Nord- und Ostsee am Strande durchschnittlich ein mässiger bis frischer Wind von $16\text{—}22^0$ C. weht, welcher in leichter Kleidung anfänglich Kältegefühl auf der Haut erzeugt, so

---

1) Archiv f. Hygiene. Bd. 11. S. 285.

dürfen wir annehmen, dass auch bei den Kurgästen unter diesen Bedingungen die Wärmeproduktion erheblich gesteigert ist.

Die damit verbundene Stoffzersetzung äussert sich beim Kurgaste in einer gewöhnlich schon in den ersten Tagen eintretenden kräftigen Steigerung des Appetits und der Nahrungsaufnahme. Rubner[1]) wies durch Versuche an Hunden nach, dass die Wärmeerzeugung durch mehr oder minder reichliche Kost gefördert wird; die Wärmeproduktion des Hundes wurde am stärksten durch Eiweiss, weniger durch Kohlehydrate und am wenigsten durch Fett vermehrt.

Ein Beweis dafür, dass auch beim Menschen der grösste Teil der aufgenommenen Nahrungsstoffe zur Wärmebildung im Körper verwendet wird, ist in der Tatsache zu erblicken, dass trotz der erheblich gesteigerten Nahrungszufuhr das Körpergewicht des Kurgastes während der Dauer des Seeaufenthalts nicht steigt. Mess[2]) fand in Scheveningen bei 6 Kurgästen zwischen 20 und 34 Jahren am Ende der Kur noch das gleiche Körpergewicht wie im Beginne der Kur; 2 andere Kurgäste zeigten sogar eine Verminderung ihres Körpergewichts von 62 auf 58 kg und von 59 auf 57 kg. Dagegen pflegt in den der Kur folgenden Wochen und Monaten wieder eine Zunahme des Körpergewichts einzutreten, und zwar um 3—5 kg [Beneke[3]), Virchow[4]) und Mess].

Von A. Loewy, Fr. Müller, W. Cronheim und A. Bornstein[5]) wurde zum ersten male 1908 auf Westerland-Sylt ein vollständiger Stoffwechselversuch durchgeführt, bei welchem die Nahrungsmenge und die Zusammensetzung der täglichen Nahrung genau ermittelt und die im Harn und Kot ausgeschiedenen Nahrungsschlacken gesammelt und analysiert wurden. Ausserdem wurde in den Nahrungsmitteln und in den Ausscheidungen die Energiemenge bestimmt und daraus der Verbrauch an Kalorien ermittelt. — Das Ergebnis dieser mühevollen Laboratoriumsarbeiten war überraschend: die Resorption von Fett und Eiweiss, ebenso die Stickstoffbilanz und der Verbrauch an Kalorien erwies sich an der See unverändert im Vergleich mit den vorher in Berlin erhaltenen Resultaten. Da auch die Bestimmungen des Gaswechsels in den Lungen in diesem

1) Handb. d. physikal. Therapie. Leipzig 1901. Teil I, Bd. 1, Kap. 1. Klimatotherapie. S. 32.

2) Mess, Kap. „Seebäder" in Valentiner's Handbuch der Balneotherapie. 1873. S. 690.

3) Beneke, Ueber die Wirkung des Nordseebades. Göttingen 1858.

4) R. Virchow, Physiolog. Bemerkungen über das Seebaden. Virch. Archiv. Bd. 15, S. 70.

5) Zeitschr. f. experim. Pathol. u. Therapie. Bd. 7 (Sond.-Abdr. S. 4—10). — Zeitschr. f. Balneologie. 3. Jahrg. 1910/11. S. 2.

Jahre geringere Ausschläge ergaben als 1903, so führen Loewy und Müller diesen Misserfolg darauf zurück, dass die Witterung um Mitte August 1908 auf Sylt für Hervorrufung einer anregenden Wirkung des Seeklimas recht ungünstig war. „Es herrschten schwache Landwinde bei hoher Lufttemperatur, während wir 1903 vom ersten Tage an stürmisches Wetter mit Seewind hatten."

Man sieht aus Vorstehendem, dass die Wirkung der Wärmeentziehung durch den kühlen Seewind eine mannigfaltige, teils prophylaktische, teils heilende ist. Sie härtet die Haut und die Schleimhaut der Atmungsorgane ab und begünstigt die Heilung von Katarrhen, sie reizt und übt schwache und erschöpfte Nerven und trägt durch Vermehrung der Atmungsgrösse, der Sauerstoffaufnahme und der Stoffzersetzung zur Blutbildung und Gesundung des Körpers bei.

Ein grosser Vorzug der Seeluft vor anderen Verfahren zur Wärmeentziehung besteht aber in der milden Gleichmässigkeit und in der Dauer der Wärmeentziehung während eines vierwöchigen Aufenthalts, welche bewirkt, dass diese Einwirkung an dem Kurgaste unbewusst sich vollzieht und gewöhnlich erst nach der Rückkehr in die heimatlichen Verhältnisse empfunden wird.

Aus den klimatischen Verschiedenheiten der Erdoberfläche ergibt sich, dass eine Wärmeentziehung in dieser milden Gleichmässigkeit während der Sommerkurzeit nur an den nördlichen Meeren, der Nordsee und Ostsee, zu finden ist. An den südlichen Meeren, dem Mittelländischen und Adriatischen Meere, sowie dem Europäischen Ozean sind zur Erzielung gleicher Wirkungen die Wintermonate geeigneter, wofern hier nicht andauernde oder häufige Regengüsse den Aufenthalt im Freien beeinträchtigen.

Die physiologischen Wirkungen des Seewindes kann ich nicht schliessen, ohne der wichtigen Veränderungen des Blutes und der Blutbewegung zu gedenken, mit welchen uns die Untersuchungen der letzten 5 Jahre bekannt gemacht haben. Wissen wir auch noch nicht, welcher klimatische Faktor an der See den Hauptanteil an diesen Veränderungen hat, etwa die durch die Wärmeentziehung angeregte Steigerung der Atmungsgrösse, des Sauerstoffverbrauchs und der Wärmeproduktion, oder die Kühle, Dichtigkeit und Feuchtigkeit der Seeluft, so rechtfertigt doch schon die Eigenartigkeit der hierbei in Betracht kommenden Krankheiten — die Chlorose, Anämie, Skrofulose, zurückgebliebene Ernährung und die Arteriosklerose — die gesonderte Besprechung dieser Seeluftwirkungen.

Blutfarbstoff und rote Blutkörper.

Nicolas (Westerland-Sylt) war der erste, welcher Hämoglobinbestimmungen an der Nordsee ausführte[1]). An 180 Bleichsüchtigen
im Genesungsheim der Landesversicherungsanstalt der Hansastädte
wurde der Hämoglobingehalt des Blutes bei der Aufnahme und bei
der Entlassung festgestellt. In allen Fällen wurde eine Zunahme
des Hämoglobingehalts um 30—60 pCt. konstatiert. 165 Kranke
wurden wieder erwerbsfähig und blieben gesund. — Genauere Resultate hat Nicolas in dem amtlichen Bericht über das Jahr 1906[2])
mitgeteilt, welchem ich folgendes entnehme:

Von 153 bleichsüchtigen Patientinnen litten

an leichter Bleichsucht 32, mit Hämoglobingehalt von 80—100 pCt.;
„ mittlerer   „   98, „   „   „ 61—80   „
„ schwerer   „   23, „   „   unter 60   „

Es besserte sich der Hämoglobingehalt während der Kur:

    a) bei den 32 leicht Bleichsüchtigen

        in 28 Fällen bis auf 100 pCt.,
        „ 3   „   „   „   95 „
        „ 1 Falle blieb er bei 80 „ stehen;

    b) bei den 98 mittelschweren Bleichsüchtigen

        in 60 Fällen auf 100 pCt.,
        „ 15   „   „   95 „
        „ 18   „   „   90 „
        „ 2   „   „   85 „
        „ 2   „   „   80 „
        „ 1 Falle „   75 „

    c) bei den 23 schwer Bleichsüchtigen

        in 11 Fällen auf 100 pCt.

(darunter je 1 Fall von 35 auf 100 pCt. und von 50 auf 100 pCt.),

        in 4 Fällen auf 95 pCt.

(darunter je 1 Fall von 25 und 30 pCt. auf 95 pCt.),

        in 5 Fällen auf 90 pCt.,
        „ 1 Fall von 40 auf 85 pCt.,
        „ 1   „   „ 55 „ 75 „
        „ 1   „   „ 40 „ 50 „

---

1) Verhandl. d. IV. internat. Kongr. f. Thalassotherapie. z. Abbazia 1908. S. 66.
2) Heilbehandl. v. Versicherten bei d. Landesversicherungsanstalt der Hansastädte i. Jahre 1906. S. 45.

Im Jahre 1908 teilte Häberlin [Wyk][1]) die Ergebnisse zahlreicher Blutuntersuchungen mit, welche er teils an Kindern des Seehospitals in Wyk, teils an Erwachsenen erhalten hatte. Er fand bei 105 Kindern im Alter von 4—14 Jahren und an 11 Erwachsenen, welche klinisch die Zeichen der Anämie darboten und deren Blutkörperzahl und Hämoglobingehalt unter der Norm sich befanden, nach 6- bis 12 wöchigem Seeaufenthalt eine durchschnittliche Zunahme um 613000 roten Blutkörpern und 17,5 pCt. Hämoglobin. Die Zählung wurde mittels der Thoma-Zeiss'schen Zählkammer ausgeführt und der Hämoglobingehalt mit dem von Sahli modifizierten Gowers'schen Hämoglobinometer bestimmt. Kinder aus ärmlichen Verhältnissen zeigten unter der guten Anstaltspflege eklatantere Aufbesserungen der Blutbeschaffenheit, als die Kinder von besser situierten Leuten. In allen Fällen betrug die Zunahme des Blutfarbstoffes in Wyk in maximo 30 pCt., in minimo 2 pCt. Sehr bemerkenswert ist die Dauerhaftigkeit des Erfolges. Bei 13 Kindern konnte Häberlin noch mehrere Wochen nach der Rückkehr in die Heimat die erreichte Zunahme des Hämoglobingehalts feststellen und ebenso bei 32 im nächsten Jahre wiederaufgenommenen Kindern noch den gleichen oder nur wenig gesunkenen Hämoglobingehalt nachweisen. Diese Resultate wurden ohne arzneiliche Behandlung, lediglich durch Klimawirkung und gute Beköstigung erzielt.

Diese Ergebnisse wurden durch Helwig [Zinnowitz][2]) 1909 und v. Kügelgen[3]) in Gmelin's Nordseekuranstalten (Wyk) 1910/11 grösstenteils bestätigt, teilweise aber noch erweitert. v. Kügelgen fand unter 107 Patienten 10 = 9,3 pCt. mit unverändertem Hämoglobingehalt, und 13 = 12,2 pCt. mit Verminderung des Farbstoffgehalts; in beiden Kategorien von Fällen handelte es sich um hohen Anfangsgehalt an Hämoglobin (90—100 pCt.) oder um zu kurze Kurdauer. Helwig, welcher an dem grossen Material seines Sanatoriums das Steigen der Zellzahlenwerte, bei langsamerem Aufstieg der Farbstoffquote, bestätigt fand, beobachtete in einem Drittel der Fälle innerhalb der ersten 8 Tage eine starke Verminderung der Zahl der roten Blutkörper mit zahlreichen Zerfallsprodukten (Mikrozyten, Blutplättchen), mit allgemeiner Mattigkeit und psychischer Benommenheit. Die weitere Prüfung ergab das Auftreten freien

---

1) Häberlin, Blutbefunde an der Nordsee. Berl. klin. Wochenschr. 1908. S. 800 u. 2301. — Verhandl. d. IV. internat. Kongr. f. Thalassotherapie zu Abbazia. S. 37.

2) Helwig, Beziehungen zwischen Seeklima und Blutbildung. Zeitschr. f. Balneologie. II. Jahrg. 1909. Nr. 17. — Bericht über d. V. internat. Kongr. zu Kolberg 1911. S. 295.

3) Bericht über d. V. Kongr. in Kolberg 1911. S. 287.

Hämoglobins im Plasma des zentrifugierten Blutes und mikroskopisch Vermehrung der farblosen Blutkörper (Leukozytose) mit Ueberwiegen der Lymphozyten über die Leukozyten. Erst von der zweiten Woche an trat Vermehrung der roten Blutkörper und des Hämoglobingehalts, sowie Hebung des Allgemeinbefindens und der Muskelkraft ein.

Diese veränderte Resistenz der roten Blutkörper nach den ersten Tagen des Seeaufenthalts führt Zuntz[3]) auf eine Abnahme des osmotischen Druckes des Serums zurück.

Für dieses verschiedene Verhalten der Personen hinsichtlich des Blutbildes gibt Helwig folgende Erklärung (a. a. O. S. 300): Der im Seeklima enthaltene Reiz übt je nach Stärke und Dauer der Einwirkung auf die Personen, je nach ihrem Lebensalter und ihrer Konstitution, eine verschiedenartige Wirkung aus. Für den Einen ist der Reiz zu schwach — er bewirkt also keine auffällige Bluterneuerung; für den Zweiten ist er gerade stark genug, um die gewünschte Blutzellen- und Hämoglobinvermehrung zu bewirken; für den Dritten ist der Reiz zu stark, er führt zur Zerstörung von Blutscheiben mit schweren Störungen des Allgemeinbefindens und erst sekundär, entweder infolge von vorübergehender Verarmung des Blutes an Sauerstoff (wie beim Höhenklima) oder durch Einwirkung der Zerfallsprodukte auf das Knochenmark, zur gesteigerter Blutkörperneubildung.

„Es leuchtet ein, ein wie bedeutendes Mittel das Seeklima — neben seinen übrigen günstigen Eigenschaften — insonderheit zum Zwecke der Bluterneuerung ist, und wie sich der Erfolg neben der Stärke der klimatischen Faktoren nach dem Individuum und nach der Dauer des Aufenthalts richtet." Helwig sieht in sachgemässen seeklimatischen Kuren „ein Bluterneuerungsmittel ersten Ranges", dessen häufigere Anwendung zu einer Erhöhung der Arbeitsfähigkeit der Organe auf längere Zeit zu führen vermag.

Auf dem Kongresse zu Kolberg 1911 teilte J. Glax[2]) auch aus Abbazzia am Adriatischen Meere die Ergebnisse von Untersuchungen mit, welche L. Löw an 116 jugendlichen Personen während des warmen Sommers 1910 mit dem Hämometer von Sahli angestellt hat. Die Therapie bestand bei Allen in Luft- und Sonnenbädern, lauwarmen Seebädern und Gymnastik bei guter Verpflegung. Bei 55 Kindern aus gut situierten Familien mit um 15 pCt. geringerem Hämoglobingehalt als normal stieg innerhalb 4 Wochen

---

1) Bericht über den V. Kongr. in Kolberg 1911. S. 305.
2) Bericht über den V. internat. Kongress zu Kolberg. 1910. S. 307.

der Farbstoffgehalt um 5—15 pCt., in einem Falle 25 pCt. Die Gewichtszunahme betrug durchschnittlich 2 kg. — Bei 10 Kindern aus ärmeren Kreisen betrug nach 7 Wochen der Hämoglobinzuwachs durchschnittlich 10 pCt., die Gewichtszunahme 1—4 kg. — 51 jugendliche Arbeiter, meist Ungarn, zeigten nach 4—5 Wochen eine Zunahme von 5—10—15 pCt. Hämoglobin und eine Gewichtszunahme von 2—5 kg. Im Allgemeinen entsprach die Höhe des Blutfarbstoffzuwachses der Länge des Aufenthalts an der See. — Man ersieht hieraus, dass auch in wärmeren Klimaten an der See, zumal bei wachsenden Kindern, gleichzeitig mit der Aufbesserung des allgemeinen Ernährungszustandes eine Hebung des Hämoglobingehalts der roten Blutkörper bis zur Norm erzielt werden kann.

Von physiologischer Seite ist gegen diese Blutkörperzählungen und Hämoglobinschätzungen eingewendet worden, dass vasomotorische Einflüsse Unterschiede in der Blutzusammensetzung vortäuschen und Rückschlüsse von einzelnen Blutproben auf das Verhalten des Gesamtblutes nicht zulässig seien [Abderhalden[1]), Zuntz[2]) u. a.]. Ich meine aber, dass das in der Peripherie des Körpers zirkulierende Blut, was das Zahlenverhältnis der roten Blutkörper zum Plasma anbetrifft, an allen Punkten der Peripherie von gleicher Zusammensetzung ist; vasomotorische Einflüsse können wohl die Menge des Blutes beeinflussen, aber nicht dies Zahlenverhältnis. Wenn in inneren Organen, z. B. Knochenmark, Milz, Leber u. a. das Verhältnis von Blutscheiben zum Plasma ein anderes ist, so ändert das nichts an der Tatsache, dass das in Haut und Muskel zirkulierende Blut an allen Punkten der Körperoberfläche die gleiche Erythrozytenzahl und den gleichen Hämoglobingehalt besitzt. Ich habe also die Ueberzeugung, dass die Untersuchung von Blutproben aus der Peripherie sehr wohl imstande ist, ein Bild vom Zahlenverhältnis der roten Blutkörper im zirkulierendem Blut und von ihrem Hämoglobingehalt zu geben.

Die grosse Zahl übereinstimmender Befunde von Nicolas, Häberlin, von Kügelgen und Helwig gibt uns eine Gewähr dafür, dass die Resultate richtig sind.

Somit dürfen wir einen mehrwöchigen Aufenthalt an der Nord- und Ostsee, sowie an der Adria in Verbindung mit guter Ernährung und Unterkunft, am besten unter ärztlicher Aufsicht, als das geeignetste Mittel zur Heilung der Chlorose und der Anämie betrachten, welche

---

1) Abderhalden, Lehrbuch d. physiolog. Chemie. II. Aufl. 1909. S. 734.
2) Zuntz, Loewy, Müller, Caspari, Höhenklima und Bergwanderungen. Leipzig 1906.

infolge von schlechter Ernährung, von Blutverlusten oder erschöpfenden,
Krankheiten, von ungesunder Lebensweise und beruflicher Ueberanstrengung ein überaus häufiges Leiden bei Kindern und Erwachsenen bildet.

Blutbewegung und Blutdruck.

Loewy, Müller, Cronheim und Bornstein[1]) bestimmten 1908
auf Westerland-Sylt auch die Pulsfrequenz und den Blutdruck.
Die Zahl der Pulsschläge war bei absoluter Muskelruhe (also früh
morgens) an der Nordsee gegenüber dem Binnenlande nicht verändert;
dagegen während des Luftbades wurden, wohl infolge der körperlichen Bewegung, deutliche Steigerungen beobachtet.

Bemerkenswerter waren die Veränderungen des Blutdruckes. Von
11 grösstenteils entkleidet (am Strande) untersuchten Personen, unter
welchen 4 mit Arteriosklerose behaftet waren, war

   bei 5 der systolische Blutdruck gegen Berlin bis um
    32 mm herabgesetzt,
   bei 5 der systolische Blutdruck gegen Berlin unver-
    ändert, und
  nur bei 1 Arteriosklerotiker von 69 Jahren um 8 mm höher als
    in Berlin.

Der diastolische Blutdruck (Druckminimum) war bei 6 von
10 untersuchten erniedrigt, bei den übrigen 4 Personen annähernd
gleich geblieben.

Noch deutlicher trat die Abnahme des systolischen Druckes
hervor, wenn die Personen länger dauernde Luftbäder nahmen. Der
Abfall war 10—20 Minuten nach Beginn des Luftbades besonders stark.

Entgegen der bisherigen, wohl allgemein geteilten Anschauung
von der blutdrucksteigernden Wirkung des Seeaufenthalts lehren also
die vorgenannten Untersuchungen, dass das Nordseeklima fast
in allen Fällen teils ein Gleichbleiben des systolischen
Blutdruckes, teils sogar eine deutliche Herabsetzung des
Druckes bewirkt hat. Der Aufenthalt an der Nordsee und die
Luftbäder können daher unbedenklich nicht nur Gesunden empfohlen
werden, sondern selbst Personen, bei welchen ein gesteigerter Blutdruck vorhanden und eine weitere Blutdrucksteigerung unerwünscht ist.

Sehr ausgedehnte Messungen des Blutdrucks hat v. Kügelgen[2])
1910/11 in Gmelin's Nordsee-Kuranstalten in Wyk auf Föhr an
235 Kindern und 62 Erwachsenen ausgeführt. Da bei den Kindern,
grösstenteils Knaben, die Einflüsse des Wachstums, der Kraftent-

---

1) Literatur siehe S. 96.
2) Bericht über den V. internat. Kongress zu Kolberg. 1911. S. 291.

wickelung und der beginnenden Pubertät die Resultate vielfach beeinflussen, so seien hier nur die bei Erwachsenen erhaltenen Resultate wiedergegeben.

Von 62 Erwachsenen:

bei 37 Personen = 60 pCt. sank der Blutdruck am rechten Arm durchschnittlich um 12,2 mm, am linken Arm durchschnittlich um 12,6 mm;

bei 8 Personen = 13 pCt. blieb der Blutdruck ungeändert:

bei 17 Personen = 27 pCt. stieg der Blutdruck am rechten Arm durchschnittlich um 6,7 mm, am linken Arm durchschnittlich um 7,6 mm.

Von den letzteren 17 Personen hatten 13 anfangs einen sehr niedrigen Blutdruck, sodass die Zunahme mit wachsender Kräftigung der Personen nicht auffällig war. Die 4 übrigen Personen waren ein 57 jähriger Rheumatiker, ein 60 jähriger Herzkranker (Dilatatio cordis), ein trunksüchtiger Neurastheniker und ein 18 jähriger Abiturient. — Von den ersten 37 Personen mit sinkendem Blutdruck waren 6 mit manifester Arteriosklerose und einem Anfangsdruck von 180 bis 190 mm; diese zeigten zum Teil erstaunliche Erniedrigungen des Blutdrucks, z. B. links und rechts 56—31, 17—60, 22—25, 16—24.

Im ganzen fasst von Kügelgen das Ergebnis seiner Untersuchungen in die Worte zusammen: „Die Wirkung des Seeklimas erniedrigt den Blutdruck, hauptsächlich durch die die peripheren Blutgefässe erweiternde Wirkung des feucht-lauen Seewindes im Gegensatz zum trocken-kalten Landwind. — Arteriosklerotiker sind überall da an der See gut aufgehoben, wo sie vor trocken-kalten Winden, d. h. Landwinden geschützt sind. Natürlich dürfen sie nicht in der See baden. Ihr Reich ist das Luftbad“.

In seinem Buche über die Kinderseehospize teilt Häberlin[1] (S. 122) mit, dass er von 41 untersuchten Kindern bei 25 (66 pCt.) nach dem Luftbade den systolischen Blutdruck um 19,5 mm Hg sinken sah; bei 4 Kindern blieb der Druck unverändert und bei 13 Kindern wurde ein Ansteigen nach dem Luftbad beobachtet. Nach dem Seebade stieg der systolische Druck um 15,6 mm Hg.

Ueber praktische Erfahrungen in der Behandlung von Arteriosklerose an der See berichtet Jde[2] (Amrum). In 2 Fällen wurde durch längere Seeluftkur im Sommer wesentliche Besserung erzielt.

1) Häberlin, Die Kinder-Seehospize und die Tuberkulose-Bekämpfung.
2) Jde, Arteriosklerose und Seeklima. Medizin. Klinik. 1908. No. 23. S. 871.

Kapitel VI.

Der Luftdruck.

Nach den Ergebnissen der meteorologischen Beobachtungen der Deutschen Seewarte in Hamburg während des 25 jährigen Zeitraums 1876 bis 1900 (Hamburg 1904 veröffentlicht) betrug der Luftdruck an den deutschen Seeküsten im Monatsmittel, wie nachfolgende Uebersicht angibt.

Luftdruck in mm Quecksilber.

	Juni	Juli	August	September
Nordsee.				
Borkum	760,6	759,4	759,1	760,2
Wilhelmshaven	760,2	759,2	759,0	760,2
Keitum auf Sylt	759,6	758,2	758,0	759,2
Ostsee.				
Kiel	756,1	755,0	755,0	756,2
Wustrow	759,6	758,4	758,6	759,9
Swinemünde	759,8	758,8	759,2	760,4
Rügenwaldermünde . . .	759,9	758,9	759,4	760,1
Neufahrwasser	759,5	758,5	759,1	760,5
Memel	758,9	757,6	758,3	759,8

An der Nordsee ist der niedrigste Luftdruck = 758,0 mm Hg im Monat August in Keitum—Sylt, der höchste = 760,6 im Monat Juni auf Borkum. An der Ostseeküste fällt der niedrigste Luftdruck = 755,0 auf die Monate Juli und August in Kiel; der höchste Luftdruck = 760,5 auf den Monat September in Neufahrwasser. Der Luftdruck oszilliert mithin an der ganzen deutschen Seeküste im Sommer um die Normalgrenze von 760 mm Hg herum.

Allen Meereskurorten gemeinsam ist der hohe Luftdruck am Meeresstrande. Von allen Punkten der Erdoberfläche bildet die Meeresfläche den tiefsten Punkt. Hier ist auch die Dichtigkeit der Luft und die Menge der in ihr enthaltenen Sauerstoffmoleküle am grössesten. Bei der Atmung des Menschen wird also auf dem Meere eine grössere Menge O_2 den Lungen zugeführt und von ihnen aufgenommen, als auf dem Festlande. Aber dieses Mehr von Sauerstoff ist doch nur verhältnismässig gering; doch kommt in Betracht, dass in der Tagesmenge der geatmeten Luft (ca. 100 Hektoliter) dieses geringe Mehr schon eine Rolle spielt und wohl imstande ist, das Gefühl der Erleichterung der Atmung, welches man namentlich im Anfange des Seeaufenthaltes angenehm empfindet, zu erklären.

Auf einer Seereise nach Teneriffa fand Zuntz[1]), welcher die Intensität der Verbrennungsprozesse im Körper während der Fahrt wiederholt gemessen hat, an sich selbst die Sauerstoffaufnahme und Wärmeproduktion gegenüber Berlin um nicht ganz 3 % vermehrt; bei seinem Freunde Durig fehlte selbst diese Steigerung. Jedenfalls ist die Atmungsgrösse und die Sauerstoffaufnahme individuell verschieden. Aber jenes Mehr von knapp 3 pCt. bedeutet für die Tagesmenge von 100 L. geatmeter Luft mit 21 pCt. O_2 die nicht unbeträchtliche Quote von etwa 60 L. Sauerstoff, welche mehr in den Körper aufgenommen worden sind. Ich glaube nicht, dass dieses Mehr von 60 L. Sauerstoff im Körper gleichgiltig ist, sondern halte es für wohl geeignet, das Gefühl der Erleichterung der Atmung und das Wohlbefinden des Körpers zu erklären.

Diese Wirkung ist ausserordentlich erwünscht bei allen asthmatischen Beschwerden, gleichviel, ob sie die Folge von Lungenerweiterung (Emphysem) oder die Folge gestörten Lungenkreislaufs bei Klappenfehlern des Herzens oder von Herzmuskelschwäche ist, oder endlich, ob es sich um nervöses, in Anfällen auftretendes Asthma bronchiale handelt. Auch Zuntz[2]), welcher an leichten Beklemmungsgefühlen infolge vorübergehender Herzschwäche gelitten hat, hat an sich selbst die Erfahrung gemacht, „dass nichts diese Störungen so wohltätig zu beeinflussen vermochte als Segelfahrten auf der Ostsee bei nicht zu starkem Seegang“. Zuntz selbst führt diese Wirkung auf die Erniedrigung des Blutdrucks (vgl. S. 56) zurück. Ich glaube nicht, dass dies zur Erklärung ausreicht, sondern lege das Hauptgewicht auf die durch den hohen Luftdruck und den Seewind bewirkte Steigerung der Atmungsgrösse und der Sauerstoffaufnahme.

Auf eine eigentümliche Wirkung schnellen Wechsels des Luftdrucks bei Herzkranken machte kürzlich J. Glax[3]) aufmerksam. Er beobachtete in Abbazia oft Herzkranke im Stadium der Kompensationsstörung, welche gelegentlich einer Fahrt zu dem unmittelbar oberhalb des Kurortes auf 1000 m Höhe gelegenen Schutzhause des Monte maggiore von Herzklopfen und Atemnot befallen wurden und sich zur sofortigen Rückfahrt gezwungen sahen. Im Meeresniveau angelangt, waren die Symptome der „Bergkrankheit“ wieder verschwunden. Glax glaubt, dass „der hohe Luftdruck bei Insuffizienz des Herzmuskels einen therapeutisch verwert-

---

1) Zuntz, Physiologische und hygienische Wirkungen der Seereisen. Bericht des 5. internat. Kongress zu Kolberg 1911. S. 24.
2) a. a. O. S. 24.
3) 5. intern. Kongress zu Kolberg 1911. Bericht S. 166.

baren günstigen Einfluss ausübt". Die Kurorte an der Nordküste
des Mittelmeeres (Riviera di Ponente und di Levante), sowie die an
der Nord- und Ostküste der Adria gelegenen Orte, welche auf der
Landseite von hohen Bergen begrenzt sind, bieten hierzu Gelegenheit.

Ob bei Herzmuskelschwäche oder Entartung, zumal bei Herzfehlern im Stadium der Kompensationsstörung, so schroffe Luftdruckdifferenzen von 1000 m Höhe, immer von Vorteil sein werden, erscheint
mir zweifelhaft. Zur Kräftigung des Herzmuskels, sei es mit, sei es
ohne Klappenfehler, werden wohl die meisten Aerzte die methodische
Uebung durch wochenlang fortgesetzte, langsam fortschreitende Körperbewegung in Kurorten mit ebener Umgebung oder mit geringen
Steigungen, bei schlechtem Wetter durch Zimmergymnastik, vorziehen.

Anhang.
Die Lichtwirkung.
———

Sie ist an der See mächtiger als auf dem Festlande, weil die Sonnenstrahlen durch kein Hindernis der Luft geschwächt den Kurgast treffen und die auf Strand und Meer fallenden Strahlen von dem weissen Sande und der Wasseroberfläche reflektiert werden. Die Lichtwirkung ist hier am Seestrande so mächtig, dass nervenempfindliche Personen entweder blaue Brillen oder dunklen Schleier tragen oder, wie ich es erlebt habe, so geblendet werden, dass sie den Strand ganz meiden müssen.

Die Lichtwirkung ist auf den baumlosen Nordseeinseln stärker als in den Ostseebädern, weil hier die das Ufer säumenden grünen Waldungen einen Teil des Sonnenlichts absorbieren. Schon äusserlich ist mir der Unterschied seit vielen Jahren aufgefallen, indem die Kurgäste, welche aus Norderney, Helgoland oder Westerland-Sylt kamen, stets stärker gebräunt waren, als Kurgäste aus Müritz, Misdroy und Zoppot.

Auf die Intensität und die Dauer der Sonnenstrahlung hat die Nebelbildung und Bewölkung des Himmels einen grossen Einfluss. Im Hochgebirge, wo die Luft dunst- und staubfrei ist und die Spiegelung ·von den Schneefeldern und Gletscherflächen oft nicht unbeträchtlich ist, wird die Sonnenstrahlung am stärksten empfunden. Im Tiefland ist zur Staub- und Nebelbildung reichlich Anlass gegeben. An den deutschen Meeresküsten ist die Zahl der Tage mit Nebel verhältnismässig gering. Auf Grund der 25 Jahre hindurch angestellten Beobachtungen der Stationen des Preussischen Meteorologischen Instituts betrug die Zahl der Nebeltage im Durchschnitt der Jahre 1886—1910 wie folgt:

Mittlere Zahl der Tage mit Nebel.

Ort	Mai	Juni	Juli	August	Septbr.	Jahres-durchschnitt
Nordsee.						
Borkum	1,7	0,9	0,5	0,5	1,7	38,3
Norderney	0,9	0,5	0,6	0,2	1,3	21,7
Helgoland	3,8	2,9	1,8	0,7	1,1	47,4
Westerland (Sylt) . .	1,0	0,8	0,6	0,6	1,0	34,3
Wyk (Föhr)	0,8	0,7	0,6	0,6	2,2	44,2

Ort	Mai	Juni	Juli	August	Septbr.	Jahres-durchschnitt
Ostsee.						
Kiel	0,9	0,5	0,2	1,0	1,8	34,7
Kirchdorf auf Poel .	0,8	0,3	0,2	0,8	1,5	33,7
Wustrow	2,4	1,1	0,3	0,6	1,8	41,0
Putbus	2,1	1,0	0,8	0,6	2,2	29,0
Swinemünde	1,6	0,7	0,5	0,7	2,6	36,3
Rügenwaldermünde .	4,9	4.1	2,2	1,1	2,2	43,7
Neufahrwasser	1,8	1,1	0,2	0,5	1,5	25,8
Hela	2,7	1,4	0,7	0,3	0,7	19,1

In der Nordsee hat Helgoland etwas mehr Nebel als die übrigen
Inseln; an der Ostsee übertrifft Rügenwaldermünde andere Ostseebäder
um ein geringes; im allgemeinen beträgt während der Hauptsaison
(Juni, Juli, August) die Zahl der Nebeltage in den Ostsee- und Nordseebädern weniger als 1 Tag im Monat.

Bezüglich der Bewölkung, welche den Sonnenschein beträchtlich
abschwächt, verweise ich auf die Darstellung auf Seite 26 und 27.
Man unterscheidet 10 Grade der Bewölkung, wobei 0^0 ganz heiter und
10^0 den ganz mit Wolken bedeckten Himmel bezeichnet. Nach den
Schätzungen der meteorologischen Stationen (Tabelle 6) ist der Bewölkungsgrad in den Nordseebädern ($6,5^0$) um ein weniges grösser als
in den Ostseebädern ($6,0^0$); am günstigsten verhalten sich die von
Swinemünde an östlich gelegenen Ostseebäder mit $5,7^0$ Bewölkung.

Belangreicher für die Stärke der Lichtwirkung ist die Kenntnis
der Sonnenscheindauer an den einzelnen Kurorten. Leider ist sie
nur in wenigen Orten der deutschen Seeküste für längere Zeitperioden
aufgezeichnet worden, nämlich auf dem Oberland von Helgoland, in
Meldorf (4 km von der holsteinischen Nordseeküste), im physikalischen
Institut der Stadt Kiel und in Kolbergermünde. Die Messung erfolgte mit
dem Sonnenscheinautographen während der Zeit von Sonnenaufgang
bis Sonnenuntergang. Dieser Zeitraum ist für jeden Ort = 100 bewertet;
die beobachtete Sonnenscheindauer ist hiernach prozentisch berechnet.

Sonnenscheindauer in Prozenten der möglichen Dauer.

	Mai	Juni	Juli	August	September
Helgoland	48,7	45,2	42,7	44,8	38,7
Maximum—Minimum	64,3—34,7	58,9—26,5	60,5—29,2	58,0—29,4	46,4—27,1
Meldorf	48,5	47,6	42,1	43,7	38,9
Maximum—Minimum	63,2—34,1	69,4—28,1	60,7—30.1	57,6—28,2	52,1—30,8
Kiel	45,1	46,8	42,6	41,4	38,8
Maximum—Minimum	57,1—29,9	60,5—22,7	61,5—32,3	65,4—26,5	54,0—29,4
Kolbergermünde	50,3	52,2	50,3	48,4	42,6
Maximum—Minimum	60,5—36,2	67,4—36,2	67,3—33,3	64,8—31,2	66,0—31,5

Demnach hat Kolbergermünde, als Repräsentant der östlich von Swinemünde gelegenen Ostseebäder, die längste Sonnenscheindauer an durchschnittlich der Hälfte des Sonnentages, während die im westlichen Teil der Ostsee gelegenen Bäder und die Nordseeinseln an etwas weniger als der Hälfte des Sonnentages Sonnenschein haben. Selbstverständlich wechselt die Sonnenscheindauer an den einzelnen Tagen des Monats innerhalb der unter „Maximum und Minimum" angegebenen Grenzen.

Ungleich viel länger ist die tägliche Sonnenscheindauer in den Kurorten der südlichen Meere, insbesondere an den Küsten und Inseln des Mittelländischen Meeres und der Adria, sowie auch an der spanischen und französischen Küste und den Inseln Madeira und Teneriffa des Atlantischen Ozeans. Der regenarme Sommer der Mittelmeerländer verursacht in den zahlreichen Kurorten einen oft wochenlang ununterbrochenen, Tag für Tag 8—14 Stunden dauernden Sonnenschein, welcher eine beträchtliche Erwärmung der Luft, des Erdbodens und des Küstenwassers veranlasst. Abgesehen von der Regenzeit, welche sich in den meisten Orten nur auf wenige Monate beschränkt (vgl. S. 28), ist auch der Winter dieser Kurorte reich an heiteren Tagen.

Nach einer Zusammenstellung von Lalesque[1]) über die Sonnenscheindauer in den Wintermonaten November bis April an verschiedenen Punkten Europas beträgt dieselbe — bei durchschnittlich 1710 Stunden der möglichen Sonnenscheindauer — in Paris 565 Stunden, in Montreux am Genfer See 595, in Davos 700 und in Lugano (Südschweiz) 866 Stunden; an der Mittelmeerküste hingegen (Riviera di Ponente), in Beaulieu, Cannes, Nizza und Mentone, steigt die Sonnenscheindauer bis auf 981 Stunden oder auf mehr als die Hälfte der gesamten Tagessonnenzeit. Wer zu therapeutischen Zwecken ausgiebigen Sonnenschein sucht, der findet ihn an den Kurorten des Mittelmeeres, insbesondere der Adria und der Riviera di Ponente und di Levante, am vollständigsten.

Die physiologische Wirkung des Sonnenlichts.

Die Sonne ist die Quelle alles Lebens auf der Erde. Die Pflanzenwelt entsteht und gedeiht nur im Sonnenlicht. Ist ausser Sonnenlicht auch noch Wasser und nährstoffreicher Boden vorhanden, so entwickelt sich die Pflanze zu jener Mannigfaltigkeit der Formen und Arten und zu jener Vielgestaltigkeit und Farbenpracht der Blüten, welche wir an

---

1) F. Lalesque, La mer et les tuberculeux. Paris 1904.

der tropischen Vegetation bewundern. An die Pflanzenwelt klammert sich, gleichsam schmarotzend, die niedere Tierwelt an, welche der Pflanze organische Verbindungen als Energiequelle entnimmt und unter Mitwirkung des Luftsauerstoffs und des Sonnenlichts daraus Wärme und Bewegung für ihre Organe umsetzt. Ein Vergleich der im Sonnenlicht lebenden Tiere und Pflanzen mit solchen, welche bei mangelndem Licht leben müssen, beweist die grundlegende Bedeutung, welche das Sonnenlicht für das Leben in der Natur besitzt. Dort eine viel reichere Entfaltung aller Lebenserscheinungen, ein üppigeres Wachstum, eine fruchtreiche Vermehrung und eine ungleich grössere Mannigfaltigkeit in der Entwickelung der Formen, der Farben und der Arten; hier farblose, kümmerliche Vegetationen und zwerghafte, blasse, kränkliche Tierformen.

Beim Menschen äussert sich die auffälligste Wirkung des Sonnenlichts auf die Psyche. Ein sonnenheller Tag, welcher Laub und Blüten in gesättigten Farben erscheinen lässt und Drosseln, Ammern und Buchfinken zu fröhlichem Gesange veranlasst, erzeugt auch im Menschen eine frohe, behagliche Gemütsstimmung, welche die Schaffensfreudigkeit erhöht und die Lust, im Freien sich zu betätigen, steigert. Umgekehrt berichten Nordpolreisende von der wochenlang andauernden Polarnacht, dass sie allgemeine Gemütsdepression, geistige Abspannung, verminderte Arbeitslust und Nahrungsaufnahme, ja bisweilen Auftreten einer Psychose zur Folge hat. Das Geistesleben des Menschen beherrscht das gesamte Nervensystem des Körpers; hierdurch wird es verständlich, wenn angenehme sonnige Beeinflussungen der Psyche auch auf Nervenleiden, z. B. die weitverbreitete Neurasthenie und Hysterie, erfahrungsgemäss lindernd und heilend einwirken. Es ist dies ein Punkt, welcher in der Therapie der Psychoneurosen, besonders in sonnenlichtreichen Meereskurorten mit schöner Umgebung (die Rivieren, die Adria, Ajaccio), eine wichtige Rolle spielt.

Die sonstigen Wirkungen des Sonnenlichts auf den Menschen sind von untergeordneter Bedeutung. Sie beschränken sich auf die Haut. Es sind 3 Reihen von Wirkungen: 1. die Bräunung der Haut, 2. das Hauterythem und 3. die Erwärmung der Haut.

Bräunung und Hautentzündung werden nur durch die kurzwelligen, chemisch wirkenden ultravioletten Strahlen des Sonnenlichts bewirkt, welche in der staub- und dunstfreien Atmosphäre des Hochgebirges und der Seeluft stärker zur Wirkung kommen als auf dem Festlande in der Stadt. Diese Strahlen haben auch eine bakterizide Wirkung auf die meisten Bakterienarten, welche mit der Intensität und der Dauer der Bestrahlung zunimmt. Die Erfolge der Sonnenbehandlung skrofulöser und tuberkulöser Wunden, sowie die Erfolge der Lupusbehandlung (Finsen) beruhen vorzugsweise auf diesen ultravioletten Strahlen, welche auch in dem künstlichen elektrischen Licht reichlich vorhanden sind[1]). Die Reduzierung von leicht spaltbaren Silbersalzen der photographischen Platte beruht gleichfalls auf diesen ultravioletten chemischen Strahlen (Blitzlicht).

Das diffuse Tageslicht, welches auch bei bedecktem Himmel die Helligkeit des Tages bewirkt, enthält gleichfalls noch chemisch wirksame ultraviolette Strahlen, wenn auch im schwächeren Masse als die Sonnenstrahlen. Das beweist die Anwendung des Tageslichts zur Photographie. An der See ist, wie die praktische Erfahrung beweist, auch bei bedecktem Himmel zufolge der Reinheit der Seeluft und der starken Reflexion des weissen Strandsandes und des Meeresspiegels die Lichtwirkung noch so stark, dass empfindliche Augen dadurch geblendet werden und die Bräunung der Badegäste, wenn auch in etwas abgeschwächtem Masse, zustande kommt wie in der Sonne.

Die braune Pigmentierung der Haut ist das äusserlich sichtbare Kennzeichen der Sonnenwirkung. Das Pigment bildet sich aus dem Protoplasma der untersten, noch nicht verhornten Zylinderzellenschicht der Epidermis unter Einwirkung der chemischen Strahlen des Sonnenlichts; hier liegt auch der gelbe bis braune Farbstoff der das ganze Jahr hindurch unbekleideten Tropenbewohner. Man betrachtet diese Pigmentbildung als eine Schutzvorrichtung des Körpers gegenüber den deletären Wirkungen der Sonne, indem der braune Farbstoff die kurzwelligen ultravioletten Strahlen absorbiert und nur die leuchtenden und erwärmenden roten und gelben Strahlen des Spektrums hindurchlässt. Bei Luftballonfahrten fand Flemming[2]) (vgl. S. 52) in Höhen über 2500 m auffallend viel farbstoffbildende Spaltpilze; unter 18 überhaupt gefundenen Kokken- und Bazillenarten fanden sich 10 Farbstoffbildner (56 pCt.), welche grüngelbe und rotbraune Farben enthielten. Auch Flemming betrachtet dies als Schutzvorrichtung gegen die hier intensive, deletäre Einwirkung der Sonne.

Das Sonnenerythem (Eczema solare, Gletscherbrand) stellt eine in der Ausdehnung der Bestrahlung nach 4—5 Stunden auftretende gleichmässige Rötung und Schwellung der Haut dar, welche auf Druck empfindlich ist. Es gleicht der Verbrennung ersten Grades. Zur

---

1) Näheres s. bei Jul. Marcuse, Luft- und Sonnenbäder. Stuttgart 1907. S. 40.
2) Flemming, Ueber die Arten und die Verbreitung der lebensfähigen Mikroorganismen in der Atmosphäre. Zeitschr. f. Hyg. u. Infektionskrankheiten. Bd. 58. 1908. S. 370.

Exsudation und Blasenbildung kommt es gewöhnlich nicht. Nach
mehrtägigem Bestehen blasst die Rötung allmählich ab, lässt aber
wochenlang noch eine rötliche Verfärbung der Haut und leichte Ab-
schieferung der Epidermis erkennen. Das Erythem tritt immer nur
an entblössten Körperteilen (Gesicht und Händen) auf. Bei einer
Dame, welche auf den Rat einer Freundin wegen neuralgischer
Schmerzen in einem Kurort des Taunus auf einer Wiese das entblösste
rechte Knie 1 Stunde lang der Vormittagssonne ausgesetzt hatte,
bekam darauf ein mit der Kleidergrenze abschneidendes Sonnenerythem,
welches mehrere Tage bestand und am Gehen beträchtlich hinderte.
Bestrahlungen der entblössten, daher empfindlichen Haut sollten nur
für $^1/_4$—$^1/_2$ Stunde oder nur mit leichter Bedeckung gestattet werden.
Auch bei andauernder Bestrahlung mit elektrischem Bogenlicht sind
solche akuten Erytheme beobachtet worden.

Die Erwärmung der Haut durch die Sonnenstrahlen ist eine
beträchtliche. Rubner hat durch Versuche ermittelt, dass durch die
Sonnenstrahlung auf 1 qcm Haut in 1 Minute 0,6 bis 1,1 Gramm-
kalorien Wärme zugeführt werden, also etwa 20 mal mehr, als die
Haut durch Ausstrahlung verliert. Bei einer durchschnittlichen Körperoberfläche von 1,88 qm würde die dem nackten Körper in 1 Stunde
zugeführte Sonnenwärme, wenn alle Hautflächen gleichmässig bestrahlt
würden, im Mittel 5904 Kalorien betragen.

Beim bekleideten Menschen trifft der grösste Teil der Sonnenwärme die Kleidung, welche 1,8 qm Haut bedeckt. Der Grad der
Erwärmung der Kleider durch die Sonne ist, wie die Versuche von
Krieger[1]) gelehrt haben, nicht so sehr abhängig vom Stoff als vielmehr von der Farbe des Stoffes. Von den Geweben hat die grösste
Absorption für Wärmestrahlen Seidenzeug, demnächst Woll-Flanell,
Baumwolle und Leinen mit nur geringen Unterschieden. Dagegen
absorbieren schwarze Stoffe doppelt soviel Wärme wie weisse; es
folgen sich schwarz (208), blau (198), rot (168), dunkelgrün (168),
hellgrün (155), braungelb (140), hellgelb (102) und weiss (100). Aus
diesem Grunde tragen die praktischen Engländer in den Tropen weisse
oder hellgelbe Kleidung. In unserem gemässigten Klima ist es
namentlich die durch die Sonne erwärmte dunkelfarbige Kleidung und
die in den Kleiderschichten enthaltene warme Luft, welche uns den
sonnenhellen Tag als warm empfinden lässt und die Wärmeregulierung
der Haut dementsprechend beeinflusst.

Auf der schweisstreibenden Wirkung der Sonnenwärme beruht
vorzugsweise die heute noch übliche Anwendung der Sonnenbäder.

____

1) Zeitschr. f. Biologie. Bd. 5. 1869. S. 515.

Namentlich hat P. Grabley[1]), leitender Arzt des Kurhauses „Woltersdorfer Schleuse“ bei Berlin, dies Heilverfahren methodisch ausgebildet, indem er die durch 1 stündige Bestrahlung bis zur reichlichen Schweissabsonderung getriebene Erwärmung mit nachfolgender Abkühlung im lauen Bade von 32—22° C und kalten Abreibungen verbindet. Er will dadurch gute Resultate bei Fettleibigkeit, Gicht, chron. Gelenkentzündungen, Nephritis mit Oedemen und tertiärer Syphilis erzielt haben.

In allen Nordsee- und Ostseebädern, soviel ich wahrgenommen habe, gibt es gegenwärtig Vorrichtungen für Sonnenbäder. Meist sind es ausserhalb des Kurortes nahe dem Strande gelegene Gebäude mit Zellen zum Auskleiden, an welche sich ein 4 seitiger, von 2 m hohen Segeltuchwänden umschlossener Platz anschliesst. Vielfach befinden sich auch darin Handsegel zum Schutze des Kopfes, ferner Geräte zur Ausführung von Leibesübungen. Gewöhnlich wird der Aufenthalt darin bei sonnigem Wetter $\frac{1}{2}$ bis 1 Stunde fortgesetzt, bis zur eintretenden Schweissbildung. Es erscheint mir daher zweckmässig, über die Wirkung der Sonnenbäder noch nachzutragen, was bisher darüber ermittelt worden ist.

Die sorgfältigsten Beobachtungen hierüber verdanken wir Lenkei[2]), welcher mehrfache wertvolle Arbeiten über Sonnenbäder veröffentlicht hat. Die allgemeine Wirkung besteht darin, dass die Kranken danach sich erfrischt und gekräftigt fühlen. Nach den ersten Sonnenbädern stellte sich bei manchen Müdigkeit und Schlafbedürfnis ein, was auf eine beruhigende Wirkung der Bäder schliessen lässt. Hallopeau sah sogar (hysterische?) Neuralgien durch Bestrahlung schwinden. Nach Frankenhäuser's Untersuchungen[3]) wirkt die strahlende Wärme auf die Nervenendigungen der Haut reflexerregend ein, was möglicherweise mit der beträchtlichen Erwärmung der oberflächlichen Hautschichten im Zusammenhang steht.

Da mit zunehmender Erwärmung der Haut die Hautgefässe sich erweitern, so erklärt sich hieraus das Sinken des arteriellen Blutdrucks, welches Lenkei in 95 pCt. seiner 78 Fälle, im Mittel um 6,5 mm, eintreten sah. Die Pulsfrequenz vermehrte sich um 1 bis 10 Schläge in der Minute. Die Atmungsfrequenz nahm in 95 pCt. der Fälle um durchschnittlich 4 Atemzüge in der Minute ab,

---

1) Vortrag auf d. 5. internat. Kongr. zu Kolberg 1911. Bericht S. 279. Das Verfahren ist beschrieben S. 285.

2) Orvosi Hetilap 1904. Nr. 4—7; Refer. in Zeitschr. f. phys. und diätet. Therapie. Bd. 8. S. 3962. Ferner Origin.-Arbeiten in derselben Zeitschr. Bd. 9. S. 194. Bd. 11. S. 32 u. 654. Bd. 12. S. 269.

3) Zeitschr. f. physikal. u. diätet. Therapie. Bd. 7. Heft 7. 1904.

vertiefte sich aber dabei. Das Körpergewicht nahm im Verlauf der Sonnenbäder, wohl infolge des Wasserverlustes, im Mittel um 0,84 pCt. (d. h. bei 180 Pfd. um 1,5 Pfd.!) ab; allerdings ohne Einschränkung der gewohnten Lebensweise. Bei entsprechender diätetischer Behandlung würde die fortgesetzte Entwässerung des Körpers durch Sonnenbäder wahrscheinlich eine stärkere Fettabnahme zur Folge haben.

Wie man sieht, sind die bisherigen Erfolge der therapeutischen Verwertung des Sonnenlichts nicht sehr grosse. Abgesehen von der Bedeutung des Sonnenlichts für das Leben und Gedeihen in der Natur erscheint mir die Einwirkung auf die Psyche und damit auf das Nervensystem des Menschen, insbesondere auf die Psychoneurosen, als die hervorragendste und wichtigste Wirkung. Hierin stehen aber die Kurorte des Mittelländischen Meeres (Riviera di Ponente und di Levante, Abbazia, Ajaccio, Sorrento), welche viel Sonne und reizende landschaftliche Schönheiten der Umgebung besitzen, obenan.

Alle übrigen bisher bekannt gewordenen Wirkungen des Sonnenlichts, die bakterizide, die erwärmende und schweisstreibende, sind auch durch andere Heilmittel zu erreichen.

B. Das Seebad.

Das Baden in der See stellt die ursprüngliche Form der Benutzung der Kurorte an der Meeresküste zu Heilzwecken dar. Die uralte Bezeichnung dieser Kurorte als „Seebad" beweist, dass man früher in dem Baden den Hauptanteil an der Heilwirkung der Seekurorte erblickte. Wenn auch die fortschreitende Erfahrung und Wissenschaft zu der Erkenntnis geführt hat, dass wir in der Seeluft ein viel mächtigeres Heilmittel besitzen, welches jedem Kurgaste meist unbewusst und fast ununterbrochen zuteil wird, so stellt doch andererseits das Seewasserbad ein so eindringliches und mächtiges Heilagens dar, dass es der Mehrzahl der Kurgäste als die Hauptsache imponiert und jedenfalls die Seeluftwirkung bei vielen Leiden wirksam unterstützt.

Bei der Wirkung eines jeden Wasserbades kommen 3 Eigenschaften des Wassers in Betracht:

1. der Wärmegrad,
2. die Bestandteile des Wassers und
3. der Bewegungsgrad.

Kapitel I.

Der Wärmegrad des Seewassers.

Die Wärme des Meeres ist im Allgemeinen von denselben Einflüssen abhängig, wie die Wärme der Luft und der Erdoberfläche, nämlich von der geographischen Lage oder, was dasselbe besagt, von dem Lageverhältnis zur Sonne, dem einzigen Wärmequell der jetzigen Erde. Je näher dem Aequator, desto wärmer sind Luft, Erde und Wasser. Der atlantische Ozean und das mittelländische Meer haben daher wärmeres Wasser als Nord- und Ostsee. Auch hinsichtlich der Jahres- und Tageszeit zeigt die Wärme des Meerwassers ganz ähnliche Schwankungen, wie diejenige der Luft. Die Verschiedenheiten, welche in dieser Beziehung zwischen Erde, Luft und Wasser bestehen, sind durch die physikalischen Eigenschaften dieser drei Naturkörper bedingt. Die Oberfläche des Meeres erwärmt sich viel langsamer als die feste Erdoberfläche und die Luft; ebenso strahlt die Oberfläche des Meeres ihre Wärme langsamer in die Luft aus, als das Land. Die täglichen und jährlichen, durch den Stand der Sonne hervorgerufenen Wärmeveränderungen gehen also im Meere langsamer vor sich und sind von nicht so grosser Ausdehnung wie auf dem Festlande. Auch tritt der Zeitpunkt der höchsten und der niedrigsten Erwärmung im Meere viel später ein als in Luft und Erde. Während in den Flüssen und kleineren Binnenseen des Festlandes der Wärmegrad sich regelmässig und annähernd gleichzeitig mit der Luftwärme ändert und seinen höchsten Stand in den Monaten Juni und Juli zeigt, so ist das Wasser der Nord- und Ostsee erst in den Monaten Juli und August (in Helgoland sogar erst im August und September) am wärmsten, aber hinsichtlich des Grades der Erwärmung überhaupt kühler als das Wasser des Binnenlandes. Ebenso erreicht das Meer seinen niedrigsten Wärmegrad im Winter später, erst im Monat Januar, und sinkt nur selten unter Null Grad, jedenfalls nicht so tief wie die Luftwärme des Festlandes.

Auf die Wärme des Meeres haben, ausser dem Stande der Sonne, auch Meeresströmungen und das Lageverhältnis des Badeortes zum Festlande Einfluss.

In die Nordsee dringt von Westen und Nordwesten her atlantisches Wasser in breitem Strome ein (vgl. S. 5). Dieser Strom, welcher der niederländischen und deutschen Küste entlang nordostwärts verläuft, führt salzreiches ($35^0/_{00}$), im Sommer relativ kühles, im Winter verhältnismässig warmes Wasser mit sich und ist in erster Linie für Grad und Verteilung von Temperatur und Salzgehalt in der Nordsee bestimmend (Alfr. Merz). Diese enge Angliederung der Nordsee an den Ozean drückt sich auch in ihren Gezeiten aus. Die Flutwellen dringen, wie die Meeresströmungen, vom Norden und Südwesten her in die Nordsee vor und verfolgen gleiche Wege wie jene; dabei nimmt die Höhe der Flutwelle allmählich ab. An der englischen Küste erreicht sie eine Höhe bis zu 7 m, an der deutschen Nordseeküste nur noch von 2—3 m und an der dänischen und norwegischen Küste noch weniger.

Die Ostsee erhält von der Nordsee durch den Grossen Belt einen Zustrom salzreichen Wassers, welcher sich spezifisch schwerer in der Tiefe ostwärts fortbewegt, aber die Temperatur der Ostsee kaum beeinflusst. Dagegen dürfte der Zufluss ausserordentlich zahlreicher Festlandströme, welche wärmeres Süsswasser führen, die Temperatur der Ostsee im Bereich der Küsten etwas erhöhen. Da die Ostsee keine Ebbe und Flut hat, so macht sich der erwärmende Einfluss des Festlandes auf das Küstenwasser, zumal in Buchten, deutlich geltend.

Ueber den Gang der Erwärmung der Nord- und Ostsee in den einzelnen Jahreszeiten geben die fortlaufenden Messungen der Wasserwärme Aufschluss, welche teils von der „Kommission zur Untersuchung der deutschen Meere[1]“ im Bereich der Küsten, teils von den Badeverwaltungen[2]) während der Sommersaison in den einzelnen Kurorten der Nord- und Ostsee ausgeführt worden sind.

Jahresunterschied der Wasserwärme
(in 10jährigem Durchschnitt).

In der Nordsee.

	bei Sylt	Helgoland	Weser-Aussen-leuchtschiff	Borkum
Niedrigster Wärmegrad:	— 1,7°	+ 1,8°	+ 2,3°	+ 1,5°
Höchster Wärmegrad:	+ 20,6°	+ 18,0°	+ 18,7°	+ 18,2°
Jahresunterschied:	22,3°	16,2°	16,4°	16,7°

In der Ostsee.

	Laboe (Kiel. Bucht)	Trave-münde	Warne-münde	Darsser Ort	Lohme (Rügen)	Hela
Niedrigst. Wärmegrad:	+ 0,5°	+ 0,1°	+ 0,3°	— 1,07°	— 0,65°	— 0,8°
Höchster Wärmegrad:	+ 21,7°	20,6°	19,0°	+ 20,0°	+ 17,66°	+ 21,9°
Jahresunterschied:	21,2°	20,5°	18,7°	21,1°	18,3°	22,7°

In der Nordsee muss man deutlich zwei in der Wärme verschiedene Hälften unterscheiden, nämlich südwestlich von Helgoland und nördlich von Helgoland. Die südwestliche Hälfte, welche Borkum, Norderney, Juist, Langeoog, Spikeroog, Wangeroog und Helgoland umfasst, zeigt deutlich ozeanischen Einfluss: wärmeres Wasser im Winter, kühleres im Sommer, als in der nördlichen Hälfte (Amrum, Wyk, Sylt). Das Meerwasser ist bei Borkum im Winter um 3,2° wärmer als bei Sylt, im Sommer dagegen um 2,4° kühler als bei Sylt.

Auch in der Ostsee kann man zwei durch die dänischen Inseln und Warnemünde begrenzte Hälften unterscheiden: die westliche kleinere, eng vom Festland umschlossene hat Dank dem kontinentalen Einflusse

---

1) IV. Bericht, Kiel 1884. — V. Bericht, Kiel 1887. Weitere Berichte sind nicht mehr im Buchhandel erschienen, sondern nur als Manuskript vorhanden.

2) Den zahlreichen Badeverwaltungen, welche mich durch freundliche Auskunft wirksam unterstützt haben, spreche ich auch an dieser Stelle meinen aufrichtigen Dank aus.

sowohl im Winter, als auch im Sommer etwas wärmeres Wasser, als
die in der östlichen Hälfte am offenen Meere liegenden Kurorte. So
beträgt der Unterschied zwischen Travemünde und Lohme (Rügen) im
Sommer 3,0°, im Winter 0,8°. Da die Ostsee geringere Wasserbe-
wegung hat, als die Nordsee, so kommt hier auch der erwärmende
Einfluss der Sonne, wie bei Binnenwässern des Kontinents, zur
Geltung. So berichtet A. Hennig[1]) von dem Ostseebade Cranz bei
Königsberg während der 4 Sommermonate ein tägliches regelmässiges
Ansteigen der Wasserwärme von morgens früh bis gegen 5 Uhr nach-
mittags um 1,3° bis 1,9°. Es betrug die **Wasserwärme in Cranz**
nach 10jährigem Durchschnitt:

Im Monat	Juni	Juli	August	September
	Grad	Grad	Grad	Grad
morgens	13,1	16,5	17,5	15,0
mittags	14,1	17,6	18,5	15,8
nachmittags	15,0	18,2	19,0	16,3
Zunahme um	1,9	1,7	1,5	1,3

Für das Baden in der See kommen für die deutschen Meere nur
die Sommermonate in Betracht. Die in den Badeanstalten der
Kurorte ausgeführten Messungen der Wasserwärme sind nur schwer
miteinander zu vergleichen, weil sie nicht mit übereinstimmenden In-
strumenten, in verschiedener Tiefe, in verschiedener Entfernung vom
Strande und häufig auch zu ungleichen Tagesstunden ausgeführt werden.
Dazu kommt noch der Einfluss der Sonne, welche in dem ruhigen
Küstenwasser der Ostsee, wie die Beobachtungen in Cranz erweisen,
ganz erhebliche Schwankungen der Wasserwärme zu den verschiedenen
Tagesstunden herbeiführen kann.

Besser vergleichbar sind die Ergebnisse der Messungen der „Kommission zur Untersuchung der deutschen Meere", welche stets
in einiger Entfernung von der Küste, in abgemessener Tiefe, mit
wissenschaftlich geprüften Thermometern ausgeführt wurden. Im Durchschnitt der 10 Jahre von 1877 bis 1886[2]) betrug die Wasserwärme
der Nord- und Ostsee in den 4 Bademonaten, wie folgt:

---

1) A. Hennig, Die wissenschaftliche und praktische Bedeutung der Ostseebäder. Leipzig 1906. S. 39.
2) Neuere Messungen waren mir trotz vielfacher Bemühungen, auch beim
Königlichen Institut für Meeresforschung, nicht zugänglich.

Messungs-Station	Juni			Juli			August			September		
	Niedrigst. Grad	Höchster Grad	Mittel	Niedrigst. Grad	Höchster Grad	Mittel	Niedrigst. Grad	Höchster Grad	Mittel	Niedrigst. Grad	Höchster Grad	Mittel
Nordsee. Nördliche Hälfte.												
Sylt	12,0	19,0	**15,9**	15,15	19,5	**17,1**	15,4	20,2	**17,5**	12,6	17,8	**15,2**
Wyk-Föhr . .	13,0	18,5	**15,7**	15,5	20,7	**18,1**	15,0	20,5	**17,6**	12,9	17,5	15,2
Nordsee. Südwestliche Hälfte.												
Helgoland . .	10,5	14,7	**12,5**	13,9	16,8	**15,5**	16,4	18,0	**17,3**	15,0	17,1	**16,3**
Wangeroog[1] .	11,2	15,4	**13,3**	15,2	17,6	**16,4**	16,6	18,4	**17,5**	15,5	17,8	**16,7**
Borkum . . .	12,3	16,0	**14,0**	15,3	18,1	**16,7**	16,8	18,9	**17,7**	14,5	17,7	**16,4**
Ostsee. Westliche Hälfte.												
Friedrichsort[2] .	12,4	19,2	**15,8**	14,8	21,5	**18,0**	15,7	20,7	**18,1**	14,5	18,3	**16,3**
Travemünde . .	11,8	17,9	**15,9**	14,5	19,9	**17,3**	14,9	19,0	**17,2**	13,4	17,2	**15,5**
Warnemünde .	12,3	17,3	**14,8**	15,9	18,9	**17,4**	16,3	18,4	**17,4**	13,54	17,2	**15,5**
Ostsee. Oestliche Hälfte.												
Darsser Ort . .	11,6	18,6	**14,7**	14,2	19,5	**17,0**	14,1	18,8	**16,5**	11,0	17,0	**14,4**
Lohme, Rügen .	11,4	16,4	**14,0**	15,5	17,5	**16,1**	14,6	17,3	**16,1**	13,0	16,6	**15,0**
Hela	10,8	18,5	**14,6**	15,0	21,4	**18,1**	15,2	20,4	**17,7**	12,1	18,94	**15,7**

In der Nordsee haben Sylt und Wyk im Monat Juni um 2,5⁰
wärmeres Wasser als die Badeorte zwischen Helgoland und Borkum;
auch im Monat Juli ist es noch um 1,4⁰ wärmer. Erst im Monat
August wird die Wärme des Seewassers bei allen Badeorten längs
der deutschen Nordseeküste gleich und erreicht hier überhaupt seinen
höchsten Grad im Jahre (17,5⁰ im Durchschnitt). Im September
hingegen tritt das umgekehrte Verhältnis ein; es wird das Wasser
bei Sylt und Wyk um durchschnittlich 1,3⁰ kälter als in der südwest-
lichen Hälfte.

In der Ostsee sind die Schwankungen der Wasserwärme
innerhalb eines Monats, wenn man den niedrigsten und den höchsten
Wärmegrad vergleicht, erheblich grösser als in der Nordsee. Noch
besser veranschaulicht dies eine Zusammenstellung der Grösse der
Schwankungen an je 3 Punkten der beiden Meere.

1) Weser-Aussenleuchtschiff bei Wangeroog.
2) Laboe, am Eingang der Kieler Bucht.

Die Grösse der monatlichen Schwankungen der Wasserwärme.

	Juni Grad	Juli Grad	August Grad	September Grad	Summe der Schwankungen Grad
Nordsee.					
Sylt	7,0	4,4	4,8	5,2	21,4
Helgoland	4,2	2,9	1,6	2,1	10,8
Borkum	3,7	2,8	2,1	3,2	11,8
Ostsee.					
Friedrichsort . . : . .	6,8	6,7	5,0	3,8	22,3
Darsser Ort.	7,0	5,3	4,7	6,0	23,0
Hela	7,7	6,4	5,2	6,1	25,0

Die östlich von Warnemünde gelegene Ostsee hat durchschnittlich
um 1—2° kühleres Wasser in der Sommersaison, als die westliche
Hälfte. Namentlich zeigt die nordöstliche Station Hela an der Danziger
Bucht auch die grössten monatlichen Schwankungen der Wasserwärme.
Rechnet man hinzu die in der Sommersaison noch hinzukommenden
täglichen Wärmeschwankungen, welche, wie Hennig für das
benachbarte Cranz nachgewiesen hat (S. 118), 1,3—1,9° betragen können,
so wird es einleuchtend, dass man bestimmte Temperaturtypen für
das Wasser der preussischen Ostseeküste kaum aufstellen kann.

Betrachtet man 15° C. als die niedrigste Temperatur, bei
welcher gebadet werden kann, zumal im Beginn einer Badekur,
so wird man in Sylt, Amrum und Wyk durchschnittlich etwas früher,
etwa Mitte Juni, anfangen können zu baden, muss aber auch früher,
etwa Mitte September, aufhören. In Helgoland, Wangeroog, Norderney
und Borkum kann man erst Anfang Juli mit dem Seebade beginnen,
hat aber in der Regel noch bis Ende September eine erträgliche
Wasserwärme von 15—17,5°.

In der Ostsee wird der zum Beginn einer Badekur geeignete
Wärmegrad fast überall bereits Mitte Juni erreicht. Im Monat Juli
steigt die Wasserwärme um 2—2,5° und erreicht hier durchschnittlich
ihren höchsten Stand von 18—19° und darüber. Im August kühlt
es sich bereits etwas ab und wird in der westlichen Hälfte der
Temperatur des Nordseewassers gleich, in der grösseren östlichen
Hälfte dagegen um 1° kälter. Im September schreitet die Abkühlung
weiter fort, so dass die Wasserwärme derjenigen von Sylt und Wyk
gleicht, während das Nordseewasser südlich von Helgoland noch um
1° wärmer ist.

Grossen Einfluss auf die Wärmeverteilung in der Ostsee hat auch
die geographische Lage der einzelnen Stationen. So zeigen

die an Buchten und Einschnitten der Küste liegenden Orte, z. B.
Friedrichsort an der Kieler Bucht und Hela an der Danziger
Bucht, den Einfluss der Landwärme darin, dass ihr Seewasser im
Monat Juli und August nicht nur die höchste Wärme in der ganzen
Ostsee erreicht, nämlich 21,7° und 21,6°, sondern auch die grössten
Schwankungen der Wasserwärme aufweist, nämlich um 6,7° bzw. 6,4°.
Sie zeigen somit ein ähnliches Verhalten, wie die Binnenseen und
Flüsse des Festlandes.

Umgekehrt weisen die am weitesten von der Festlandküste entfernten Orte Darsser Ort und Lohme, welche die nördlichsten
Punkte der preussischen Küste bilden und auf einer schmalen Landzunge halbwegs zwischen der mecklenburgischen und schwedischen
Küste liegen, sowohl die niedrigste Wasserwärme im Sommer,
als auch die geringsten Schwankungen der Wasserwärme
auf. Es beträgt die Durchschnittswärme (von 10 Jahren) im Juli
17,0° bzw. 16,1° und im August 16,5° bzw. 16,1° und die Schwankung
im Juli 5,3° bzw. 2,0°, im August 4,7° bzw. 2,7°. Darsser Ort
und namentlich Lohme auf Rügen besitzen somit reine seeklimatische Verhältnisse der Wasserwärme, welche denjenigen
von Sylt, Helgoland und Borkum entsprechen, mit dem einzigen
Unterschiede, dass die Nordsee im August noch um 1° wärmer ist[1]).
Ja, es hat Lohme von allen Nordsee- und Ostseestationen
im Juli und August nächst Helgoland das kälteste Wasser
und die geringsten Schwankungen der Wasserwärme.

Die Wasserwärme anderer Meere.

Den Temperaturverhältnissen der Nordsee und Ostsee am ähn-
lichsten verhält sich das Schwarze Meer. In den Seebädern an
der russischen Nord- und Ostküste schwankt nach Dimitriew[2])
während der Sommersaison die Wasserwärme zwischen 15° und 18° C.,
also ungefähr in den Grenzen wie in der Nordsee. Auch der Salzgehalt entspricht demjenigen der Ostsee.

Von grosser klimatischer Bedeutung für das westliche Europa
und für die Wärme der Nordsee sind die Temperaturverhältnisse des
Atlantischen Ozeans. Seine grösste Wärme hat der Ozean im
Golf von Guinea, an der Westküste Afrikas unter dem 5. Grade

---

1) Leider besitze ich von beiden Orten keine meteorologischen Aufzeichnungen,
um beurteilen zu können, ob auch die Luftwärme des gleiche Verhalten zeigt.
Nur der benachbarte Badeort Wustrow (vergl. S. 11) besitzt ähnliche seeklimatische
Eigenschaften.

2) Nach L. Pinsker, Die See- und Limanbäder von Odessa. Jahrb. f. Balneologie. 10. Jahrg. 1880. S. 8.

nördlicher Breite gelegen, mit 28,6° C. Von hier aus wendet sich die warme Meeresströmung nordwestwärts zum Golf von Mexiko, woselbst sie unter 20° nördlicher Breite noch eine Temperatur von 25° C. hat. Dieser warme „Golfstrom" wendet sich von hier aus nordostwärts an der Ostküste Nordamerikas entlang schräg durch den Ozean an Irland und Norwegen vorbei bis an das nördliche Eismeer. In Folge von kalten Gegenströmungen, entstanden durch das Schmelzen nordischer Eisberge, weniger durch klimatische Einflüsse, kühlt sich der Ozean dabei von Breitengrad zu Breitengrad merklich ab. So beträgt seine Wärme in 30° nördlicher Breite im Jahresdurchschnitt nur noch 21,5° C., in 40° nördlicher Breite 17,4° C. und in 50° nördlicher Breite, welcher Breitengrad durch den englisch-belgischen Kanal geht, noch 11,8°. Die jährliche Schwankung der Ozeanwärme bewegt sich in den engen Grenzen von 1,1—1,3°. Diese durch den Golfstrom mitgeführte Wärme hat zur Folge, dass die Ländergebiete an der Westküste Norwegens, Englands und Frankreichs nicht nur einen verhältnismässig kühlen Sommer, sondern auch einen sehr milden Winter haben. Längs der Westküste Schottlands ist das Wasser im jährlichen Durchschnitt im Sommer um 1°, im Winter um etwa 3° C. wärmer als die atmosphärische Luft, welchem Umstande Schottland sein mildes Winterklima verdankt.

An den Küsten des europäischen Festlandes ist das Wasser des atlantischen Ozeans unter dem Einfluss des Festlandes im Sommer offenbar wärmer. Denn nur so ist es zu erklären, wenn Robin und Binet[1]) auf Grund von Messungen in den Seebadeanstalten als Sommertemperatur im Kanal 18° und an der französischen Westküste bis zum biskayischen Meerbusen 22—23° C. angeben.

In 30 Seemeilen (55 km) Entfernung der Küste dieses Meeresbusens fand Hautreux an der Meeresoberfläche als Jahresminimum 11° C. und als Maximum im Hochsommer 19° C.

Vom Mittelländischen Meere liegen nur genauere Messungen der Wasserwärme aus Abbazia[1]) am Adriatischen Meerbusen vor. Hier betrug nach mehrjährigen Messungen die mittlere Wärme des Meeres an der Küste im Monat

Januar . . .	7,3° C	Mai	17,8° C	September	20,1° C
Februar . .	7,5°	Juni	23,1°	Oktober . .	16,1°
März	9,4°	Juli	26,5°	November .	12,5°
April	13,3°	August . .	25,2°	Dezember .	9,5°

---

1) J. Glax, Abbazia als klimatischer Kurort und Seebad. Zeitschr. f. Balneol. 1. Jahrg. Nr. 7 (S.-A.). S. 4.

Die Höhe der Wasserwärme an der Küste von Abbazia schreitet
also konform mit der Luftwärme von Monat zu Monat fort, erreicht
ihren Höhepunkt in den 3 Hochsommermonaten Juni, Juli und August
und fällt dann vom September ab allmählich wieder ab. In der Hochsaison ist demnach das Seebad in Abbazia ein angenehm lauwarmes,
welches einen längeren Aufenthalt im Wasser gestattet.

In den noch südlicher gelegenen Badeorten, zumal mit sehr
flachem, sandigem Strand, wie am Lido in Venedig und in Cirkvenice
an der kroatischen Küste, erreicht die Wasserwärme schon anfangs
April 15° C und zeigt diesen Wärmegrad noch im November. In
der Hochsaison soll in den südlichsten Badeorten Europas die Erwärmung des Wassers 31° C erreichen[1].

Kapitel II.

Die Bestandteile des Seewassers.

Das Meerwasser besitzt zum Unterschied von dem Süsswasser
der Flüsse und Binnenseen einen ziemlich erheblichen Gehalt an
Salzen, unter welchen die Chlorverbindungen (Kochsalz) bedeutend
überwiegen. Der Geschmack des Seewassers ist daher salzig. Der
„Salzgehalt“ umfasst die Gesamtheit der im Meerwasser gelöst enthaltenen anorganischen Salze. Für Badezwecke wird gewöhnlich diese
Gesamtheit der im Meere enthaltenen Salze, nicht bloss der Gehalt
an Kochsalz in Rechnung gezogen. Die chemischen Analysen der
Neuzeit, welche A. Hennig[2] zusammengestellt hat, ergeben für die
einzelnen Meere erhebliche Unterschiede im Salzgehalt.

Es beträgt hiernach der Gehalt an Salzen in einem Liter Meerwasser:

im Mittelländischen Meere . .	37,0—48,0 g
„ Adriatischen Meere . . .	35,3—45,2 g
„ Atlantischen Ozean . . .	32,6—38,7 g
in der Nordsee	31,0—34,0 g
„ „ Ostsee	6,2—17,0 g
im Schwarzen Meere . . .	10,4—17,6 g
„ Asowschen Meere	11,8 g
„ Kaspischen Meere. . . .	6,2—14,0 g

1) J. Glax, Seebad und Seeklima. Zentralbl. f. Thalassotherapie. 1909.
1. Jahrg. S. 217.
2) A. Hennig, Vergleichende Analyse des Wassers verschiedener Meere.
Verhandl. d. IV. internat. Kongr. f. Thalassother. zu Abbazia. 1908. S. 248.

Die doppelten Zahlen in vorstehender Uebersicht bedeuten, dass der Salzgehalt der Meere an verschiedenen Stellen und auch zu verschiedenen Zeiten verschieden gross ist. In südlichen Breiten erhöht die gesteigerte Wasserverdunstung die Konzentration, so im Mittelländischen und Roten Meere. In anderen Meeren wirkt der in den Jahreszeiten wechselnd starke Zufluss von Süsswasser aus grösseren Flüssen verdünnend auf den Salzgehalt des Meerwassers, so in der Ostsee und im Schwarzen und Asowschen Meere.

In der Nordsee, welche im Südwesten offenen Zufluss vom Atlantischen Ozean hat, an der deutschen Küste den Süsswasserzufluss vom Rhein, der Ems, der Weser und der Elbe aufnimmt und im Nordosten durch das Kattegat und den Grossen und Kleinen Belt mit der salzärmeren Ostsee in Verbindung steht, ist der Salzgehalt in der nördlichen Hälfte um ein geringes schwächer als in der südlichen. Nach den Messungen der Kommission zur Untersuchung der deutschen Meere[1]) betrug der Salzgehalt während der vier Monate Juni, Juli, August und September:

bei Sylt . . . . 31,4—33,0 g in 1 Liter
„ Helgoland . . 32,4—34,1 g „ 1 „
„ bei Borkum . . 32,6—33,7 g „ 1 „

Für die Badewirkung sind derartige Unterschiede offenbar ganz belanglos.

In der Ostsee ist die Wasserverdunstung der niedrigen Luftwärme wegen nur gering, aber der Süsswasserzufluss aus 40 grösseren und kleineren Flüssen, zumal im Frühjahr und Herbst, erheblich. Seewasser mit etwa 32 g im Liter Salzgehalt dringt aus Nordwesten von der Nordsee durch den Grossen und Kleinen Belt in breitem Strome in die Ostsee, senkt sich dabei, weil spezifisch schwerer, zu Boden und breitet sich ostwärts weiter aus. Mit dem Oberflächenwasser mischt es sich nur teilweise. Hierdurch erklärt es sich, dass der Salzgehalt der Ostsee, bis zu 5 m Tiefe gemessen, auf der kurzen Strecke von Fühnen bis Friedrichsort um 7,5 pM. abnimmt. Diese Abnahme schreitet dann ostwärts noch weiter fort infolge der Zumischung von Flusswasser.

Nach dem Ergebnis der dreijährigen Messungen der „Kommission zur Untersuchung der deutschen Meere“ betrug der Salzgehalt im Liter während der Sommermonate Juni, Juli, August und September:

bei Friedrichsort . . . . . 12,6—17,0 g
„ Travemünde . . . . . 10,5—13,6 g

____

1) IV. Bericht. Kiel 1884. — V. Bericht. Kiel 1887.

bei Warnemünde . . . . . . 9,5—13,0 g
„ Darsser Ort . . . . . 8,7—11,3 g
„ Lohme (Rügen) . . . . 8,2— 8,7 g
„ Hela (Danziger Bucht) . . 6,2— 7,6 g

Noch weiter nordostwärts an der Küste Finnlands ist das Wasser so salzarm, dass es bisweilen von Tieren und Menschen getrunken wird. An der schwedischen Küste soll der Salzgehalt je nach der Jahreszeit, der Windrichtung und den Strömungen erheblich schwanken.

Das Schwarze Meer hat, ähnlich wie die Ostsee, nur an der Südwestecke durch den Bosporus Zufluss von salzreichem Mittelmeerwasser, daneben aber den Zustrom mehrerer grosser Flüsse (Donau, Dnjepr). Der Salzgehalt ist daher in der Umgebung der Flussmündungen geringer (8—10 pM.), in grösserer Tiefe (90 m) um 8—12 pM. grösser und in der Nähe des Bosporus am grössten (17,6 g im Liter).

Im Mittelländischen Meere wird der verdünnende Zustrom zahlreicher Flüsse und des salzärmeren Wassers des Schwarzen Meeres reichlich aufgewogen durch die während der wärmeren Jahreszeit andauernde starke Verdunstung von Wasser. Auch durch die Meerenge von Gibraltar dringt salzärmeres atlantisches Wasser als Oberflächenstrom in das Mittelmeer; dasselbe bewegt sich hauptsächlich längs der afrikanischen Küste, während in der Tiefe der Meerenge salzreiches Mittelmeerwasser in den Ozean abfliesst. Daher schwankt der Salzgehalt an den verschiedenen Punkten der Mittelmeerküste nach Mulder von 37,0 bis 48,0 g im Liter.

Etwas weniger ausgiebig sind die Schwankungen im Adriatischen Meere, welches bei starker Wasserverdunstung im Sommer nur mässigen Süsswasserzufluss, ausschliesslich auf der italienischen Seite, vom Po und zahlreichen kleineren Flüssen hat. Der Salzgehalt dieses Meeresabschnittes beträgt 35,3—45,2 g im Liter.

Vom Atlantischen Ozean liegen einige Analysen aus Bädern an der französischen Küste und der englischen Seite des Kanals vor, deren Ergebnisse in nachfolgender Tabelle enthalten sind.

Diese Tabelle entnehme ich der Darstellung von A. Hennig[1], mit der Einschränkung, dass ich das Asowsche und Kaspische Meer, welche für Badezwecke kaum in Betracht kommen, fortlasse und dafür das Adriatische Meer, welches wichtige Badeplätze enthält, einschalte.

---

1) Verhandl. d. IV. internat. Kongr. f. Thalassotherapie 1908 zu Abbazia. S. 259.

Bestandteile	Nordsee			Ostsee		
	Minimum	Maximum	Mittel	Minimum	Maximum	Mittel
Chlornatrium	19,8	24,5	22,2	3,5	15,7	9,6
Chlormagnesium	1,7	8,2	4,9	0,2	4,6	2,5
Chlorkalium	0,3	1,0	0,7	0,1	0,2	0,1
Schwefelsaurer Kalk	0,1	1,8	0,9	0,2	0,7	0,5
Schwefelsaures Magnesium	0,2	4,4	2.3	0,004	1,0	0,5
Bromsalze	Spur	1,3	0,6	0,001	0,07	0,04
Jodsalze	Spuren		—	Spuren		—
Feste Bestandteile *)	25,4	36,7	31,1	4,4	22,3	13,3
Davon Chlorsalze	21,8	33,7	27,8	3,9	20,5	12,2

*) Die festen Bestandteile werden durch Abdampfen bestimmt. Ihre Menge entspricht daher nicht durchweg der Summe der durch die Analyse gefundenen bzw. berechneten Salze.

Man muss unter den Bestandteilen des Seewassers unterscheiden zwischen regelmässigen und unregelmässigen Stoffen. Zu den regelmässigen gehören die Chlorverbindungen, welche den Hauptbestandteil ausmachen; ihre Menge beträgt im Adriatischen Meer 85 pCt. der festen Bestandteile, im Atlantischen Meere und der Nordsee 89 pCt., im Mittelländischen Meere 90 pCt. und in der Ostsee 91 pCt. Sie sind die Ursache des salzigen Geschmacks, welcher das Seewasser vom Süsswasser der Flüsse und Binnenseen unterscheidet.

Die übrigen anorganischen Salze, die schwefelsauren und kohlensauren Alkalien und Erden, sind in so geringer Menge im Meerwasser enthalten, dass ihnen ein wesentlicher Einfluss auf die Wirkung des Seebades kaum zugesprochen werden kann.

Zu den unregelmässigen Bestandteilen des Meerwassers gehören die Brom- und Jodsalze. Da diese Substanzen Mitglieder unseres Arzneischatzes sind, so erklärt sich auch die Neigung einiger Badeärzte, den Brom- und Jodsalzen da, wo sie gefunden wurden, einen hervorragenden Anteil an der Heilwirkung ihres Kurortes zuzuschreiben. Der Verwertung solcher Befunde in gedachtem Sinne stehen jedoch schwere Bedenken gegenüber. Jod und Brom ist bis jetzt nur an einzelnen Stellen der Meeresküsten und auch meistens nur zeitweis gefunden worden, zuweilen mit nicht einwandfreien Methoden (Spektralanalyse) und oft in nicht wägbarer Menge (Spuren).

In 1 Liter Wasser sind enthalten:

Schwarzes Meer			Atlantischer Ozean			Mittelländisches Meer			Adriatisches Meer		
Minimum	Maximum	Mittel	Minimum	Maximum	Mittel	Minimum	Maximum	Mittel	Minimum	Maximum	Mittel
8,4	14,0	11,3	22,9	29,1	26,0	21,3	48,5	34,9	29,1	30,6	29,8
0,3	1,8	1,0	0,5	5,8	3,2	0,3	1,1	0,7	2,5	5,6	4,0
0,03	0,2	0,1	0,1	1,3	0,7	2,6	10,0	6,3	0,8	1,08	1,04
0,1	0,5	0,4	0,2	1,7	0,9	0,2	4,5	2,3	0,5	4,5	2,5
0,7	1,5	1,1	0,7	6,5	3,6	0,6	7,8	4,2	1,9	2,8	2,3
Spuren		0,0042	0,02	2,4	1,2	0,18	2,0	1,09	0,49	0,75	0,62
Spuren		0,0087	Spur	0,133	0,65	Spur	2,0	1,0	Spuren		
10,4	17,6	14,0	27,7	39,3	33,5	25,8	67,0	46,4	35,3	45,2	40,6
8,7	16,0	12,4	23,5	36,3	29,9	24,2	59,6	41,9	32,4	37,3	34,8

In der Ostsee ist nur an der russischen Ostseeküste von C. Schmidt und A. Goebel jun. bei Pernau Brommagnesium 0,01 g pro Mille und in der Bucht von Hapsal und in Chudleigh bei Narwa Bromnatrium je 0,03 g pro Mille gefunden worden. Ob die genannten Orte Kurorte sind, ist mir nicht bekannt.

Ebenso sind in der Nordsee nur zweimal Jod und Brom gefunden worden, nämlich nach Lindemann[1]) von einem ungenannten Chemiker auf Helgoland 1,09 g Bromnatrium und von dem Chemiker Dusmenil bei Föhr Spuren von Brom und Jod.

Im Kanal haben fast alle Chemiker Brommagnesium und Bromnatrium in Spuren bis zu 0,114 g im Liter nachweisen können. Bisweilen wurden auch Jodsalze, sowie Spuren von Eisen und Phosphorsäure gefunden. Von irgendwelcher Bedeutung für die Balneotherapie und die Klimatotherapie von Ostende, für Hastings, Boulogne und Trouville sind sie wohl nicht.

Im Atlantischen Ozean an der Westküste Frankreichs hat nur Fauré[2]) in Arcachon Spuren von Brom- und Jodsalzen gefunden, als deren Quelle Lalesque den fast beständig das Ufer bedeckenden Seetang ansieht. Der Nachweis im Wasser gelang nur spektroskopisch.

Etwas ausgiebiger waren die Befunde, namentlich von Bromsalzen, im Mittelländischen Meere. In Cette an der französischen Mittelmeerküste konnte der Chemiker Usiglio bereits im Jahre 1849 im Wasser der Küste 0,556 g im Liter Bromnatrium neben Spuren

---

1) Lindemann, Das Nordseebad Helgoland. Berlin 1889. S. 45.
2) Lalesque, Arcachon, ville d'été, ville d'hiver. Paris 1886. p. 182.

von Jodkalium und Natrium nachweisen. An der Küste von Marseille sollen sogar 0,72 g desselben Salzes gefunden worden sein[1]). Noch ausgiebiger war das Adriatische Meer. In Abbazia fand Buchner 0,52 g Bromnatrium[2]), in Spalato der Chemiker Vierthaler 0,495 g Bromnatrium und in Lido bei Venedig ein ungenannter Chemiker 0,75 g Jodkalium sowie Spuren von Jodnatrium. Auch an der griechischen Küste, 2 Stunden vom Hafen von Athen Piraeus (Pireos), sollen (nach Hennig) 0,5357 g Brommagnesium durch die Analyse ermittelt worden sein.

Somit ist am häufigsten Bromnatrium (8 mal) in Mengen bis zu 0,72 g im Liter, nächstdem Brommagnesium (3 mal) in Mengen bis zu 0,54 g nachgewiesen worden, während Jodsalze nur in Spuren und nur 1 mal in Lido bei Venedig zu 0,75 g Jodkalium im Liter Wasser gefunden wurden. Die Quelle dieser zufälligen Beimengungen des Seewassers bildet wahrscheinlich der Meerestang, welcher namentlich in südlichen Meeren oft in dichten Rasen Strand und Meeresboden überwuchert und den Schlupfwinkel für zahllose kleine Seetierchen bildet.

———

Kapitel III.

Die Bewegung des Seewassers.

Wenn wir von den Meeresströmungen absehen, welche teils durch Temperaturdifferenzen, teils durch verschiedenes spezifisches Gewicht einzelner Meeresabschnitte hervorgerufen werden und nur von geringer Schnelligkeit sind, so kommen hauptsächlich zwei treibende Kräfte für das Meer in Betracht, nämlich der Wind und die periodische Bewegung der Ebbe und Flut. Beide Triebkräfte bewegen nur die Oberfläche des Meeres, welche aber für Badezwecke allein von Wert ist.

Der Wind treibt die erhobene Welle in der Richtung des Windes vor sich her. Die Höhe der Welle und die Schnelligkeit der Fortbewegungen ist von der Stärke des Windes abhängig. Die stärksten Wellen findet man in der Nordsee, wenn die hier vorherrschenden Westwinde (SW, W und NW) sich mit der Flutbewegung vereinigen. Die Höhe der Flut beträgt in der Nordsee durchschnittlich $3\frac{1}{3}$ m. Die grösste Geschwindigkeit fällt bei der Flutbewegung auf die halbe Gezeitenhöhe. Die durchschnittliche Geschwindigkeit des Flutstromes hat man auf 0,8 bis 1,3 Seemeilen in der Stunde (oder 4 bis 7 m

———

1) Nach Hennig, a. a. O. S 270.
2) Nach Glax, Lehrb. d. Balneotherapie. 1897. Bd. I. S. 294.

in der Sekunde), diejenige des Ebbestromes auf 0,7 bis 1,2 Seemeilen in der Stunde (oder $3^1/_2$ bis 6 m in der Sekunde) berechnet[1]).

Treffen die Wellen auf ein Ufer mit steilen Dünen oder Felswänden oder mit zerklüfteten Klippen, so gleiten sie mit heftigem Anprall in die Höhe, werden in zahllose schaumige Spritzer zerteilt und fallen rückwärts in die immer neu andrängenden Wellen zurück. Es entstehen so wirbelnde Bewegungen in dem stark schaumigen, wild erregten Wasser, welche das Baden darin unmöglich, ja lebensgefährlich machen. Man bezeichnet diesen Zustand wegen der Aehnlichkeit mit heftig kochendem Wasser als Brandung. Auf den Nordseeinseln, namentlich auf Sylt, bewirken die aus grossen Granitblöcken zusammengefügten Buhnen, welche zum Schutze der Insel gegen die nagende Wirkung der Wellen angelegt sind und den Strand fischgrätenartig umsäumen, bei Flutbewegung und lebhaftem Westwinde eine der Brandung sehr ähnliche Brechung und Schaumbildung der Wellen. Es bildet der Anblick dieses wild erregten, stetig wachsenden Meeres bei der Flut mit den gewaltigen, an den Buhnen zerspritzenden Wellen ein Naturschauspiel von seltener Schönheit, welchem zuzuschauen der aus der Grossstadt kommende Kurgast nicht müde wird. Da man hierbei auch am Strande zugleich den Vollgenuss der reinsten Seeluft aus erster Hand hat, so ist es vollkommen verständlich, dass die Kurgäste instinktiv Stühle und Strandkörbe direkt auf die Buhnen setzen, um hier die reine Seeluft und das interessante Spiel der Meereswellen in nächster Nähe zu geniessen.

Nicht minder fesselnd ist auch ein zweites Naturschauspiel, welches der Nordsee eigentümlich ist, nämlich der Sonnenuntergang. Ist der Himmel nicht trübe, sondern nur mit leichten Federwolken bedeckt, so gewahrt man allabendlich ein farbenprächtiges Naturpanorama von grosser Schönheit. Zuerst sieht man am westlichen Horizont den jetzt riesengross erscheinenden Feuerball der Sonne langsam in das Meer eintauchen und nach einer Viertelstunde ganz darin verschwinden, wobei das davor liegende Meer im abnehmenden Halbkreis feuerrot leuchtet. Gleichzeitig nimmt das Gewölk am Himmel in weitem Umfange ein ungemein fesselndes Farbenspiel an, indem die Wolken schichtweise in den Farben rot, orange, gelb, violett und bläulich erscheinen, deren Nüance von Minute zu Minute wechselt. Man bekommt dabei die seltensten und reizvollsten Farbenmischungen zu sehen. Mit sinkender Sonne nimmt die Ausdehnung und die Intensität der Färbung des Himmels ab.

---

1) Deutsches Bäderbuch. 1907. S. 438.

A. Hiller, Lehrbuch der Meeresheilkunde. 9

Diese beiden Naturschauspiele bilden eine spezifische Eigentümlichkeit der Nordseeinseln: Flutbewegung, Vorherrschen der westlichen reinen Seewinde, der Sonnenuntergang am westlichen Meereshorizont — das alles ist nur an der europäischen Westküste zu finden. Für die Ostseebäder fehlt die Flutbewegung; die auch hier im Sommer vorherrschenden Westwinde haben fast durchweg den Charakter von Landwinden; die Sonne erscheint und verschwindet hinter dem ländlichen Horizont. Die Bewegung des Wassers in der Ostsee wird ausschliesslich durch den Wind bewirkt. Bei schwachem Winde ist die Oberfläche der Ostsee spiegelglatt, bei frischem Winde leicht gekräuselt und nur bei anhaltendem stärkeren Winde und bei Sturmwind entstehen tiefere Wellen, welche bei Fortdauer des Sturmes noch an Grösse zunehmen.

Nach der 20jährigen Uebersicht von R. Assmann (s. Tab. 13, S. 80) prävalieren im Sommer gerade an der mecklenburgisch-pommerisch-preussischen Ostseeküste die mittelstarken und starken Stürme mit mehr als 15 m Geschwindigkeit in der Sekunde über die schwachen Stürme (10—15 m) ganz bedeutend. Von mittelstarken und starken Stürmen entfallen auf die Strecke von Apenrade bis Warnemünde 61 pCt., von Darsser Ort über Rügen nach Greifswalder Bodden 76 pCt., von Ahlbeck bis Leba 88 pCt. und von Rixhöft bis Memel 51 pCt. Hiernach kann man annehmen, dass die Ostseebäder im Sommer an einer erheblichen Anzahl von Tagen im Monat guten Wellenschlag haben.

Im Schwarzen Meer bei Odessa ist, wie L. Pinsker[1]) angibt, „der Wellenschlag mitunter ein sehr bedeutender". Es fehlt aber auch nicht an Tagen, wo der Meeresspiegel ganz eben ist. Da Ebbe und Flut hier fehlt, so dürfte nur Wind die Ursache der Wellenbewegung sein, wie an der Ostsee.

Der Atlantische Ozean wird nicht nur durch die warmen und kalten Strömungen von gewaltiger Ausdehnung, sondern auch durch den regelmässigen Wechsel von Ebbe und Flut in beständiger Bewegung erhalten. Hierzu kommen die Erhebungen der Oberfläche durch den Wind, welche je nach der Stärke desselben von meterhohen Wellen bis zu haushohen Wasserbergen sich steigern können. Letzteres ist namentlich der Fall, wenn die Flutbewegung sich mit stürmischem NW-Winde summiert. An der ganzen französischen Westküste, namentlich aber im Biskayischen Meerbusen, soll in solchem Falle, wenn die hohen Wellen mit grosser Kraft an das felsige Ufer anprallen, die Brandung eine gewaltige und für die Schiffahrt höchst gefährliche sein.

---

1) Die See- und Binnenwässer in Odessa. Jahrb. f. Balneologie. 1880. 10. Jahrg. S. 8.

Das Mittelländische Meer hat nur an den beiden Enden, bei
Gibraltar und in den Dardanellen, Ausgleichsströmungen mit dem
Ozean bzw. Schwarzen Meere, welche aber das grosse Meeresbecken
kaum berühren. Ebbe und Flut sind nur schwach angedeutet. Im
Meerbusen von Venedig und an der afrikanischen Küste bei Tunis
steigt die Flut bei Neu- und Vollmond fast um 1 m; an den meisten
anderen Orten des Meeres sind die Gezeiten kaum bemerkbar. Somit
kommt Wellenbewegung im Mittelländischen Meere nur durch heftigen
und anhaltenden Wind zustande. Im Sommer herrschen schon von
Mai ab NW- und N-Winde vor, welche jedoch durch die auf dem
europäischen Festlande vorgelagerten Gebirge abgeschwächt auf das
Meer gelangen. Lebhafter ist der Scirocco aus S und SW, welcher
jedoch in grosser Heftigkeit nur 36—40 Stunden weht und dabei das
Meer kräftig aufrührt; in geringerer Stärke besteht der S- und SW-Wind
oft 2—3 Wochen hindurch, wobei die Oberfläche des Meeres nur
leicht gekräuselt, seltener zu stärkeren Wellen bewegt wird. In der
ganzen übrigen Zeit des Sommers erscheint das Mittelländische Meer
bei warmem, sonnigem Wetter ruhig und glatt.

Kapitel IV.

Die physiologische Wirkung des Seebades.

Von allen Eigenschaften des Meerwassers ist für das Baden die
Temperatur die wichtigste. Schon beim Hineinsteigen in das Wasser
entscheidet unsere Hautempfindung sofort, ob das Bad ein kaltes,
ein laues oder ein warmes ist. Je nach dem Grade dieser Hautempfindung ist auch die Wirkung des Wasserbades auf den Körper
eine sehr verschiedenartige.

Als „kalt“ bezeichnen wir ein Bad, welches eine Temperatur
zwischen 15 und 22° C hat; als „lauwarmes Bad“ bezeichnen wir
ein solches von 23—30° Wärme und als „warmes Bad“ ein solches
von 31—37° Temperatur. Ueber die Grenze der Körperwärme hinaus
wird das Bad als heiss empfunden. Bäder, deren Temperatur ungefähr der Hauttemperatur (35—36°) entspricht, werden als „indifferente“ Bäder bezeichnet.

Bei den Bädern in der Nordsee, Ostsee, dem Schwarzen Meere,
dem Kanal und dem Ozean an der französischen Westküste handelt
es sich um kalte Seebäder; doch sind die Ozeanbäder um etwa
3—4° wärmer als die Nord- und Ostseebäder. Die Bäder an der

Mittelmeerküste sind im Frühjahr und Herbst gleichfalls kalte im obigen Sinne; nur im Sommer (Juni, Juli, August) erreicht die Wasserwärme die Grade der lauwarmen Bäder.

Die Wirkung des kalten Seebades.

Das Seewasser unterscheidet sich vom Flusswasser durch seine kühlere Temperatur, durch höheres spezifisches Gewicht infolge seines Salzgehaltes, durch grösseres Wärmeleitungsvermögen und erhöhte Wärmekapazität, endlich häufig durch stärkeren Bewegungsgrad des Wassers. Alle diese Unterschiede bewirken eine Steigerung der Wärmeentziehung des kalten Seebades. Diese Wärmeentziehung macht ihre Wirkung auf den Körper nach 2 Richtungen geltend, nämlich 1. durch Störungen des Wärmehaushalts und 2. durch Reizung der wärmeempfindenden Hautnerven (Kältereiz).

Die Störungen des Wärmehaushalts.

Diese Störungen sind im kalten Seebade nicht so bedeutend, als man nach der Grösse des Temperaturunterschiedes zwischen Wasser und Haut erwarten sollte. Kräftig abgekühlt wird im Seebade nur die Haut und das darunterliegende fetthaltige Zellgewebe. Eine tiefergehende Abkühlung des Körpers hindert das schlechte Wärmeleitungsvermögen der Haut, namentlich der fettreichen Haut, ferner die sofort im Bade eintretende Blutleere der Haut und endlich die in der Regel kurze Dauer des Seebades.

Ferd. Klug[1]) wies 1874 im Münchener hygienischen Institut durch einwandfreie Versuche nach, dass menschliche Haut mit einer nur 0,2 cm dicken Fettschicht bei einem Temperaturunterschied von 12° C. zwei Dritteile derjenigen Wärme zurückhält, welche die magere Haut unter gleichen Bedingungen hindurchlässt. Die Haut der meisten Kurgäste, welche kalte Seebäder nehmen, besitzt eine dickere Fettschicht. Bei der Anwendung protrahierter lauer Bäder bei fiebernden Typhuskranken überzeugte man sich bald, dass die Wärmeentziehung für den Körper keineswegs so bedeutend war, als man nach dem Kältegefühl der Haut erwarten konnte; der Wärmegrad eines Typhuskranken sank nach einem 5 Minuten langen Bade von 22,5° C. noch nicht um 1° C. (Liebermeister).

Virchow[2]) fand nach kalten Seebädern in Misdroy die Temperatur in seiner Mundhöhle um 1—2°, dagegen in seiner Hohlhand um 3—11° vermindert.

---

1) F. Klug, Untersuchungen über die Wärmeleitung der Haut. Zeitschr. f. Biologie. 1874. Bd. 10. S. 80.
2) Virchow's Archiv. 1878. Bd. 15. S. 70.

Die Verdrängung des Blutes aus der Haut hat eine stärkere Blutfülle der inneren Organe, besonders der Baucheingeweide, zur Folge. Man könnte daher erwarten, dass, zumal bei behinderter Wärmeabgabe, ein Ansteigen der Körperwärme in inneren Organen eintritt. Die Messungen, welche Löwy, Müller, Cronheim und Bornstein[1]) im Jahre 1908 nach Seebädern in Westerland-Sylt anstellten, ergaben, dass in der Mehrzahl der Fälle tatsächlich eine Steigerung der Innenwärme nachweisbar war. Die Temperatur, in ano gemessen, war bei 2 Personen stets gesteigert bis 38^0 und $38,5^0$ und blieb auf dieser Höhe 12 Minuten nach dem Bade. Bei 2 anderen Personen stieg bisweilen die Temperatur in ano, bisweilen war sie unverändert. Nur bei 1 Mitgliede (Fr. Müller) wurde sie einmal um $0,25^0$ niedriger gefunden[2]).

Die Temperatursteigerung im Körperinneren während kalter Seebäder kann nicht allein durch die Beschränkung der Wärmeabgabe von der Haut erklärt werden; ohne Zweifel findet gleichzeitig auch eine Steigerung der Wärmeerzeugung im Körper statt. Die Hauptquelle der Körperwärme, der Muskelstoffwechsel, ist im Seebade gesteigert durch die unwillkürlichen lebhaften Bewegungen des Badenden im kalten Wasser und durch die kräftige Muskelaktion, welche nötig ist, um im bewegten Wasser und gegen die andrängenden Wellen den Körper aufrecht zu erhalten. Für den erhöhten Muskelstoffwechsel spricht auch die gesteigerte Sauerstoffaufnahme durch die Atmung und der gesteigerte Stoffverbrauch, welcher sich durch die Abnahme des Körpergewichts offenbart.

Nach den Untersuchungen von Löwy, Müller, Cronheim und Bornstein (s. oben) war der Ruhegaswechsel, d. h. die Sauerstoffaufnahme und die Kohlensäureausscheidung, nach den Seebädern bei 3 von 6 Personen deutlich gesteigert. Dieses Resultat wurde aber erst $1^1/_2$ bis 2 Stunden nach Beendigung des Bades erhalten, nachdem die Personen ausserdem 1 Stunde lang vor der Messung Bettruhe genossen hatten, also zu einer Zeit, wo die unmittelbaren Wirkungen des Seebades auf die Funktionen des Körpers zum grossen Teil bereits wieder ausgeglichen waren. Leider fehlen uns Angaben über das Verhalten der Sauerstoffaufnahme und

---

1) Ueber den Einfluss des Seeklimas und der Seebäder auf den Menschen. Zeitschr. f. experim. Pathol. u. Therapie. 1910. Bd. 7. (S.-A.) — Ztschr. f. Balneologie. 3. Jahrg. 1910. Nr. 1. (Im Auszuge.)

2) Bei einer 5. Person (Helwig) waren die Resultate entgegengesetzt, nämlich stete Erniedrigung der Temperatur in ano um $1—2^0$ bis auf $35,5^0$ (!). Die Ursache hierfür lag in dem abnormen Verhalten seiner Hautgefässe. H. bekam bereits im Seebade eine krebsrote Haut infolge starker Erweiterung der Hautgefässe. Dadurch war die Wärmeabgabe im kalten Bade bedeutend gesteigert.

Kohlensäureausscheidung unmittelbar oder kurze Zeit nach beendetem Bade. Wahrscheinlich würden dann bei allen 6 Personen Steigerungen des Lungengaswechsels gefunden werden, wie sie bekanntlich nach kurzem Spaziergange, nach Treppensteigen, ja nach jeder Muskelbewegung auftreten (Zuntz).

Für gewöhnlich nimmt der Körper mehr Sauerstoff auf, als der ausgeatmeten Kohlensäure entspricht; es wird also nicht der ganze Sauerstoff zur Oxydation von Kohlehydraten gebraucht, sondern ein Teil desselben dient zu anderen Prozessen. In welchem Grade dieses letztere geschieht, wird gewöhnlich durch den Bruch $\frac{CO_2}{O}$ (respiratorischer Quotient) kenntlich gemacht. Beim normalen Stoffumsatz beträgt derselbe $^{19}/_{22} = 0,86$. Die genannten 4 Autoren fanden nun, dass dieser Quotient nach kalten Seebädern noch stärker erniedrigt war, als nach den Luftbädern (vergl. S. 94), teilweise noch unter 0,7, d. h. so tief, wie es beim normalen Stoffumsatz nicht beobachtet wird. Es müssen demnach durch das Seebad Aenderungen im Ablauf des Stoffumsatzes hervorgerufen worden sein. Welcher Art diese Aenderungen sind, darüber gaben die Untersuchungen des Harns einige Andeutungen.

Die pro 1 g Stickstoff mit dem Harn ausgeschiedene Energiemenge, ausgedrückt durch den Brennwert (Kalorien) — der sog. kalorische Quotient des Harns — zeigte bei 3 von 4 untersuchten Personen eine deutliche Steigerung. Es müssen also unter dem Einfluss der Nordseebäder Substanzen ausgeschieden worden sein, welche im Verhältnis zum ausgeschiedenen Stickstoff einen höheren Brennwert haben. Mit anderen Worten: es muss der Eiweissabbau in abweichender Weise vor sich gegangen sein.

Für die Steigerung des Stoffverbrauchs durch die kalten Seebäder spricht auch die danach eintretende Abmagerung des Körpers. Diese schon von älteren Beobachtern gemachte Wahrnehmung ist deswegen auffallend, weil die gewöhnlich schon in den ersten Tagen des Aufenthalts eintretende Steigerung des Appetits und der Nahrungsaufnahme eher eine gegenteilige Wirkung erwarten lässt. Schon Mess fand in Scheveningen, dass das Körpergewicht trotz gesteigerter Nahrungsaufnahme während der Dauer des Kuraufenthalts nicht steigt. Bei 6 Personen im Alter von 20 bis 34 Jahren war das Körpergewicht nach Beendigung der Kur noch das gleiche wie im Anfang; bei 2 anderen Personen hingegen fand er eine Abnahme des Körpergewichts von 62 auf 58 kg und von 59 auf 57 kg. Dagegen pflegt in den der Kur folgenden Monaten gewöhnlich eine nachträgliche Zunahme des Körpergewichts einzutreten [Virchow, Beneke][1]. Auch Löwy, Müller, Cronheim und Bornstein fanden, dass mit dem Eintritt der Seebäderperiode bei allen 4 Teilnehmern das Körpergewicht sank. Die genau abgewogene Nahrung blieb während der ganzen Versuchsdauer die gleiche. Das Körpergewicht blieb sowohl in der Vorperiode, als auch in der Seeklimaperiode annähernd gleich. Sie führen die Abnahme des Gewichts auf die mit den Seebädern stets verbundene Muskelarbeit zurück.

Der Kältereiz.

Die Reizung der wärmeempfindenden Hautnerven durch das kalte Seebad von 15° bis 18° C ist eine ganz gewaltige. Sie steigert sich von der blossen Frostempfindung bis zum intensiven Kälteschmerz.

Zum Verständnis dieser Wirkung muss ich an eine bisher wenig beachtete Eigentümlichkeit der Haut erinnern. Man muss hinsichtlich der Wärmeempfindung 2 Gebiete unterscheiden, nämlich den bekleideten und den unbekleideten Teil der Haut. Von der durchschnittlich 1,65 qm grossen Körperoberfläche eines erwachsenen Mannes sind nur 800 qcm ($\square$ cm) oder $1/20$ (Gesicht, oberer Teil des Halses und die Hände) während des grössten Teils des Lebens nackt und den nach Tages- und Jahreszeit erheblich schwankenden Wärmegraden der Luft preisgegeben. Das ganze übrige, $19/20$ der Oberfläche einnehmende Gebiet der Haut ist von Geburt an von einer mehrfachen Schicht schlecht wärmeleitender Kleidungsstücke umhüllt, welche die Haut andauernd warmhalten. Die zwischen Haut und Kleidungsstücken befindliche Luftschicht hat eine Temperatur von durchschnittlich 35° C. Sie schwankt nur beim An- und Auskleiden, bei plötzlichen Aenderungen der Aussenwärme; doch betragen die Schwankungen der innersten Kleiderschicht in der Regel nur wenige Grade (33° bis 36°). Also die bekleidete Haut, $19/20$ der Oberfläche, ist von Geburt an tagaus tagein an eine Temperatur von 35° C gewöhnt; von der gleichmässigen Erhaltung dieser Hautwärme in den verschiedenen Lebenslagen ist das Wohlbefinden des Körpers abhängig.

Im kalten Seebade wird die Haut nun in eine Umgebung versetzt, welche 18° bis 20° kälter ist. Man wird mir unbedenklich zugeben, dass eine derartige jähe Erniedrigung der Umgebungstemperatur einen äusserst starken Reiz für das gesamte Hautnervengebiet bildet. Man hat das Seebad mit der Kaltwasserbehandlung verglichen; aber der Kältereiz des Seebades ist viel stärker und anhaltender. Der Strahl

---

1) F. Beneke, Ueber die Wirkung des Nordseebades. Göttingen 1858.

der Dusche trifft immer nur einen umschriebenen Teil der Haut; das kalte Laken erwärmt sich alsbald auf der Haut, wirkt also nur bei der ersten Berührung; die Regendusche kommt gewöhnlich bei Zimmertemperatur zur Anwendung, auch wirken die einzelnen Tropfen nicht so stark wärmeentziehend als das Vollbad. Vor allem aber besitzt das Seewasser durch seinen Salzgehalt eine höhere Wärmekapazität und ein besseres Wärmeleitungsvermögen als Süsswasser. Gegenüber der von sachkundiger Hand geleiteten Kur in einer Kaltwasserheilanstalt aber hat das kalte Seebad doch den grossen Nachteil, dass der Wärmegrad und die Art der Anwendung hier nicht abgestuft und der Eigenart des Kranken und der Krankheit angepasst werden kann, sondern für alle Personen und während der ganzen Dauer der Badezeit annähernd der gleiche ist. Die Fälle sind daher in Seebadeorten nicht selten, dass der Kältereiz des Seebades für einzelne Personen zu stark war und an Stelle der wohltuenden Erfrischung krankhafte Unruhe, Aufgeregtheit und Schlaflosigkeit hinterlässt.

Für Personen, welche nervös erregbar und sehr hautempfindlich, dabei an Kaltwasserprozeduren nicht gewöhnt sind, würde ich stets empfehlen, an der Nord- und Ostsee nicht sogleich kalt zu baden, sondern sich 5 bis 10 Tage lang durch tägliche $^1/_4$ bis $^1/_2$ stündige Luftbäder am Strande oder auch durch morgendliche Einwickelungen in kalte Seewasserlaken auf die Vollbäder in der See vorzubereiten.

Der intensive Kältereiz auf der ganzen Körperoberfläche im Seebade hat aber auch Rückwirkungen auf die Funktion zahlreicher, zum Teil lebenswichtiger Organe, nämlich auf das Gehirn und Zentralnervensystem, auf gewisse Reflexvorgänge, auf die glatte Muskulatur der Haut und auf den Blutdruck.

a) Die Erregung der Gefühlsnervenendigungen in der Haut hat auch eine starke Erregung der im Grosshirn gelegenen Zentren der bewussten Empfindung zur Folge. Der Gesichtsausdruck der Badenden beim Hineinsteigen spiegelt diese unangenehmen Empfindungen lebhaft wieder. Die intensive·Frostempfindung steigert sich bisweilen bis zum Kälteschmerz. Hierauf ist es zurückzuführen, wenn ein älterer Badearzt (1854) sagte, dass „das Seebad für den menschlichen Organismus dieselbe Wirkung habe, wie die Peitsche beim Tiere.“ Dieser „Stimulus“ für die Zentralorgane erweist sich nützlich bei der in gebildeten Kreisen so häufigen geistigen Erschöpfung und Abspannung nach ermüdender Geistesarbeit oder nach angestrengter Berufstätigkeit. Ebenso bildet ein dankbares Objekt für kalte Seebäder die depressive oder asthenische Form der so weit verbreiteten Nervenschwäche (Neurasthenie), welche sich durch Schlaffheit der Bewegungen, herabgesetzte Erregbarkeit und leichte Ermüdbarkeit der Sinnesnerven kennzeichnet.

b) In dasselbe Gebiet gehören auch die durch den Kältereiz bewirkten, auf dem Wege des Rückenmarks und verlängerten Halsmarks ausgeübten Reflexwirkungen auf innere Organe. Am auffälligsten ist die Wirkung auf die Atmung bzw. das Zwerchfell; beim Hineinsteigen in das Wasser bemerkt man, sobald das Wasser die Hüften erreicht hat, wiederholte krampfhafte, schluchzende Inspirationen mit kurzem Stillstand in tiefer Einatmung. Erst nach Eintauchen des ganzen Körpers hört dieser Zwerchfellkrampf auf. Diese Reflexwirkung ist nicht zu verwechseln mit der Steigerung der Atmungsgrösse und des Gaswechsels durch das Seebad (S. 133), welche noch $1\frac{1}{2}$—2 Stunden nach dem Bade nachweisbar ist. — In den Baucheingeweiden beobachtete ich eine krampfhafte Zusammenziehung der Gedärme mit lebhaften Kolikschmerzen, sodass das Bad unterbrochen werden musste. Bei einem Schwimmschüler (Soldaten) beobachtete ich nach $\frac{1}{2}$ stündigem Aufenthalt im kalten Flusswasser die gleichen Erscheinungen, verbunden mit galligem Erbrechen. — Allgemein bekannt ist die Wirkung auf die Harnblase. Kältewirkung auf die Haut steigert den Harndrang und hat häufigeres Urinlassen zur Folge, wie man schon beim Entkleiden zum Seebade und auch beim Ankleiden beobachten kann. Mustergültig ist in dieser Beziehung das Beispiel des Stubenhundes beim Hinaustreten in das Freie. Ob beim Seebade auch noch die stärkere Blutzufuhr zu den Nieren eine gesteigerte Sekretion bewirkt, also ob auch die Harnmenge steigt, ist bisher noch nicht erwiesen worden. — Von der Milz wird angegeben, dass sie sich unter dem Einflusse des Kältereizes auf die Haut des Rumpfes zusammenziehe und dass Milzschwellungen auf diese Weise (tägliche Dusche, Eisblase) zum Verschwinden gebracht werden können (Fleury, Botkin).

c) Die täglich wiederholte Anwendung dieser intensiven Kältereize im kalten Seebade führt zu einer allmählichen Gewöhnung der Hautnerven an Kältereize. Wir bezeichnen diese Gewöhnung, welche also die Haut unempfindlicher gegen Kältereize macht, als Abhärtung. Eine solche Abhärtung findet nicht nur in der Haut, sondern auch in der Schleimhaut der Atmungsorgane durch den Seewind (S. 89) statt. Sie hat die Wirkung, dass sie die Empfindlichkeit der Haut- und Schleimhautnerven gegen Kältereize abstumpft und dadurch die Erkältungsgefahr vermindert. Auch der Seebadende bemerkt an seinem eigenen Körper, dass die Empfindlichkeit seiner Haut gegen den intensiven Kältereiz mit jedem Bade geringer wird; so wird das 10. Bad bei gleicher Wasserwärme schon viel weniger unangenehm empfunden, als das erste. Die Erfahrung bestätigt, dass durch die Abhärtung der Haut und der Schleimhaut durch Seebad und Seewind bei Städtebewohnern die Gefahr der Erkältung bei Zugluft oder Witterungswechsel für den folgenden Winter beseitigt wird.

d) Eine durch den Kältereiz regelmässig bewirkte Veränderung ist die **Zusammenziehung der gesamten glatten Muskelfasern der Haut und der willkürlichen Muskeln des Knochengerüsts.** Schon bei gelindem Kältereiz tritt Gänsehaut und Blässe der Haut ein, welche sich bei stärkerer Frostempfindung zu vollständiger Blutleere der Haut, Frostzittern und lebhaften Bewegungen der Gliedmassen (Schüttelfrost) steigert. Durch diese lebhafte Muskelaktion wird einerseits die Wärmeabgabe der Haut auf ein Minimum beschränkt, andererseits die Wärmeerzeugung gesteigert. Dieser Vorgang hat aber noch eine andere wichtige Veränderung im Gefolge, nämlich in der Blutverteilung. Es wird das Blut in der 1,6 qm grossen Hautfläche aus den Kapillaren und Venen verdrängt und dem Herzen, den Lungen und den Baucheingeweiden zugeführt. Hieraus resultiert eine **stärkere Füllung aller viszeralen Gefässe, eine Steigerung der Herzarbeit und eine Erhöhung des arteriellen Blutdruckes.** Von diesen Veränderungen wird im Abschnitt „Blutzirkulation" noch die Rede sein.

e) Eine fünfte dem Kältereiz des Seebades eigentümliche Wirkung ist die **reaktive Hautrötung nach Beendigung des Bades.** Der krampfhaften Verengerung der Hautgefässe folgt nach Aufhören des Reizes eine Erschlaffung der glatten Muskeln und eine Erweiterung der Kapillaren und Venen der Haut. Diese vermehrte Blutfülle ist mit erhöhter Erwärmung der Haut verbunden und erklärt das Behaglichkeitsgefühl des Badegastes nach dem Ankleiden. Es tritt diese Veränderung bei den einzelnen Personen zu sehr verschiedener Zeit nach dem Bade ein, je nach dem Grade der nervösen Empfindlichkeit und je nach Stärke und Dauer des Kältereizes. So erwähnen Loewy, Müller, Cronheim und Bornstein in ihrem Bericht ein Mitglied (Hellwig), welches an die kalten Bäder bereits gewöhnt war und bei welchem die Reaktion so schnell eintrat, dass die Haut schon während des Bades krebsrot wurde. Hier war auch die Wärmeentziehung im Seebade und die Erniedrigung der Körpertemperatur erheblich stärker, als bei den 4 anderen Mitgliedern.

Ein zu später Eintritt der Hauthyperämie deutet gewöhnlich darauf hin, dass die Einwirkung des Kältereizes im Bade entweder für den Badenden zu stark oder zu lange wirksam war; es wird namentlich bei protrahierten kalten Bädern beobachtet. In solchem Falle empfiehlt es sich, durch tüchtiges Abreiben der Haut mit einem rauhen Handtuch oder Badetuch oder einer Bürste die Hauthyperämie künstlich herbeizuführen. Weniger empfehlenswert ist die Gewohnheit mancher Badegäste durch Genuss konzentriert-alkoholischer Schnäpse in der mit Recht so genannten „Giftbude" die Erweiterung der Hautgefässe anzuregen.

Der therapeutische Nutzen dieser reaktiven Gefässerweiterung ist offenbar der gleiche, welchen wir nach Anwendung anderer hautrötender Mittel (Senf, spanische Fliegen, Jodtinktur, Massage und hydropathischen Umschlägen) beobachten, nur mit dem Unterschiede, dass die Hautrötung nach dem Seebade zwar nicht sehr intensiv, aber dafür auf eine viel grössere Fläche (1,60 qm Haut) verteilt ist. Ohne auf die Theorie der Wirkung näher einzugehen, sei nur die Tatsache hervorgehoben, dass unter einer solchen täglich wiederholten „ableitenden" Behandlung entzündliche Anschwellungen uud Ablagerungen in den Gelenken, Sehnenscheiden, Muskeln, in Lymphdrüsen und Körperhöhlen schwinden.

f) Die Einwirkung des Kältereizes im Seebade auf die Blutzirkulation ist im Jahre 1898 von Löwy, Müller, Cronheim und Bornstein zum Gegenstande sorgfältiger Untersuchungen gemacht worden.

Die Pulsfrequenz zeigte bei allen vier Personen eine erhebliche Steigerung im Seebade auf 120—132 Schläge in der Minute. Nur bei dem 5. Mitgliede (Hellwig) welches seit Beginn des Sommers an die kalten Seebäder gewöhnt war, stieg die Pulsfrequenz nicht über 60—80 Schläge.

Dagegen stieg der Blutdruck bei allen vier Mitgliedern gewaltig an, sowohl bei kurzen, wie bei langdauernden Seebädern. Der systolische Blutdruck stieg dabei um 33 mm Quecksilber; der diastolische Druck blieb fast unverändert. Dadurch kam es regelmässig zu einer Vergrösserung der Pulsamplitude, welche in einigen Fällen bis zum doppelten Werte anstieg, nämlich von 50 mm auf 100 mm Hg. Diese Aenderungen des Drnckes gingen nach dem Bade bald wieder zurück. Meist zeigte schon nach 5 Minuten der systolische Druck wieder normale Werte; nur in einzelnen Fällen blieb er bis zu 20 Minuten erhöht.

Bei eingetretener Gewöhnung an den Kältereiz (Hellwig) war die Erhöhung des systolischen Druckes nur gering; er stieg von 93 mm auf 111 mm Hg und von 113 mm auf 115 mm Hg. Ausser der Gewöhnung scheint hier auch eine perverse Reaktion der Hautgefässc auf Kältereiz im Spiele zu sein; denn zwei Berufsschwimmer

(Bademeister), welche täglich ein kaltes Seebad von längerer Dauer nehmen mussten, zeigten fast die gleichen Steigerungen des Blutdruckes wie die 4 Mitglieder.

In dem Beginn der reaktiven Hautrötung und des behaglichen Wärmegefühls sank der Blutdruck unter die Norm; dadurch kam es zu einer starken Verminderung der Pulsamplitude, in einem Falle sogar bis zu 7 mm Hg.

Löwy, Müller, Cronheim und Bornstein kommen auf Grund dieser Ergebnisse zu dem Schlusse, dass das Nordseebad einen der stärksten Eingriffe in die zirkulatorischen Vorgänge darstellt, welchen wir kennen, und dass daher nur ein gesundes Kreislaufsystem ihm ausgesetzt werden sollte.

Die Wirkung des kalten Seebades auf die Blutzirkulation ist demnach ganz verschieden von der Wirkung des kalten Süsswasserbades. Im letzteren ist sowohl der systolische, als auch der diastolische Druck erhöht und die Pulsfrequenz verlangsamt. In einem kalten Bade mit Stassfurter Badesalz wird die Wirkung insofern ähnlicher, als die Pulsverlangsamung hier fortfällt[1]).

Als wesentliches Moment zur Erklärung der spezifischen Seebadwirkung muss die mit dem wellenbewegten Nordseebade verbundene Muskelwirkung betrachtet werden, welche für sich allein schon die Pulsamplitude stark vergrössert und die Pulsfrequenz vermehrt.

Die Wirkung lauwarmer Seebäder.

Die Badeorte der Mittelmeerküste haben in den Monaten April, Mai, September, Oktober eine Wasserwärme, welche den kalten Sommerbädern der nördlichen Meere entspricht. In den Sommermonaten aber erreichen die Küstenbäder eine Temperatur, welche den lauwarmen Seebädern eigen ist. So hat Abbazia nach den Messungen von Glax im Juni 23,1°, im Juli 26,5°, im August 25,2°, im September 20,1° Wasserwärme.

Der Temperaturunterschied zwischen Haut und Wasser beträgt also etwa 10° (in der Nord- und Ostsee 18 bis 20°), ist demnach immer noch gross genug, um von dem bekleideten Teil der Haut als unangenehm kalt empfunden zu werden. Aber diese Empfindung besteht nur bei der ersten Berührung, beim Hineinsteigen des Körpers; nach dem Untertauchen macht sich gewöhnlich bald eine behagliche Empfindung in der Haut geltend. Ein solches Bad wird auch von längerer Dauer vom Körper vertragen, als ein kaltes

---

1) Löwy und Müller, Die Wirkung des Seeklimas und der Seebäder auf den Menschen. Zeitschr. f. Balneologie. 1910. III. Jahrg. Nr. 1. S. 8.

Bad. Solche lauen Bäder eignen sich vorzugsweise für hautempfindliche Personen, also besonders für weibliche Badegäste und Kinder.

Ueber die Einwirkung eines lauwarmen Vollbades auf die Hautempfindung und auf die Respiration haben Zuntz und Löwy[1]) Versuche mitgeteilt, deren Ergebnisse ich hier folgen lasse:

	Temperatur des Bades	Dauer des Aufenthalts	Empfindung und Reaktion	Atmungsgrösse Liter in 1 Std.	Atmungsfrequenz in 1 Min.	Gramme in 1 Std.		Respiratorischer Quotient
						CO_2	O_2	
1	25^0	$\frac{1}{4}$ Std.	Etwas kühl. Kein Zittern.	267	8—9	19,2	21,4	0,66
2	25^0	$1 \text{-} 1\frac{1}{4}$ Std.	Sehr kalt, Zittern der Arme, Beine u. Kaumuskeln.	740	7—9	35,8	37,3	0,70
3	36^0	1 Std.	Anfangs heiss, dann behaglich.	307	8—9	21,7	21,1	0,76

Man ersieht aus dieser Uebersicht, dass ein lauwarmes Bad von 25^0 von viertelstündiger Dauer sehr gut vertragen wird, und, abgesehen von leichter Kälteempfindung im Anfang, keine nennenswerten Veränderungen in der Atmungsgrösse, Atmungsfrequenz und im respiratorischen Gaswechsel hervorruft. Wird ein solches Bad aber bis zu 1 Stunde und darüber ausgedehnt, so sind die Veränderungen des Körpers ganz auffallend: zu starkem Frostgefühl gesellt sich Zittern der Gliedmassen und Kaumuskeln und beträchtliche Steigerung der Atmungsgrösse sowie der Sauerstoffaufnahme und Kohlensäureausscheidung.

Daraus folgt, dass lauwarme Seebäder von 25^0 durchaus keine gleichgültige Massnahme sind, sondern dass sie bei längerer Dauer als $\frac{1}{4}$ Stunde sehr eingreifende Schädigungen des Wärmehaushaltes bewirken, welche der Körper durch gesteigerte Muskelaktion und durch bedeutende Steigerung des respiratorischen Gaswechsels auszugleichen sucht. Für den Badearzt ergibt sich hieraus die Regel, die Dauer des Bades, wenn er tiefere Einwirkungen vermeiden will, nicht länger als 15 Minuten zu gestatten.

Die Wirkung warmer Seebäder.

In jedem grösseren Seekurort gibt es gegenwärtig auch Warmbadehäuser, welche zu dem Zwecke errichtet sind, allen Personen, für welche kalte Seebäder nicht geeignet oder kontraindiziert sind, den Gebrauch warmer Seebäder von bestimmter Temperatur zu ermöglichen. In diesen Badehäusern wird das Seewasser durch unterirdische Leitung mittels Pumpwerk zugeführt, in Heizkesseln erwärmt

---

1) Pflügers Archiv, Band 46, S. 189—244.

und durch Röhren den einzelnen Badezellen zugeleitet. Die Bade-
wannen unterscheiden sich je nach dem Materiale: teils sind es ver-
zinnte Blechwannen, ja ab und zu noch Holzwannen, teils emaillierte
Eisenblechwannen, mit Oelfarbe gestrichen, von elegantem Aussehen;
teils sind es stabile, in die Erde eingemauerte und mit weissen Kacheln
oder Fliesen ausgelegte, geräumige Becken.

Mustergültig in allen Einrichtungen ist das im Jahre 1908 mit
einem Kostenaufwand von einer halben Million Mark von der Stadt
Westerland-Sylt erbaute Warmbadehaus, dessen kurze Beschreibung hier folgen möge.

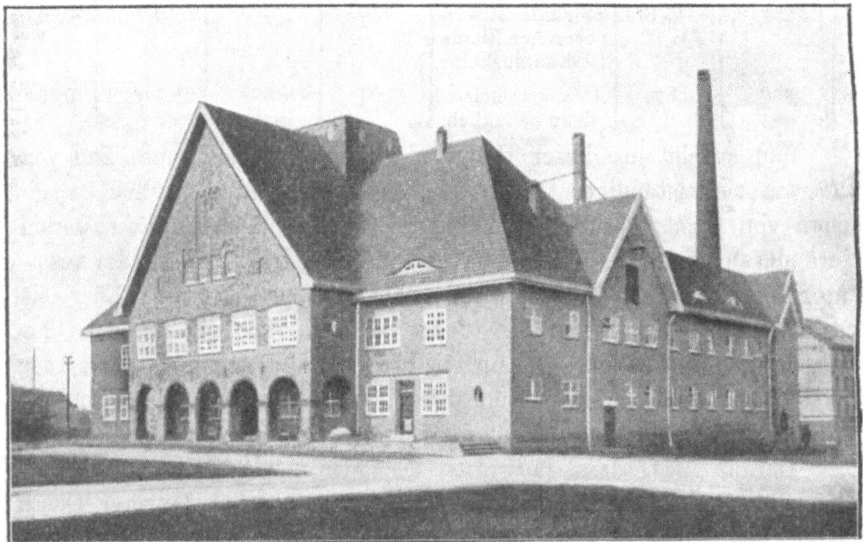

Fig. 1.   Warmbadehaus in Westerland-Sylt.

Das Haus liegt dicht am Meer, unmittelbar am Fusse der mächtigen Dünenkette des Sylter Meeresstrandes. Es hat eine Grundfläche von 39 × 36 m und enthält die Badeeinrichtungen in zwei Hauptgeschossen (Fig. 1). Zwei Flammenrohr-
kessel (System Benninghaus) werden durch eine Duplexdampfpumpe mit Seewasser
direkt aus dem Meere in einer Entfernung von 275 m gespeist. Im Erdgeschoss
des Hauses befinden sich, an einem grossen Vorraum anliegend, die Kasse, die
Warteräume für Damen und für Herren, der Erfrischungsraum und die Frisier-
stuben; weiter das Inhalatorium (Fig. 2) mit 14 Inhalationsapparaten (System
Heryng-Liebenthal), zur Einatmung heisser Seewasserdämpfe bei chronischem
Katarrh der Nase und des Nasenrachenraums, bei chronischem Rachen- und Kehlkopfkatarrh. Gegenüber dem Eingang befinden sich das Dampfbad, Auskleide-
und Ruheräume, ferner Räume für Massage, Bassin- und Douchebäder,
Heissluft-, Dampf- und irisch-römische Bäder. — Ausserdem befinden sich
an beiden Seiten noch Zimmer für warme Seewasserbäder für Damen und Herren.

Das Obergeschoss, zu welchem breite, mit Matten belegte Treppenaufgänge
führen, enthält eine Anzahl Seewasserbadezellen, rechts für Damen, links für

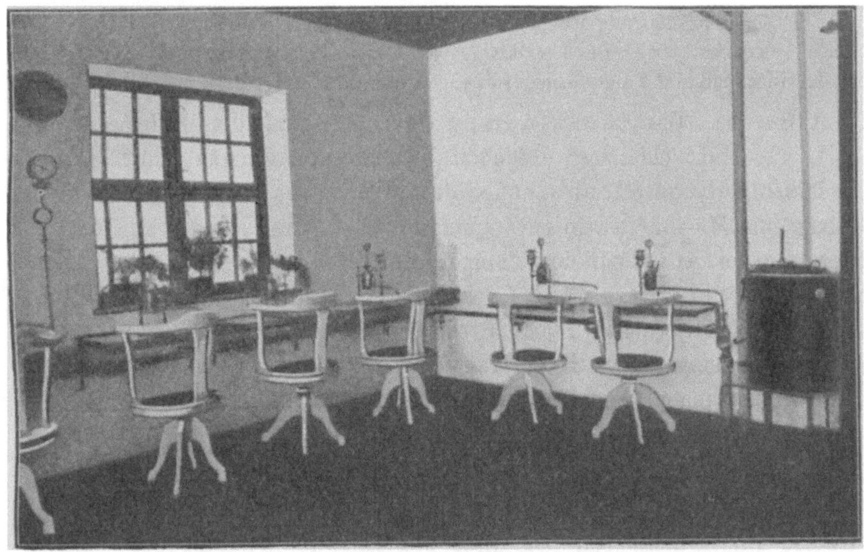

Fig. 2. Inhalatorium.

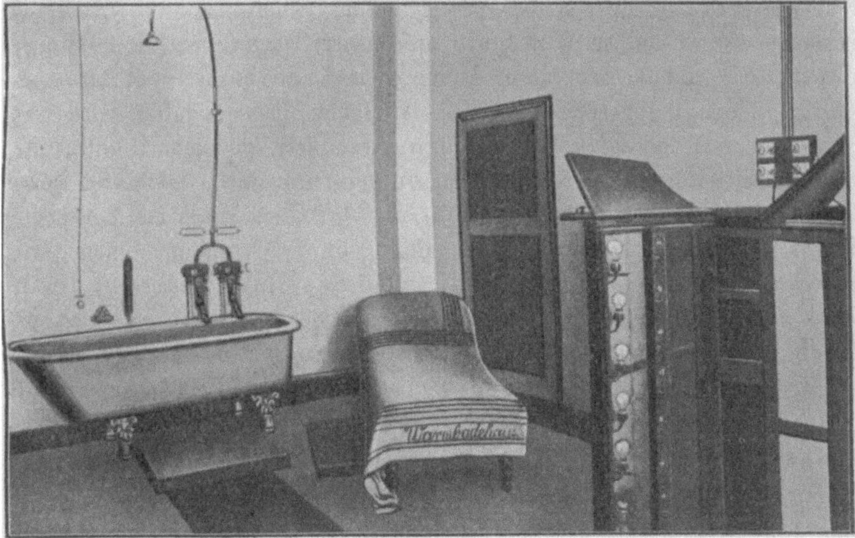

Fig. 3. Elektrisches Bad.

Herren, ferner die Kohlensäurebäder, die elektrischen Licht- und elektrischen Wasserbäder. Die elektrischen Lichtbäder (Fig. 3) enthalten einen
Radiotherm (Patent Wulf), ferner ein Glühlampenlichtbad und einen elektrischen

Scheinwerfer für Teilbestrahlungen. Im elektrischen Wasserbade werden galvanische, faradische und sinusoidale Stromarten verabreicht. — Ausserdem werden alle medizinischen Bäder nach ärztlicher Vorschrift verabfolgt.

Die Erwärmung der Räume erfolgt im Sommer nach Bedarf mittels Dampf, zum Winter tritt an Stelle des Dampfes die Heisswasserzirkulation zum Erwärmen der Kabinen und der Badewäsche, sowie der Gänge und Warteräume.

Was die Wirkung des warmen Seebades auf den Körper anbetrifft, so lehrt schon der obige 3. Versuch von Zuntz und Loewy, dass ein Bad von 36⁰, also nahe der Körpertemperatur, von der Haut, welche nur 34—35⁰ warm ist, anfänglich als heiss empfunden wird, nach kurzem Ausgleich der Temperaturdifferenzen aber als behaglich erscheint. Man pflegt Bäder, welche der Hauttemperatur (35⁰) entsprechen, als thermisch indifferente zu bezeichnen. Gleichwohl übt das warme Seewasser auf die Haut und die inneren Organe Wirkungen aus, welche beachtenswert und therapeutisch verwertbar sind.

Die Oberhaut wird im warmen Bade erweicht; sie nimmt Wasser und Seesalz auf. Selbst hornartige Gebilde (Hühneraugen) werden im warmen Bade so weich, dass sie sich leicht schneiden lassen. Für gewisse Hautkrankheiten ist diese erweichende Wirkung des warmen Wassers beachtenswert.

Dies führt uns auf die Frage: Wie wirkt der Salzgehalt des Seewassers auf den Körper? Dass das Kochsalz durch die Haut resorbiert wird und so Wirkungen auf innere Organe entfalten könne, dieser Köhlerglaube der alten Bademedizin kann heute wohl als endgültig widerlegt angesehen werden. In seinen Eigenschaften wird das Wasser durch den Salzgehalt insofern verändert, als seine Dichtigkeit, sein Wärmeleitungs- und -Fassungsvermögen zunimmt. Jedoch ist diese Zunahme eine so geringe, dass sie für den Wärmehaushalt des Menschen kaum in Betracht kommt. Somit bleibt nur die Annahme einer rein mechanischen Wirkung übrig, insofern das im warmen Bade in und zwischen die Epidermisschichten gedrungene Seewasser nach beendetem Bade bei der Verdunstung in der Haut auskristallisiert und diese Kristalle nun eine körperlich reizende Wirkung auf die Nervenendigungen und die Blutgefässe der Haut ausüben.

Die Wirkung des Seewassers ist also eine ähnliche der Wirkung der Jodkristalle beim Verdunsten der Jodtinktur oder der Salizylsäure beim Aufpinseln einer warmen Salizylsäurelösung; nur dass hier die nadelförmigen Kristalle die Haut stärker reizen als die würfelförmigen des Seesalzes. Ganz in derselben Weise ist die Wirkung der Soolbäder auf die Haut zu erklären.

Auch Loewy, Müller, Cronheim und Bornstein haben die Gegenwart von Kochsalz auf der Haut nach kalten Soolbädern, wenn auch in geringer Menge, chemisch nachweisen können. Bei warmen Soolbädern ist die Imbibition der Haut jedenfalls stärker.

Die Wärme der warmen Soolbäder vermindert auch die Spannung der glatten Muskelfasern der Haut und der Blutgefässe. Die Haut wird für das Tastgefühl weich, die Blutfülle wächst, der Turgor der Haut wird grösser. Die Salzkristalle in der Oberhaut unterhalten die Hyperämie der Haut auch nach dem Verlassen des Bades. Nach einer Segelbootfahrt zwischen Wyk und Amrum bei stürmischem Wetter, wobei Gesicht und Kleidung von dem Gischt der über Bord schlagenden Wellen benetzt wurden, hatte ich mehrere Stunden nach der Rückkehr ein stark gerötetes Gesicht; mit der Zunge konnte ich die Anwesenheit von Kochsalz auf der Gesichtshaut und am Bart deutlich wahrnehmen.

Diese nach warmen See- und Soolbädern für mehrere Stunden bestehende Hauthyperämie ist wohl imstande, die nach solchen Bädern beobachtete Resorption von chronisch entzündlichen Veränderungen und Ausschwitzungen in den Muskeln, Sehnenscheiden und Gelenken der Gliedmassen und die daraus resultierende Zunahme der Gebrauchsfähigkeit der Gliedmassen zu erklären.

Augenfällig ist die Wirkung warmer Seebäder auf das Nervensystem und die Psyche. Warme Bäder von 35—36° wirken beruhigend auf die Hautnervenendigungen; gesteigerte Erregbarkeit und Hyperästhesien werden dadurch gemildert. Auch bei hysterischen Neuralgien wirken warme Vollbäder und lokale heisse Umschläge oft günstig. Für das Allgemeingefühl werden warme Seebäder als angenehm und wohltuend empfunden; sie erschlaffen die Muskeln und erzeugen bei genügender Dauer (15 Minuten) einen ruhigen Schlaf. Ich selbst habe jedesmal nach einem abendlichen warmen Vollbade einen ruhigen, die ganze Nacht hindurch andauernden Schlaf. Diese Wirkung ist wohl individuell verschieden. Neurastheniker und namentlich Psychastheniker, welche häufig an unzureichendem Schlaf leiden, würden jedenfalls durch warme Vollbäder bzw. Seebäder günstig beeinflusst werden.

Reflektorisch wirken warme Seebäder auch auf das Herz und den Blutdruck ein. Die Herzkontraktionen werden durch die Wärme beschleunigt, durch Kälte vermindert. Ebenso wird der Blutdruck durch warme Bäder, wohl infolge der Hauthyperämie, herabgesetzt, durch Kälte gesteigert. Warme Seebäder von 35° würden demnach auch von Arteriosklerotikern gut vertragen werden.

C. Winterkuren an der See.

Für viele chronisch Kranke, besonders an Leiden des Respirationsapparates, ist es wünschenswert, die Heilkräfte des Meeres ihnen auch
im Winter zugänglich zu machen. Die meisten Seekurorte besitzen
auch die Einrichtungen, um Kranke in der kälteren Jahreszeit aufzunehmen, nämlich heizbare Zimmer mit gut schliessenden Doppelfenstern
in Häusern, welche Regengüssen, Sturmwind oder Schneefällen Wider-
stand leisten. Von den Gasthäusern pflegen einige auch im Winter
geöffnet zu bleiben und Unterkunft, wie Verpflegung zu gewähren.

Allein mit diesen nackten Existenzbedingungen sind die Erfordernisse eines Winterkurortes noch nicht erschöpft. Für gebildete Kranke —
und um solche handelt es sich meistens — ist vor allem erforderlich:
1. dass das Klima der Natur seines Leidens zuträglich ist,
und 2. dass für das Seelenleben des Kranken auch hinreichend
abwechselungsreiche geistige Nahrung geboten wird.

Gerade hinsichtlich des letzteren Erfordernisses versagen die
meisten Seekurorte im Winter. Sie erscheinen dem Kurgaste wie aus-
gestorben. Der Sommerverkehr ist geschwunden, das Kurorchester ver-
stummt, Kurhauswirtschaft, Réunions und Kurdirektion sind geschlossen.
Im Lesezimmer liegen noch· ein paar Tageszeitungen aus, welche in
ereignisloser Zeit wenig fesselnde Lektüre bringen. Eine Leihbibliothek
ist vielleicht noch im Orte geöffnet; doch enthält sie meistens für
gebildete (studierte) Kurgäste wenig Neues; auch ermüdet die anhaltende
Lektüre bald. Und nun denke man an die endlos langen Winterabende, welche um 4 Uhr nachmittags beginnen und um 11 Uhr
abends enden; und dabei Tag für Tag dasselbe Einerlei der Beschäftigung, der Kurvorschriften und der im Winter eingeengten Speisen-
karte. Es gehört eine grosse Genügsamkeit und Geduld dazu, bei
solcher wochen- und monatelangen monotonen Lebensweise nicht trüb-
sinnig und melancholisch zu werden. Gerade dieses psychische Moment ist aber für den Erfolg jeder Kur von oft ausschlaggebender
Bedeutung. Kein Leidender darf im Kurort das niederdrückende Gefühl der Gefangenschaft oder Einsamkeit haben.

Weit günstiger ist die winterliche Behandlung in geschlossenen Kuranstalten, also für einzelne Erwachsene die Aufnahme in ein See-sanatorium und für Kinder in die Seehospize. Im Sanatorium wirkt die geregelte Lebensweise, die der Krankheit angepasste Er-nährung, die ständige Anwesenheit eines Arztes im Hause, der Ver-kehr und die Unterhaltung mit Leidensgefährten, die Gelegenheit zur Lektüre, zum Musizieren, zu Unterhaltungsspielen geistig anregend und auf den Krankheitsverlauf günstig ein. Kinder finden in den Hospizen reichliche Geselligkeit und Beschäftigung und in der sorgsamen Pflege der Krankenschwestern einigen Ersatz für die mütterliche Obhut und Zuneigung.

Die leitenden Aerzte in Seesanatorien und Seehospizen werden mir beistimmen darin, dass sowohl Erwachsene wie Kinder sich wäh-rend einer mehrmonatigen Behandlung im Winter trotz der langen Winterabende in der Anstalt ganz wohl befinden können.

———

Kapitel I.

Das Winterklima der Seekurorte.

Für den Kurgast wichtig zu wissen ist a) die Luftwärme während der Wintermonate, b) die Luftfeuchtigkeit und die Häufig-keit der Niederschläge, c) die vorherrschende Windrichtung und die Häufigkeit der Stürme, d) die Sonnenscheindauer und e) die Reinheit der atmospährischen Luft. Ich gebe die be-treffenden Zahlen in derselben Reihenfolge und aus derselben Quelle, welche ich für die 5 Sommersaisonmonate (Mai, Juni, Juli, August, September) in dem Abschnitt „Seeluft" angegeben habe.

a) Die Luftwärme im Winter.

Das Meer, welches durch die Sonnenstrahlen langsamer erwärmt wird und die Wärme auch langsamer wieder ausstrahlt als das Fest-land, bildet für die Küstengebiete ein grosses Wärmereservoir, welches in der ersten Hälfte des Winters die Küstenorte wärmer erscheinen lässt als das Innenland. Erst im Januar und Februar ist das Meer und auch die Luft der Küsten am kältesten und erst im März und im April tritt unter dem Einfluss der höher steigenden Sonne lang-same Erwärmung der Luft und des Meeres ein.

Um den Gang der Luftwärme in den Küstenkurorten zu illustrieren, genügt es, wenn ich die Durchschnittstemperatur jeden Monats für einzelne Punkte der Küste angebe.

10*

Monatsmittel der Luftwärme im Winter.

Beobachtungsort	Oktober	November	Dezember	Januar	Februar	März	April
Nordsee.							
Keitum-Sylt	9,3	5,0	2,0	0,5	0,3	2,1	5,9
Helgoland	10,4	6,3	3,2	1,5	1,2	2,5	5,5
Borkum	10,1	5,6	2,5	1,1	1,4	3,4	6,9
Ostsee.							
Kiel	8,3	3,9	1,0	— 0,5	— 0,2	2,0	5,9
Wustrow	8,8	4,2	1,1	— 0,8	— 0,4	1,7	5,8
Swinemünde	8,8	3,9	0,5	— 1,1	— 0,4	2,2	6,4
Rügenwaldermünde	8,5	3,7	0,3	— 1,5	— 1,1	1,2	5,4
Hela	9,4	4,3	0,8	— 0,9	— 0,8	1,1	4,9
Memel	7,9	3,0	— 1,2	— 2,8	— 2,6	— 0,2	5,2
Kanal.							
Dünkirchen	10,6	7,3	4,2	3,6	3,5	6,1	8,6
Cherbourg	11,5	9,1	6,2	5,7	5,7	6,7	8,8
Saint Malo	12,2	9,1	6,5	5,7	5,9	7,7	10,2
Saint Brieuc	10,8	8,1	5,4	4,9	5,2	6,6	9,1
Atlantischer Ozean.							
Brest	12,3	9,6	7,3	6,3	6,7	8,0	10,4
Vannes	11,2	8,4	5,7	4,9	5,6	7,3	10,2
La Coubre	12,2	9,0	5,9	4,5	5,4	7,2	10,7
Arcachon	13,7	9,4	6,1	5,2	6,5	9,1	12,1
Biarritz	15,1	11,3	8,4	6,9	8,1	9,9	12,3
Mittelländisches Meer. (Französische Küste.)							
Perpignan	14,4	10,7	7,5	6,5	7,7	9,8	12,9
Narbonne	15,1	11,1	7,3	5,8	8,2	10,1	13,4
Cette	14,7	10,8	6,7	5,4	6,8	9,1	13,1
Marseille	14,2	10,7	6,8	5,8	6,9	9,3	12,4
Nizza	15,5	11,7	8,2	7,4	8,1	10,2	13,2
Die Winterkurorte an der Riviera di ponente.							
Cannes	16,7	11,6	10,5	8,9	9,9	11,3	13,5
Mentone	18,4	12,7	10,0	9,7	10,0	12,0	14,7
San Remo	—	14,1	11,1	10,2	10,9	12,3	14,5
Porto Maurizio	—	—	9,7	8,9	10,5	11,4	13,5
Alassio	—	13,1	10,0	8,8	9,6	11,5	14,4
Pegli	—	14,1	11,1	10,2	10,9	12,3	14,5
Im Durchschnitt	17,5	13,1	10,4	9,4	10,3	11,8	14,2
Kurorte der Riviera di levante.							
Nervi	—	12,0	9,2	8,7	9,6	11,3	13,6
Rapallo	—	12,2	8,8	8,1	8,9	10,3	14,4
Santa Margherita	—	—	9,6	9,0	9,4	11,0	14,1
Pisa	15,1	10,6	7,0	6,6	7,4	9,6	13,9
Im Durchschnitt	15,1	11,6	8,6	8,1	8,8	10,5	14,0

Beobachtungsort	Oktober	November	Dezember	Januar	Februar	März	April
Italienisch-österreichisch-griechische Küste.							
Abbazia	13,8	9,3	6,2	4,7	5,4	8,1	11,9
Insel Lussin piccolo	16,7	11,6	8,1	7,2	7,5	9,6	13,8
Insel Lissa	18,6	14,0	10,7	9,8	9,9	11,1	14,3
Venedig	14,9	8,1	3,7	2,7	4,6	7,8	13,0
Ajaccio auf Corsica	19,1	14,1	11,8	9,8	11,9	12,4	14,9
Insel Korfu	20,3	15,1	11,7	10,3	10,7	12,3	15,0

Man ersieht aus dieser Uebersicht, dass durchweg die erste Hälfte des Winters (Oktober bis Dezember) wärmer und milder ist als die zweite Hälfte. Insbesondere sind überall die Monate Januar und Februar die kältesten des Jahres. Mit abnehmendem Breitengrade erhöht sich die Luftwärme, sodass die Küstenorte des Mittelländischen Meeres um durchschnittlich 5° wärmer sind, als die Inseln der Nordsee. Ja, die Mittelmeerinseln Lussin, Lissa, Ajaccio auf Corsica und Corfu haben sogar im Oktober noch eine vollständig sommerliche Wärme von 16,7 bis 20,3°, welche erst im November und Dezember herbstlich wird.

b) Die Luftfeuchtigkeit

ist im Winter stets gering, da bei niedriger Luftwärme die Luft nur kleine Mengen Wasserdampf aufzunehmen vermag. Daher wird auch die Haut des Menschen im Winter spröde und rissig und die Schleimhaut des Rachens, der Luftröhre und der Nase trocken, sodass bei Katarrhen der Hustenreiz gesteigert und die Expektoration erschwert wird. Kommen nun noch trockene Winde hinzu, insbesondere aus O und N, welche kalt und trocken sind und häufig Staub mit sich führen, so sieht man nicht nur Katarrhe der Atmungsorgane, sondern auch das Bronchialasthma, das Asthma cardiale, das Heuasthma, den Keuchhusten u. a. verstärkt wieder auftreten. Diese Beobachtung hat Nicolas[1]) für alle Nordseekurorte (Westerland, Helgoland, Norderney, Borkum und die Bäder der englischen Südküste) bestätigen können.

Die relative Feuchtigkeit in Prozenten der Sättigung beträgt während der Wintermonate an der Nordsee 85—93 pCt., an der Ostsee 76—93 pCt., im Kanal 81—86 pCt., an der französischen Ozeanküste 72—84 pCt., an der französischen Mittelmeerküste 64—81 pCt. und

---

1) Nicolas (Sylt), Winterkuren an der Ostsee. Verh. des IV. intern. Kongr. f. Thalassotherapie zu Abbazia. 1908. S. 383.

an der adriatischen Küste (Abbazia) 78—84 pCt. Die Schwankungen der Luftfeuchtigkeit sind somit am geringsten am Kanal (5 pCt.) und an der Nordsee (8 pCt.); mittelgross sind sie an der Ozeanküste (12 pCt.) und am grössten an der Mittelmeer- und der Ostseeküste (17 pCt.).

An der Riviera di ponente, welche häufig trockene und staubige Landwinde hat, schwankt die Luftfeuchtigkeit daher zwischen 58 und 83 pCt. Nizza hat 58—66 pCt., Mentone 61—80 pCt., San Remo 65—68 pCt. — Die Riviera di levante hat mehr feuchte Seewinde und ist durch die Apenninen gegen nördliche und östliche Landwinde geschützt. Die relative Feuchtigkeit ist eine ziemlich hohe, 73—85 pCt.

Den höchsten Grad der Luftfeuchtigkeit stellen Nebel und und Niederschläge dar. Diese Naturereignisse erscheinen dem Kurgaste gewöhnlich wichtiger als der Grad der relativen Feuchtigkeit; denn sie beeinträchtigen den Aufenthalt im Freien und die Gemütsstimmung, zwei wichtige Faktoren des Wohlbefindens.

Häufigkeit der Nebel im Winter.
Mittlere Zahl der Tage mit Nebel (1886—1910).[1]

	Oktober	Novbr.	Dezbr.	Januar	Februar	März	April	Gesamtzahl im Winter
Nordsee.								
Keitum (Sylt)	3,0	4,4	3,7	5,8	4,2	3,4	2,6	27,1
Helgoland	2,6	2,9	5,0	8,1	6,3	6,6	5,7	37,2
Borkum.	3,2	5,6	6,5	7,2	4,3	3,8	2,4	33,0
Ostsee.								
Kiel	3,8	5,2	6,0	5,8	3,5	3,7	2,3	30,3
Wustrow	4,5	6,3	4,8	5,4	5,5	4,6	3,7	34,8
Swinemünde	4,7	5,5	4,9	5,0	3,5	3,8	2,8	30,2
Rügenwaldermünde .	3,1	3,7	3,6	4,6	4,3	4,9	5,0	29,2
Hela	1,6	1,5	1,8	1,6	1,2	3,1	2,5	13,3
Memel	4,5	6,2	6,1	5,0	4,7	6,5	4,7	37,7

Von anderen Meeren (Kanal, Ozean, Mittelländisches Meer) waren Angaben über die Häufigkeit von Nebeln nicht zu erlangen.

Man ersieht aus der Uebersicht, dass die Häufigkeit der Nebel an der Nord- und Ostseeküste sich gleich verhält. Auffallend ist nur die geringe Nebelhäufigkeit in Hela, welches auf einer schmalen Landzunge in der Danziger Bucht liegt. In der Nordsee hat Helgoland, in der Ostsee Memel und Wustrow die grösste Nebelhäufigkeit. Im allgemeinen ist die Nebelbildung im Winter nicht häufig: es kommen durchschnittlich auf einen Monat nur 4,3 Nebeltage.

---

1) Nach G. Hellmann, Zeitschr. f. Balneol. 1911/12. IV. Jahrg. S. 119.

Häufigkeit der Niederschläge (Regen, Schnee) im Winter.

An den deutschen Küsten der Nordsee schwankt die jährliche Regenmenge zwischen 61 und 75 cm. An der Ostsee hat die geringste Regenmenge die mecklenburgische und die westpreussische Küste (50—55 cm); es folgen die pommersche Küste mit 54—62 cm, die ostpreussische Küste mit 64—72 cm und die schleswig-holsteinsche mit 62—80 cm. Setzt man die Jahresmenge = 100, so erhält man für die Wintermonate folgende Prozentzahlen der Regenmenge.

Niederschlagsmenge (in Prozenten) im Winter.

		Oktober	Novbr.	Dezbr.	Januar	Februar	März	April	Gesamt- menge im Winter
Nordsee	Küste von Hannover und Oldenburg	12	9	8	6	5	6	5	51
„	„ „ Schleswig-Holstein	14	9	8	7	6	6	5	55
Ostsee	„ „ Schleswig-Holstein	12	9	8	7	5	6	5	52
„	„ „ Mecklenburg u. Pommern	11	7	7	6	5	7	5	48
„	„ „ Westpreussen	10	9	7	6	5	5	5	47
„	„ „ Ostpreussen	12	9	9	6	5	6	5	52

Der stärkste Regenfall betrifft die Monate Oktober, November und Dezember; von Januar bis April nimmt die Regenmenge bis auf 5 pCt. ab. Die Unterschiede zwischen den einzelnen Küstengebieten sind, wie die Zusammenstellung für den Winter ergibt, unerheblich.

Niederschläge an anderen Meeresküsten im Winter (Regenhöhe in mm).

Beobachtungsort	Oktbr. mm	Novbr. mm	Dezbr. mm	Jan. mm	Febr. mm	März mm	April mm	Gesamt- höhe im Winter
Französische Kanalküste.								
Dünkirchen	90,2	59,4	86,7	53,2	40,5	60,7	67,8	458
Cherbourg	139,2	104,4	104,2	75,5	47,9	51,0	53,1	575
Saint Malo	85,5	68,3	63,3	50,0	36,2	35,7	43,4	382
Saint Brieuc	93,4	67,1	67,2	45,6	42,3	46,6	45,7	408
Ozeanküste.								
Brest	110,8	103,2	94,5	85,5	60,1	48,7	59,2	562
Vannes	91,0	83,1	72,0	54,3	35,3	44,5	57,0	437
La Coubre	113,7	84,5	73,2	53,2	36,6	43,4	40,0	447
Arcachon	135,0	103,2	84,1	76,5	54,8	61,5	65,4	578
Biarritz	151,9	122,1	97,2	90,8	66,0	81,6	86,2	696
Französische Mittelmeerküste.								
Perpignan	45	67	67	89	38	50	36	392
Narbonne	47	95	33	58	27	65	32	361
Cette	56	75	61	62	52	44	55	405
Marseille	115	85	59	49	34	45	39	426
Nizza	146	114	70	51	47	85	72	585

Die Gesamtniederschlagsmengen im Winter sind an dem Kanal und der Mittelmeerküste Frankreichs annähernd gleich, an der Ozeanküste dagegen erhöht. Sie schwanken am Kanal zwischen 382 und 575 mm Regenhöhe, am Ozean zwischen 437 und 696 mm und am Mittelländischen Meere zwischen 361 und 585 mm. Auch die Monate zeigen die Uebereinstimmung, dass das Maximum in den Monat Oktober fällt und bis zum Monat Dezember mit etwas über mittlerer Regenhöhe andauert. Erst im Januar beginnt ein kleiner Nachlass, welcher im Februar ausgesprochener wird, um im März und April mit einer neuen Steigerung zu beginnen.

Auffallend sind die durchwegs grösseren Regenmengen in Arcachon und namentlich Biarritz. Sie haben die grösste Regenhöhe von allen Ozeanstationen und sind die beiden am südlichsten gelegenen Kurorte der Ozeanküste am Biskayischen Meerbusen, mithin den regenbringenden Südwest- und Westwinden frei ausgesetzt. Nicht minder auffallend ist der gleich starke Regenfall in Nizza, besonders im Oktober und November, mit neuerer mässiger Steigerung im März und April. Aus diesem Grunde ist der Kuraufenthalt in Arcachon, Biarritz und Nizza während der Regenmonate Oktober und November kaum zu empfehlen.

Abbazia hat sehr reichliche Niederschläge im Winter, nämlich im Oktober 245 mm, November 187, Dezember 176, Januar 108, Februar 140, März 190 und April 153 mm.

Von den Winterkurorten der beiden Rivieren stehen mir nur einzelne Angaben über die Niederschlagsmenge im Winter zu Gebote. Dagegen ist die Zahl der „Regentage“ häufiger angegeben, wobei es jedoch unentschieden bleibt, ob hier einfach die Kalendertage angestrichen sind, an welchen es geregnet hat, oder ob die Gesamtzahl der Regenstunden im Monat auf den 24 stündigen Tag verrechnet sind.

Regenmenge in Millimetern.

	Oktober	Novbr.	Dezbr.	Januar	Februar	März	April
Riviera di ponente.							
Cannes	—	113	115	72	72	89	67
Nizza	146	114	70	51	47	85	72
Bordighera	19	44	73	36	85	150	209
Riviera di levante.							
Nervi	—	150	122	119	81	112	55

Nizza hat die grösste Regenmenge im Oktober und November, im übrigen Winter ist es verhältnismässig trocken. Cannes hat im November und Dezember etwas reichliche, in der zweiten Hälfte des Winters mässige Niederschläge. Bordighera hingegen ist bis zum Februar ziemlich trocken, aber im Frühjahr (März und April) regenreich. — Nervi, der beliebte Winteraufenthaltsort der Riviera di levante, erfreut sich den ganzen Winter bis zum März reichlicher Niederschläge, welche für andauernde Luftfeuchtigkeit sorgen.

Regentage hat man gezählt in:

| | Riviera di ponente | | | | | | Riviera di levante | | Adriat. Küste |
	Cannes	Pau	Nizza	Mentone	Bordighera	San Remo	Nervi	Pisa	Abbazia
Oktober....	6	12	7	9	5	7	—	11	12
November...	7	13	7	9	12	5	11	13	9
Dezember...	7	12	6	6	7	6	8	13	9
Januar	7	12	6	8	9	5	9	10	8
Februar....	4	9	5	6	11	4	9	8	8
März.......	8	13	6	6	10	6	9	12	10
April	5	12	6	7	19	4	8	7	9

Durch grosse Gleichmässigkeit der Regentage in den einzelnen Wintermonaten zeichnet sich Nizza aus (5—7 Tage), nächstdem Mentone (6—9), San Remo (4—7) und Nervi (8—11 Tage). Die grösste Zahl der Regentage haben im Winterhalbjahr Pau, Bordighera, Pisa und Abbazia.

Kapitel II.

Die Häufigkeit der Seewinde, Küsten- und Landwinde in Prozenten.

Die vorherrschende Windrichtung hat insofern für den Kurgast ausschlaggebende Bedeutung, als damit entschieden wird, ob der Kranke vorzugsweise reine, staub- und bakterienfreie, feuchte Seeluft oder statt dessen staub- und keimreiche, trockene und häufig kühle Landluft atmet. Zu diesem Zwecke ist es notwendig zu wissen, aus welcher Himmelsrichtung ein Seekurort Seewind, aus welcher er Landwind oder halbreinen Küstenwind erhält. Für die Seebäder der Ostsee und Nordsee habe ich in der Tabelle S. 69 diese Richtungen angegeben; für die Kanal-, Ozean- und Mittelmeerküste in der Uebersicht auf S. 72.

Für die Wintersaison diene nachfolgende Uebersicht über die Windrichtungen in den beiden Jahreszeiten Herbst und Winter (vom 22. September bis 20. März), im Durchschnitt der 20 Beobachtungsjahre 1886—1905.

Mittlere Häufigkeit der Windrichtungen, ausgedrückt in Prozenten (1886—1900)[1].

Ort	Seewind	Küsten-wind	Landwind	Jahres-zeit	N	NO	O	SO	S	SW	W	NW	Wind-stärke
				Nordsee.									
Borkum ...	N, NO, NW, W, SW	S, SO, O	—	Herbst	7	8	11	12	11	25	10	12	4
				Winter	5	9	13	11	10	30	10	9	3
Helgoland ..	N, NW, W, SW, S, SO, O, NO	—	—	Herbst	6	8	11	12	9	23	15	13	3
				Winter	4	10	13	10	10	25	16	10	2
Keitum-Sylt .	N, NW, W, SW	S, SO, O, NO	—	Herbst	6	8	9	12	10	16	15	16	8
				Winter	5	9	11	12	9	19	16	13	6
				Ostsee.									
Kiel	—	NO	N, O, SO, S, SW, W	Herbst	5	6	9	11	19	19	17	8	6
				Winter	6	7	10	10	17	20	17	7	6
Wustrow ...	N, NW, W	SW, NO	S, SO, O, N	Herbst	6	9	7	15	15	17	15	9	7
				Winter	5	10	7	18	14	20	14	8	4
Rügenwalder-münde ...	N, NW, W	NO, SW	O, SO, S	Herbst	6	6	11	13	14	21	13	10	6
				Winter	5	6	12	14	15	23	12	8	5
Hela	N, NO, O	SO, S, SW, W, NO	—	Herbst	8	7	8	10	24	13	12	16	2
				Winter	6	6	7	13	27	13	12	16	1
Memel	W, SW, NW	S, N	NO, O, SO	Herbst	9	8	11	17	13	13	14	11,2	4
				Winter	7	9	12	22	13	14	12	8	3

Hieraus lässt sich für die Mehrzahl der Kurorte und für das Winterhalbjahr die Häufigkeit des Seewindes, des Küstenwindes, des Landwindes und der Windstille, in gleicher Weise wie für den Sommer (vgl. S. 69), berechnen (siehe nebenstehende Tabelle).

In der Nordsee hat den häufigsten Seewind Helgoland mit 97 pCt.; ihm folgen Norderney und Langeoog mit 75 pCt., Westerland, Amrum und Borkum mit 63 pCt. Dass Wyk auf Föhr nur 48 pCt. Seewind hat, beruht auf der Eigenschaft des weit über die See kommenden Nordwestwindes, für Sylt und Amrum reiner Seewind, für Wyk aber ein Küstenwind zu sein, welcher über die Inseln Sylt und Föhr, das mit mehreren Dörfern besetzt ist, hinwegweht. Die beiden Bäder Scheveningen und Ostende sind Küstenbäder, welche zufolge ihrer Lage an der Hälfte der Tage (50 und 58 pCt.) Landwind haben. Für Heilzwecke könnte die Seeluft hier wohl nicht mehr in Betracht kommen.

---

1) Nach F. Hellmann, Zeitschr. f. Balneologie. IV. Jahrg. 1911. S. 121.

Häufigkeit der Seewinde, Küsten- und Landwinde (in Prozenten) während des Winterhalbjahres.

Kurort	Windstation	Richtung von			Häufigkeit des			Windstille
		Seewind	Küsten-wind	Landwind	See-windes	Küsten-windes	Land-windes	
Nordsee.								
Westerland	Keitum	N, NW, W, SW, S	NO, O, SO	—	63	30	—	7
Wyk auf Föhr	„	N, W, SW, S	NW, NO, O, SO	—	48	45	—	7
Amrum	„	N, NW, W, SW, S	NO, O, SO	—	63	30	—	7
Helgoland	Helgoland	N, NW, W, SW, S, SO, O, NO	—	—	97	—	—	3
Langeoog	Borkum	N, NW, W, SW, O, NO	S, SO	—	75	22	—	3
Norderney	„	N, NW, W, SW, O, NO	S, SO	—	75	22	—	3
Borkum	„	N, NW, W, SW, NO	S, SO, O	—	63	34	—	3
Scheveningen	Dünkirchen	N, NW, W	NO, SW	O, SO, S	36	12	50	2
Ostende	„	N, NW, W	NO	S, SO, O, SW	36	4	58	2
Ostsee. Preussische Küste.								
Memel	Memel	SW, W, NW	N, S	NO, O, SO	36	21	40	3
Cranz	„	N, NW, W	NO, SW	O, SO, S	31	22	44	3
Kahlberg	Hela	NW, N	NO, W	SW, S, SO, O	23	19	56	2
Zoppot	„	NO, O	N, NW	W, SW, S, SO	14	23	61	2
Ostsee. Pommersche Küste.								
Stolpemünde	Rügenwalder-münde	N, NW, W	SW, NO	O, SO, S	27	28	40	5
Rügenwalde	„	N, NW, W	SW, NO	O, SO, S	27	28	40	5
Kolberg	„	N, NW, W	SW, NO	O, SO, S	27	28	40	5
Ost-Dievenow	„	N, NW, NO	W	SW, S, SO, O	21	12	62	5
Misdroy	„	N, NW	W, NO	O, SO, S, SW	14	19	62	5
Swinemünde	„	N, NO	NW	O, SO, S, SW, W	11	9	75	5
Heringsdorf	„	N, NO	O, NW	SO, S, SW, W	11	21	63	5
Zinnowitz	„	N, NO, O	NW, SO	W, SW, S	23	22	50	5
Insel Rügen.								
Göhren	Wustrow	N, NO, O, SO	NW	W, SW, S	38	8	48	6
Bintz	„	NO. O, SO	N, NW, W	S, SW	33	28	33	6
Sassnitz	„	NO, O, SO	S, N, NW	W, SW	33	28	33	6
Pommerisch-mecklenburgische Küste.								
Zingst	Wustrow	N, NW, NO	W, SW	O, SO, S	23	33	38	6
Wustrow	„	N, NW, W	NO, SW	O, SO, S	28	28	38	6
Warnemünde	„	N, NW, W	NO	O, SO, S, SW	28	10	56	6
Boltenhagen	Kiel	N, NO	NW	W, SW, S, SO, O	12	8	74	6
Travemünde	„	NO	N, O	SO, S, SW, W, NW	7	15	72	6

Die Ostseebäder, sämtlich Küstenbäder, kommen im Winter über 38 pCt. Seewind nicht hinaus. Am günstigsten verhalten sich die Bäder auf Rügen (Göhren, Binz, Sassnitz); rechnet man den verhältnismässig reinen Küstenwind noch dazu, so kommt Göhren auf 46 pCt., Binz und Sassnitz auf sogar 61 pCt. fast reiner Seeluft. Demnächst folgen die Bäder an der ostpreussischen Küste Memel und Cranz (mit Schwarzort, Rositten, Neukühren) mit 36 und 31 pCt. Seewind; mit dem Küstenwind kommen sie auf 57 bzw. 53 pCt.

Die westpreussischen Bäder (Zoppot, Westerplatte, Katz, Kahlberg) liegen in der halbkreisförmigen Danziger Bucht, auf drei Seiten von Land umschlossen; sie bringen es daher im Winter nicht über 14 pCt. Seewind. Von den übrigen Ostseebädern an der pommerschen und mecklenburgischen Küste sind die günstigeren die Badeorte von Stolpemünde bis Kolberg, ferner Zinnowitz und von Zingst bis Warnemünde bzw. Heiligendamm, mit Seewind von 23 bis 28 pCt. Wenn auch hier der Küstenwind als noch verhältnismässig rein hinzugerechnet wird, so ergeben sich für Zingst, Wustrow und Müritz 56 pCt., für Stolpemünde, Rügenwalde und Kolberg 55 pCt., für Zinnowitz 45 pCt. und für Warnemünde 38 pCt. ziemlich reiner Seeluft. Den geringsten Prozentsatz vom Seewind haben Travemünde in der Lübecker Bucht (7 pCt.), Swinemünde, Ahlbeck, Heringsdorf und Bansin mit 11 pCt., Boltenhagen mit 12 pCt. und Misdroy mit 14 pCt.

Zur Seeluftkur im Winter, hauptsächlich für Lungenkranke, sind also nur geeignet Helgoland, Norderney und Langeoog, Westerland, Amrum und Borkum. Sie liefern ihren Kranken an 97 bzw. 75 und 63 pCt. Tagen ganz reine, bakterienfreie Seeluft und an 22 bzw. 34 Tagen fast reine Seeluft zur Atmung.

Winterliche Windrichtung in anderen Meeren.

	Richtung für			Vorherrschende Windrichtung	
	Seewind	Küstenwind	Landwind	Herbst	Winter
Französische Kanalküste.					
Dünkirchen	N, NW, NO	W, SW	S, SO, O	S, W, O	S, W, O
Cherbourg	N, NW, NO	W, O	SW, S, SO	S, SW, W, O	S, SW, SO, W, O
Saint Malo	N	NW, NO	NW, W, SW S, SO, O	S, SW, NO, O, W	S, SW, NO, SO, W
Saint Brieuc	N, NO	—	NW, W, SW, S, SO, O	SW, NO, NW S	SW, NW, S, NO, W

	Richtung für			Vorherrschende Wind-richtung	
	Seewind	Küstenwind	Landwind	Herbst	Winter

Französische Ozeanküste.

	Seewind	Küstenwind	Landwind	Herbst	Winter
Brest	NW, W, SW,	N, NO, S	SO, O	SW, NO, W, N, NW	SW, NO, W SO, N
Vannes	SW, S	N, SO	N, NW, O, NO	NO, SW, NW, W, N	NO, O, W, SW
La Coubre	NW, W, SW	S	N, NO, O, SO	NO, SO, O NW, N	NO, SO, O, N, NW
Arcachon	NW, W, SW	—	N, NO, O, SO, S	NO, SO, W, NW	NO, SO, W, N
Biarritz	N, NW	W	SW, S, SO, O, NO	O, W, 'S, SO, SW	O, S, SW, W, SO

Französische Mittelmeerküste.

	Seewind	Küstenwind	Landwind	Herbst	Winter
Perpignan	SO, O, NO	—	N, NW, W, SW, S	NW, W, O, SW	NW, W, SW
Narbonne	SO, O	S	N, NW, W, SW, NO	NW, N, S	NW, SW, NO,
Cette	SO, S	O	N, NW, W, SW, NO	NW, NO, SO	NW, NO
Marseille	SW, S, SO	O, W	N, NW, NO	NW, NO, O, W	NW, NO, O
Nizza	S, SO, O	SW, NO	N, NW, W	N, S,, NO	N, S, NO, NW

Adriatisches Meer.

	Seewind	Küstenwind	Landwind	Herbst	Winter
Abbazia	SO, S	SW, W	O, NO, N, NW	NO, SO	NO, SO

Häufigkeit der einzelnen Windrichtungen in Prozenten[1]).

		N	NW	W	SW	S	SO	O	NO	Wind-stille

Kanal.

		N	NW	W	SW	S	SO	O	NO	Wind-stille
Dünkirchen . . {	Herbst	8	7	21	7	25	9	17	4	2
	Winter	7	8	21	8	23	10	16	5	2
Cherbourg . . {	Herbst	7	8	13	15	20	9	13	10	5
	Winter	6	8	11	19	20	12	11	7	6
Saint Malo . . {	Herbst	7	10	11-	15	17	10	11	15	4
	Winter	6	8	13	16	16	13	11	14	3
Saint Brieuc . {	Herbst	11	13	8	17	15	8	7	19	2
	Winter	10	13	12	15	13	10	9	15	3

---

　　1) Nach F. Lalesque: La mer et les tuberculeux. Paris 1904. S. 65. L. bringt hierüber nur für die 4 Jahreszeiten jeden Beobachtungsortes die Windrichtung in Windrosen, deren 8 Schenkel so gezeichnet sind, dass je 1 mm der Länge des Schenkels = 1 pCt. der Windhäufigkeit entspricht. Durch Ausmessen jedes einzelnen Schenkels musste ich daher obige Zahlen aus den 56 Windrosen ermitteln.

		N	NW	W	SW	S	SO	O	NO	Wind-stille
		Ozean.								
Brest . . . . . {	Herbst	10	9	12	21	7	8	9	19	5
	Winter	9	9	12	19	9	10	11	17	4
Vannes . . . . {	Herbst	9	12	14	19	6	4	8	22	6
	Winter	10	11	16	15	4	2	18	21	3
La Coubre . . {	Herbst	11	12	10	9	8	12	14	21	3
	Winter	11	10	9	8	10	15	15	20	2
Arcachon . . . {	Herbst	9	11	16	8	7	16	11	19	3
	Winter	10	9	15	8	10	15	11	18	4
Biarritz . . . . {	Herbst	5	8	16	12	14	13	18	8	6
	Winter	4	7	12	13	17	13	22	8	4
		Mittelländisches Meer.								
Perpignan . . {	Herbst	4	27	12	10	6	6	12	9	14
	Winter	4	44	13	8	3	5	5	6	12
Narbonne . . . {	Herbst	6	48	3	2	7	20	3	6	5
	Winter	5	62	3	1	4	10	2	9	4
Cette . . . . . {	Herbst	3	33	5	5	4	15	11	20	4
	Winter	3	42	5	2	4	10	6	25	3
Marseille . . . {	Herbst	1	26	12	10	4	11	13	19	4
	Winter	2	35	9	4	2	9	16	20	3
Nizza . . . . . {	Herbst	25	10	2	3	14	7	10	15	14
	Winter	32	12	6	3	11	6	8	14	8

Die 3 Meeresküsten Frankreichs zeigen somit in bezug auf die Häufigkeit des Seewindes grosse Verschiedenheiten.

Am Kanal haben Dünkirchen und Cherbourg die freieste Lage am Meeresarm, während St. Malo und namentlich St. Brieuc in Buchten eingeschlossen liegen. Ausserdem beeinträchtigt die Nähe des englischen Festlandes die Qualität des Windes. Demzufolge hat im Winterhalbjahr Dünkirchen 19,5 pCt. Seewind, 28,5 pCt. Küstenwind, 50 pCt. Landwind.

Cherbourg 23 „ „ , 24 „ „ , 48 „ „
St. Malo 6,5 „ „ , 23,5 „ „ , 66 „ „
St. Brieuc 27,5 „ „ , — „ „ , 70 „ „

Zu Winterseeluftkuren erscheint dieser Teil der französischen Küste wenig geeignet. Selbst wenn man den Seewind mit dem Küstenwind verrechnet, kommen bei Dünkirchen nur 48 pCt., Cherboug 47 pCt., St. Malo 30 pCt., St. Brieuc 27,5 pCt. heraus.

An der Nordküste Frankreichs liegt eine Anzahl von Seebädern, welche allerdings weniger zur Kur, als zur Erholung und Zerstreuung aufgesucht werden (vgl. S. 73). Nur das grosse Kinder-Seehospiz in Berck-sur-Mer im Departement Pas-de-Calais, unweit Boulogne, ist auch im Winter geöffnet; es hat die Windverhältnisse von Dünkirchen, also rund 20 pCt. Seewind, 29 pCt. Küstenwind, aber an der Hälfte der Tage (50 pCt.) Landwind. Die Heilerfolge bei skrofulösen Kindern sind sehr gute (61,6—84,6 pCt. Heilungen), allerdings bei einem Daueraufenthalte bis zu 544 Behandlungstagen.

Von den an der gegenüberliegenden Südküste Englands liegenden zahlreichen Seebadeorten werden mehrere auch zu Winterkuren benutzt, so namentlich Márgate, mit dem ältesten Kinder-Seehospiz (1791), ferner Ramsgate, Folkestone, Hastings, Brighton, Ventnor auf Insel Wight, Bournemouth, Weymouth, Torquay und Falmouth. Für die ersten 5 Seebäder können die Windrichtungen von Dünkirchen, für die letzteren 5 diejenigen von Cherbourg als annähernd gleiche angesehen werden. Nehmen wir von jeder Gruppe 2 Vertreter, nämlich Ramsgate und Brighton, Ventnor und Falmouth, so erhalten wir folgende Prozentzahlen für die Häufigkeit des Seewindes:

Seebad	Richtung für			Auf 100 Tage entfallen		
	Seewind	Küstenwind	Landwind	See-wind	Küsten-wind	Land-wind
Ramsgate	NO, O, S	N, SO	NW, W, SW	45 pCt.	17 pCt.	36 pCt.
Brigton	SO, S, SW	W, O	NW, N, NO	39 „	38 „	21 „
Ventnor (Wight)	O, SO, S, SW	W	NW, N, NO	60 „	12 „	23 „
Falmouth	O, SO, S	SW, W, NW, N	NO	43 „	44 „	9 „

Die englischen Seebäder an der Südküste sind somit für den Gebrauch von Winterkuren weit wirksamer, als diejenigen an der französischen Nordküste. Wenn man auch hier wieder den im Verhältnis zur Stadtluft immer noch halbreinen Küstenwind als wirksam mitverrechnet, so erhalten wir für Ramsgate 62 pCt., Brighton 77 pCt., Ventnor 72 pCt. und Falmouth 87 pCt. Seelufttage im Gegensatz zur Landluft. Es stehen also dem Kurgaste im Winter an der englischen Südküste etwa doppelt soviel Tage mit reiner oder halbreiner Seeluft zur Verfügung, als an der französischen Nordküste.

Etwas günstiger erweist sich die Ozeanküste Frankreichs. Im Durchschnitt des Winterhalbjahres haben die 5 Stationen an der Westküste folgende Windwerte:

Station	Lage	See-wind pCt.	Küsten-wind pCt.	Land-wind pCt.	Wind-stille pCt.
Brest	An einer tiefen Bucht der Nordwestspitze.	41	36	19	4
Vannes	Am Grunde einer Küstenbucht.	22	18	56	4
La Coubre	An der Mündung der Garonne.	29	9	60	2
Arcachon	An einer seeartigen Ausbuchtung der Küste der Gironde.	34	—	63	3
Biarritz	An der felsigen Küste der Bucht von Biscaya.	12	14	70	4

Biarritz hat den niedrigsten Prozentsatz an See- und Küsten-
wind. Es liegt dies daran, dass die Küste hier einen scharfen rechten
Winkel bildet, an deren Spitze Biarritz liegt. Zu einer Seeluftkur im
Winter ist demnach Biarritz ungeeignet. Es rangieren im See- und
Küstenwind Brest mit 77 pCt., Vannes mit 40 pCt., La Coubre mit
38 pCt., Arcachon mit 34 pCt. und Biarritz mit 28 pCt.

Arcachon nimmt auch Winterkurgäste auf[1]). Die Saison dauert
vom 1. November bis Ende Mai. Das Winterklima ist ein sehr
mildes; die mittlere Herbsttemperatur beträgt 14⁰, die Wintertemperatur 8⁰. Die relative Feuchtigkeit schwankt im Winter zwischen
77 und 90 pCt. Wegen seines milden, sedativen Charakters wird das
Klima von Arcachon besonders von Lungenkranken aufgesucht[2]), auch
von solchen, welche an Fieber und Hämoptoe leiden, ferner von
Patienten mit Katarrhen der oberen Luftwege.

Die anderen zwischen Arcachon und Brest liegenden Seebadeorte, wie Royan, La Tremblade, Les Sables d'Olonne, Pornic und
Le Croisic, werden von den Franzosen nur im Sommer besucht.
Einige von ihnen enthalten Seehospize für unbemittelte skrofulöse
und schlecht genährte Kinder.

Die Mittelmeerküste Frankreichs

zeigt bezüglich des Seewindes weniger günstige Verhältnisse. Während
des Winterhalbjahres war die Häufigkeit der 4 Windqualitäten folgende:

Station	Lage	See-wind pCt.	Küsten-wind pCt.	Land-wind pCt.	Wind-stille pCt.
Perpignan	Am Golf von Lion. Südlich die Pyrenäen.	22	—	66	12
Narbonne......	Am Golf von Lion.	18	6	72	4
Cette	desgl.	17	8	72	3
Marseille	Unweit der Rhônemündungen. Im Norden Gebirge.	20	25	52	3
Nizza	An der Riviera di ponente. Im Norden die Seealpen.	28	17	43	12

Charakteristisch für dieses Küstengebiet ist das beträchtliche Vorherrschen des Nordwest-Windes im Winter, welcher in Perpignan
die Häufigkeit von 44 pCt., in Narbonne von 62 pCt., in Cette von
42 pCt., in Marseille von 35 pCt., in Nizza von 32 pCt. im Durchschnitt
besitzt. Er entsteht durch ein häufiges Maximum des Luftdrucks

---

1) F. Lalesque, Arcachon, ville d'été, ville d'hiver. Paris 1886.
2) Derselbe, La mer et les tuberculeux. Paris 1904. S. 172.

über dem nördlichen Ozean bei gleichzeitiger barometrischer Depression über dem wärmeren Mittelmeer. Dieser nordwestliche Wind erfährt bisweilen eine Verstärkung durch kühle Landwinde, welche von den schneebedeckten Bergen der Alpen nach dem warmen Meere abströmen. Es sind dies die kalten, trockenen NW- und N-Winde, weclhe an der Riviera den Namen „Mistral" führen und von den Bewohnern und Kurgästen gefürchtet sind. Durch Ablenkung in den Bergen und Tälern der Seealpen wird der ursprüngliche NW-Wind in Nizza zum N-Wind und durch weitere Ablenkung an der istrischen und dalmatinischen Küste zu dem hier „Bora" genannten nordöstlichen kalten Winde. Die hohen Gebirgszüge im Norden der Riviera und der italienisch-österreichischen Küste schwächen übrigens die Heftigkeit dieser nördlichen Luftströmungen bedeutend ab. So ist die Geschwindigkeit des N-Windes im Winter in Perpignan, Cette und Marseille nur 6—8 m (mässiger bis frischer Wind), in Nizza der N-Wind sogar nur 2—4 m (schwacher Wind).

Für die Kurorte an der Riviera di ponente können bei der geringen räumlichen Entfernung wohl unbedenklich die Windverhältnisse von Nizza als massgebend angesehen werden. Ich habe daher unter Zugrundelegung der Nizza-Winde die Häufigkeit des Seewindes und Landwindes für Cannes, Nizza, Bordighera, San Remo, Alassio und Pegli berechnet.

Riviera di ponente (Winterhalbjahr).

Kurort	Seewind-richtung	Küsten-wind	Landwind	Seewind pCt.	Küsten-wind pCt.	Landwind pCt.	Windstille pCt.
Cannes . . .	S, SO, O	NO	N, NW, W, SW	28	14	46	12
Nizza	S, SO, O	NO, SW	N, NW, W	28	17	43	12
Bordighera .	SW, S, SO, O	NO	N, NW, W	31	14	43	12
San Remo .	SW, S, SO, O, NO	—	N, NW, W	46	—	43	11
Alassio . . .	S, SO, O, NO	SW	N, NW, W	38	3	43	16
Pegli	SW, S, SO	—	N, NW, W, NO, O	17	—	76	13

Man ersieht daraus, dass San Remo am günstigsten liegt und im Winterhalbjahr an 46 von hundert Tagen reinen Seewind hat. Demnächst folgt Alassio mit 38 pCt. Seewind und 3 pCt. Küstenwind. Bordighera nimmt mit 31 pCt. Seewind und 14 pCt. Küstenwind die dritte Stelle ein; rechnet man aber den Küstenwind als verhältnismässig rein noch hinzu, so haben Bordighera und Nizza 45 pCt.,

Alassio 41 pCt., Cannes 42 pCt. Seewind. Wer also an der Riviera di ponente heilkräftige Seeluft sucht (Lungenleidende, Asthmatiker), der würde sie am reichlichsten, nämlich an 38 bis 46 von hundert Tagen, finden in den Kurorten zwischen San Remo und Alassio (San Stefano, Porto Mauritio, Ameglia, Andara, Taguaglia, Albenga).

Ueber die Windverhältnisse an der Riviera di levante fehlen mir jegliche Angaben, welche für die Kurorte verwendet werden können. Dagegen liegen für das Adriatische Meer und den Kurort Abbazia sehr genaue Angaben vor, welche Fr. Tripold von 1886 bis 1905 auf der dort errichteten k. und k. österreichischen meteorologischen Station gesammelt und veröffentlicht hat[1]). Abbazia hat infolge seiner windgeschützten Lage an einer Bucht der Adria so auffallend viel windstille Tage, dass von 365 Tagen des Jahres 278 = 76 pCt. windstill sind und nur an 87 = 24 pCt. Tagen ein Wind weht. Für die 6 Wintermonate beträgt die Zahl der windstillen Tage im Oktober 22, November 22, Dezember 23, Januar 22, Februar 20, März 23. Somit bleiben im ganzen Winterhalbjahr 50 Windtage. Es ist einleuchtend, dass hierbei von einer nennenswerten Einwirkung der Seeluft auf den Kurgast wohl nicht mehr die Rede sein kann.

Seewind empfängt Abbazia aus S und SO, Küstenwind aus SW und W, Landwind aus O, NO, N, NW. Nach den Aufzeichnungen Tripold's ist Seewind (S und SO) durchschnittlich im Winterhalbjahr 22,2 mal, bei dreimaliger täglicher Notierung, also an 7,4 Tagen im Halbjahr = 4,0 pCt. beobachtet worden, d. h. so selten, dass an eine therapeutische Verwendung der Seeluft nicht gedacht werden kann.

Kapitel III.

Windstärke im Winter.

Für den Kurgast ist dieselbe insofern von Bedeutung, als stärkere Winde und Stürme an der See zur Winterszeit den Aufenthalt im Freien verkürzen und bei niederer Luftwärme die Erkältungsgefahr steigern. Leider habe ich nur von der Nordsee und Ostsee zuverlässige Messungen der Windgeschwindigkeit ermitteln können, zusammengestellt von R. Assmann[2]) über den 20jährigen Zeitraum von 1886 bis 1905.

---

1) Fr. Tripold, Das Klima von Abbazia. Festschr. z. 60. Geburtstage von Jul. Glax. Abbazia 1906. S. 29.

2) Rich. Assmann, Die Winde in Deutschland. Mit 13 Tafeln. Braunschweig 1910. S. 5.

Prozentische Häufigkeit der Windgeschwindigkeiten im Herbst und Winter.

Stationen	Windgeschwindigkeit m	Herbst pCt.	Winter pCt.
Nordsee.			
Keitum-Sylt	0—2	24,5	23,0
	2—5	36,7	25,4
	5—10	22,9	23,3
	10—15	7,3	10,3
	über 15 (Sturm)	1,0	1,6
Helgoland	0—2	10,6	9,1
	2—5	35,4	37,1
	5—10	35,9	35,9
	10—15	12,5	13,3
	über 15 (Sturm)	2,5	2,7
Borkum	0—2	13,4	11,9
	3—5	42,9	44,1
	5—10	28,8	26,9
	10—15	9,0	11,0
	über 15 (Sturm)	2,6	3,5
Ostsee.			
Kiel	0—2	23,5	20,2
	2—5	46,9	41,2
	5—10	18,6	23,2
	10—15	4,4	7,6
	über 15 (Sturm)	0,4	2,0
Wustrow	0—2	11,3	11,4
	2—5	40,4	42,3
	5—10	32,5	31,8
	10—15	8,8	9,4
	über 15 (Sturm)	0,3	0,6
Rügenwaldermünde	0—2	16,2	16,7
	2—5	42,4	42,7
	5—10	21,3	24,1
	10—15	10,6	8,5
	über 15 (Sturm)	3,8	3,5
Hela	0—2	9,3	9,1
	2—5	30,6	35,4
	5—10	26,7	27,0
	10—15	18,2	15,0
	über 15 (Sturm)	13,5	12,7
Memel	0—2	14,4	13,3
	2—5	47,8	47,1
	5—10	23,4	26,6
	10—15	8,6	8,1
	über 15 (Sturm)	2,2	2,3

Diese Uebersicht über eine 20jährige Beobachtung lehrt, dass im Winterhalbjahr an der Nordsee die schwachen Winde beträchtlich die stärkeren überwiegen. Es entfallen im Winterhalbjahr (Oktober bis Ende März) auf Keitum-Sylt im Durchschnitt 59,8 pCt. schwache Winde (von 0 bis 5 m Geschwindigkeit), 31,9 pCt. stärkere Winde (5 bis 15 m) und 1,3 pCt. Stürme. Helgoland hat 46,1 pCt. schwache Winde, 48,8 pCt. stärkere und 2,6 pCt. Sturmwinde. Borkum hat

56,1 pCt. schwache, 37,8 pCt. stärkere und 3,0 pCt. Sturmwinde. Demnach hat Helgoland im Winter eine lebhaftere Luftbewegung als Sylt und Borkum.

Die Ostsee zeigt im allgemeinen ähnliche Verhältnisse wie die Nordsee, d. h. es sind die schwächeren Winde sehr viel häufiger als die starken Winde. Am deutlichsten ist dies ausgesprochen in Kiel und Memel. Kiel hat an 65,4 Tagen des Winters schwache Winde von 0 bis 5 m Geschwindigkeit, an 26,9 Tagen starke Winde von 5 bis 15 m Geschwindigkeit und an 1,2 Tagen Stürme. In Memel wehen im Winter 63,1 pCt. schwache, 33,4 pCt. stärkere Winde und 2 pCt. Stürme. — Hela dagegen zeigt ein ähnliches Verhalten wie Helgoland, nämlich ein Ueberwiegen der starken Winde und selbst der Stürme. In Hela herrschen 42,2 pCt. schwache Winde, aber 43,5 pCt. stärkere Winde und 13,1 pCt. Stürme. Eine Mittelstellung nehmen Wustrow mit 53,2 pCt. schwachen, 41,2 pCt. starken und 0,5 pCt. stürmischen Winden und Rügenwaldermünde mit 59 pCt. schwachen, 32,2 pCt. starken und 3,6 pCt. stürmischen Winden ein.

Bezüglich der Geeignetheit zur Ausführung von winterlichen Seeluftkuren aber lehren obige Feststellungen, dass Helgoland, welches in der Reinheit und Häufigkeit des Seewindes obenan steht, an der Hälfte der Tage so starke Luftbewegung hat, dass der Aufenthalt im Freien sehr erschwert bzw. unmöglich ist. Die nordfriesischen Inseln (Sylt, Amrum, Föhr) erscheinen insofern hierzu geeigneter, als sie an 53 von 100 Tagen im Winter reine Seeluft und an 40 Tagen halbreinen Küstenwind haben und an 60 Tagen von schwachen, an 33 Tagen von lebhafteren Winden bestrichen werden. Die westfriesischen Inseln (Borkum, Norderney, Juist, Langeoog u. a.) haben an 35 von 100 Tagen Seewind, an 61 Tagen Küstenwind und werden an 56 Tagen von schwachen, an 40 Tagen von stärkeren Winden durchweht. Sie können demnach immer noch mit Erfolg zu winterlichen Seeluftkuren verwendet werden.

Von den Ostseebädern stehen den westfriesischen Inseln am nächsten die Bäder an der ostpreussischen Küste (Neukuhren, Cranz, Rositten, Schwarzort), deren Windrepräsentat die Station Memel ist. Memel hat an 36,5 von 100 Wintertagen Seewind, an 13 Tagen Küstenwind und an 47,4 Tagen Landwind; davon an 63 Tagen schwache, an 33 stärkere Winde und nur an 2 Tagen Stürme. Etwas weniger günstig sind die Bäder an der mecklenburgisch-preussischen Küste von Heiligendamm bis Prerow mit Wustrow als Windanzeiger. Wustrow hat an 28,5 Tagen des Winters Seewind, an 28 Tagen Küstenwind und an 38,5 Tagen Landwind; davon sind 53 pCt. schwache und 42 pCt. stärkere Winde. Hieran schliessen sich die Ostseebäder an der pommerisch-preussischen Küste von Dievenow bis Leba (Dievenow, Rega, Deep, Kolberg, Rügenwalde, Stolpmünde, Leba), für welche die Windrichtung und Windstärke von Rügenwaldermünde gilt. Diese Station hat an 27 von 100 Wintertagen Seewind, an 28 Tagen Küstenwind und an 39,5 Tagen Landwinde; davon sind 59 pCt. schwache, 32,2 pCt. stärkere Winde und 3,6 pCt. Stürme. Wenn man in Betracht zieht, dass der Küstenwind im Vergleich mit der Atmungsluft volkreicher industrieller Festlandstädte — aus welchen die meisten Kurgäste stammen — doch wohl immer als unvergleichlich reiner und bakterienfreier betrachtet werden kann, so werden auch alle Kurorte, welche der Häufigkeit nach an den Wintertagen mehr als 50 pCt. Tage mit Seewind und Küstenwind haben, sicherlich auch im Winter nennenswerte Heilerfolge erzielen können.

Die Bäder an der Ostseite von Schleswig-Holstein (Apenrade, Glücksburg, Borby, Kiel-Altheikendorf, Travemünde), welche in tief eingeschnittenen Buchten liegen, können für Winterkuren nicht in Betracht kommen, da sie, wie das Beispiel von Kiel zeigt, gar keinen reinen Seewind und nur an einzelnen Tagen Küstenwind haben. Die Ostseebäder an der Ostseite von Rügen (Breege, Sassnitz, Binz, Sellin, Göhren, Thiessow) erhalten Seewind aus O, NO, SO, Sellin und Göhren auch aus N; dies ergibt nach obiger Tabelle, wenn wir den Wind von Wustrow als auch für jene Badeorte gültig annehmen, eine Häufigkeit im Winter von 33 pCt. Seewind, für Sellin und Göhren 38 pCt., und von 47 pCt. Küstenwind für Breege und Thiessow sogar 61 pCt. Trotz des Vorherrschens der westlichen Winde auch auf Rügen haben diese Bäder, welche nur Seewind von der Ostseite empfangen, infolge ihrer freien insularen Lage doch einen verhältnismässig hohen Prozentsatz an See- und Küstenwind, welcher sie den günstigsten Ostseebädern an die Seite stellt.

Die Badeorte auf den pommerschen Inseln Usedom und Wollin sind schwieriger zu beurteilen. Da die Windrichtung zwischen Wustrow und Rügenwaldermünde keine erheblichen Verschiedenheiten darbietet, so können wir unbedenklich die Windverhältnisse von Wustrow auch für diese Badeorte als gültig annehmen. Auf Usedom sind es die Badeorte Zinnowitz, Coserow, Bansin, Heringsdorf, Ahlbeck und Swinemünde. Sie erhalten Seewind aus N und NO, Zinnowitz und Coserow auch aus O. Derselbe weht im Winterhalbjahr nach 20jährigem Durchschnitt an 15, in Zinnowitz und Coserow an 22 von 100 Tagen. Küstenwind erhalten diese Kurorte aus NW, W, SW,

S, SO und die letzten 4 Orte auch aus O, und zwar an 86 Tagen, Zinnowitz und Coserow an 72 Tagen. Wenn man berücksichtigt, dass der Küstenwind hier fast durchweg durch Kieferwaldungen und zum Teil noch über die See streicht, also fast so rein wie der Seewind ist, so erscheinen auch diese Kurorte zur Durchführung von Seeluftkuren im Winter sehr geeignet. — Auf Wollin befinden sich die Kurorte Misdroy und Neuendorf. Sie empfangen Seewind aus N, NW und NO, Küstenwind aus W, SW und S, Landwind aus SO und O. Wenn wir für diese Orte den gleichen Wind annehmen wie für Rügenwaldermünde, so erhalten wir für Seewind 20,5 pCt. Wintertage, Küstenwind 49 pCt., Landwind 25 pCt. Die ausgedehnten Waldungen aus Laub und Nadelholz, welche Misdroy auf der mit hohen Dünen besetzten Landseite umgeben, sorgen dafür, dass dem Kurort auch durch die fast 75 pCt. Küsten- und Landwind annähernd staubfreie und im Vergleich mit der Stadtluft reine Luft zugeführt wird.

Kapitel IV.

Sonnenscheindauer.

Nicht nur Luft, sondern auch Licht braucht der Mensch zum normalen Ablauf seiner Lebensvorgänge und zum Wohlbefinden. Können wir auch dem Sonnenlicht — abgesehen von der Haut — auch keine direkte Heilwirkung auf innere Leiden zuerkennen, so wirkt doch ein sonnenheller Tag so frohstimmend und aufhellend auf das Gemüt, dass eine Rückwirkung dieser heiteren Gemütsstimmung auf den Ablauf krankhafter Vorgänge im Körper erfahrungsgemäss nicht von der Hand zu weisen ist.

Alle Sanatorien, alle Kurorte der verschiedenen Zonen und demzufolge auch alle Seekurorte haben daher ein wohlbegründetes Interesse daran, eine ausgiebige Sonnenscheindauer auf Grund mehrjähriger Registrierungen für ihren Kurbereich nachzuweisen.

Als „Sonnenscheindauer" kann nur die Zeit zwischen Sonnenuntergang und Sonnenaufgang bezeichnet werden, während welcher Sonnenstrahlen den Kurort getroffen haben. Zur Zählung dieser Sonnenscheinstunden hat man selbstregistrierende Instrumente angegeben. Am gebräuchlichsten ist der von Campbell angegebene „sunshine recorder", in welchem durch eine Glaskugel ein Sonnenbild auf einen halbkreisförmig gebogenen, mit Zeiteinteilung versehenen Papierstreifen geworfen wird; das Papier ist mit einer lichtempfindlichen Substanz getränkt, sodass das Sonnenbild auf demselben sich deutlich markiert. Es ist auf vielen Stationen sehr schwierig, den Apparat so aufzustellen, dass er von Sonnenaufgang bis Sonnenuntergang von der Sonne getroffen wird. Aus diesem Grunde konnten nur wenige der meteorologischen Stationen mit solchen Apparaten ausgerüstet werden.

Hierzu kommt die verschiedene Dauer des Sonnentages je nach Lage des Ortes und der Jahreszeit. Die Messungsresultate verschiedener Beobachtungsorte sind daher nur dann miteinander vergleichbar, wenn die Resultate in Prozenten der möglichen Sonnenscheindauer ausgedrückt sind. Es folgen hier die Messungsresultate von je 2 Stationen der Nordsee und der Ostsee[1]).

Dauer des Sonnenscheins im Winter in Prozenten der möglichen Dauer.

		Oktober	November	Dezember	Januar	Februar	März	April	Jahr
Nordsee.									
Helgoland (Oberland), August 1891 bis Dezember 1910.	Mittel	28,3	23,2	14,2	19,2	27,1	29,8	42,4	36,4
	Maximum	38,3	38,1	22,5	27,2	41,4	45,5	59,4	40,9
	Minimum	20,3	10,2	4,2	2,6	14,0	15,0	27,6	31,4
Meldorf, 4 km von der holsteinischen Küste entfernt. Novb. 1888 bis Dezember 1910.	Mittel	29,6	23,5	15,4	21,2	26,9	29,3	39,5	36,5
	Maximum	40,8	36,7	34,4	32,2	39,7	47,7	56,1	40,7
	Minimum	19,6	10,8	6,3	7,3	15,8	16,0	18,2	29,9
Ostsee.									
Kiel, Physikal. Institut in der Stadt. August 1888 bis Dezemb. 1910.	Mittel	26,8	19,8	10,9	16,8	22,6	25,9	35,0	34,0
	Maximum	41,1	31,7	24,3	28,8	37,6	40,9	51,2	38,9
	Minimum	15,9	7,6	3,7	5,8	14,2	12,0	18,3	29,7
Kolbergermünde.	Mittel	31,5	21,8	15,7	20,4	23,5	29,2	39,6	39,0
	Maximum	42,3	42,3	29,5	38,1	42,8	39,2	57,2	43,1
	Minimum	18,5	12,1	7,6	11,1	12,0	17,3	19,4	33,1

Wenn man die Mittelzahlen der 4 Stationen in den einzelnen Monaten mit einander vergleicht, so fallen die durchweg geringeren Werte für Kiel auf; es erklärt sich aus dem störenden Einfluss von Rauch und Nebel, welcher sich bei allen Grossstädten, z. B. Hamburg, bemerkbar macht. Sonst zeigen die übrigen Stationen, wenigstens im Winter, keine nennenswerten Unterschiede. Das Minimum der Sonnenscheindauer fällt überall auf den trüben Monat Dezember. Die mittlere Höhe von 50—59 pCt. wird nur vorübergehend im April erreicht. Sonst halten sich die Mittelzahlen im eigentlichen Winter (Oktober bis März) zwischen 11 und 31 pCt., also unter $^1/_3$ der Sonnenscheinmöglichkeit.

---

1) Nach G. Hellmann, Zeitschr. f. Balneologie. 1911. S. 120.

Ein sehr nützliches Gegenstück zu den Sonnenscheintagen bildet die Zahl der Tage ohne Sonnenschein im Winter.

Tage ohne Sonnenschein.

		Oktober	November	Dezember	Januar	Februar	März	April	Jahr
Nordsee.									
Helgoland 1891—1910.	Mittel	8,4	11,8	16,8	15,5	10,4	7,8	8,8	87,0
	Maximum	16	21	26	26	16	16	9	128
	Minimum	2	6	8	7	4	2	0	62
Meldorf 1888—1910	Mittel	6,9	12,4	17,6	15,2	9,6	7,1	3,9	81.3
	Maximum	12	22	23	23	15	12	11	108
	Minimum	3	7	14	10	6	2	1	59
Ostsee.									
Kiel 1888—1910	Mittel	8,7	14,2	20,6	17,5	11,2	9,2	4,6	96,8
	Maximum	14	20	26	24	18	18	13	121
	Minimum	4	9	14	11	7	3	1	81
Kolbergermünde 1890 bis 1910	Mittel	6,6	12,1	17,8	15,8	11,4	8,9	4,4	86,2
	Maximum	11	18	26	22	17	15	9	105
	Minimum	1	7	12	9	4	4	0	71

Diese Uebersicht lässt erkennen, dass die Zahl der Tage ohne Sonnenschein in einem Wintermonat an der Nord- und Ostsee die erstaunliche Höhe von 23—26 Tagen erreichen kann (Dezember und Januar in Helgoland, Meldorf, Kiel und Kolbergermünde). Der Höhepunkt der trüben Tage fällt, wenn man die Mittelzahlen vergleicht, in die Monate Dezember und Januar. Die geringste Zahl der Tage ohne Sonnenschein fällt in den März, April und Oktober. Im Durchschnitt kann man auf Grund einer 20—22jährigen Erfahrung im Winter an der Nord- und Ostsee darauf rechnen, dass man an der Hälfte der Tage eines Monats ohne Sonnenschein ist.

An der Küste des Mittelländischen Meeres sind nicht nur die Sonnenscheintage länger, sondern es ist auch die Zahl der heiteren Tage grösser. Es liegen mir diesbezügliche Angaben aus mehreren Kurorten der Riviera di ponente und aus Abbazia von Fr. Tripold vor.

Zahl der heiteren Tage im Winter.

	Oktober	November	Dezember	Januar	Februar	März	Summe
Cannes	16	15	15	14	15	15	90
Nizza	16	15	19	17	16	17	100
Mentone	16	15	19	17	16	17	100
Bordighera	13	12	20	9	3	13	70
San Remo	10	9	10	11	11	11	62

In Abbazia betrug im Durchschnitt von 20 Jahren (1886—1905) bei dreimal täglicher Beobachtung die Zahl der

	Art der Bewölkung	Okt.	Nov.	Dez.	Jan.	Febr.	März	Summe
trüben Tage .	ganz bewölkt	6,4	6,9	7,4	7,0	6,4	7,2	41,3
heiteren Tage.	unbewölkt	6,7	8,5	8,2	8,7	7,8	8,1	47,8

Es überwiegen somit in den mittelländischen Seekurorten die heiteren Tage über die trüben Tage auch im Winter.

Kapitel V.

Zusammenfassung der Ergebnisse.

1. Jeder Winterkurort muss 3 Erfordernisse erfüllen,
   a) dass das Klima der Natur des Leidens zuträglich ist,
   b) dass heizbare, windgeschützte Unterkunft und abwechselungsreiche Ernährung vorhanden sind, und
   c) dass auch für das Seelenleben des Kranken hinreichend geistige Anregung und Beschäftigung geboten wird.

2. Einen allen Winterkurorten Europas anhaftenden Mangel bildet die grosse Zahl der trüben Tage und die langen Winterabende (im Dezember und Januar von 4 Uhr nachmittags bis 11 Uhr nachts).

3. Die günstigsten Bedingungen für eine Winterkur sind geboten für Erwachsene in einem komfortabel eingerichteten, ärztlich geleiteten Seesanatorium, für Kinder in einem der bereits mehrfach vorhandenen Seehospize mit Schwesternpflege.

4. Für die Beurteilung des Winterklimas kommen in Betracht a) die Luftwärme, b) die Luftfeuchtigkeit, c) die Häufigkeit der Niederschläge, d) die vorherrschende Windrichtung und Windstärke, e) die Sonnenscheindauer.

5. Das Meer bildet ein Wärmereservoir für die Küsten. Daher sind die Küsten im Anfang des Winterhalbjahres (Oktober bis Dezember) wärmer als das Binnenland. Im Januar und Februar sind Meer und Luft am kühlsten. Im März und April, mit höher steigender Sonne, tritt langsame Erwärmung der Luft und des Wassers ein. — Mit abnehmendem Breitengrade der Erde nimmt die Luftwärme zu. Die Kurorte der europäischen Mittelmeerküste sind um etwa 5^0 wärmer als die Nordseeinseln. Die Mittelmeerinseln Lussin, Lissa, Ajaccio (Korsika) und Korfu haben im Oktober noch Sommerwärme ($16{,}7^0$—$20{,}3^0$), im November und Dezember Herbsttemperatur von

8,1 bis 15,1°. Die Kurorte der Riviera di ponente und di levante haben im Dezember, Januar und Februar noch eine Luftwärme wie die Nord- und Ostseebäder im Oktober.

6. Die absolute Feuchtigkeit der Luft ist im Winter gering. Die relative Feuchtigkeit ist an den nördlichen Meeren, am Kanal und am atlantischen Ozean gleichmässig hoch, am mittelländischen Meere je nach dem Vorherrschen trockener oder feuchter Luftströmung grösseren Schwankungen unterworfen (58—88 pCt.). Die Riviera di levante ist feuchter (73—85 pCt.), ebenso Abbazia (78—84 pCt.).

7. Die winterlichen Niederschlagsmengen sind an der Ostsee- und Nordseeküste ziemlich gleich gross, nämlich 47—55 pCt. der Jahresmenge. An der französischen Kanalküste misst die winterliche Regenhöhe 382 bis 575 mm, an der Ozeanküste 473 bis 696 mm und am mittelländischen Meere 361 bis 585 mm. Den stärksten Regenfall haben im Winter Arcachon und Biarritz, an der Südküste Nizza mit 585 mm. Alle aber übertrifft Abbazia mit einer winterlichen Regenmenge von Oktober bis Ende März von 1046 mm.

Die grösste Zahl der Regentage haben an der Riviera: Pau 83, Pisa 74, Bordighera 73, Abbazia 65 — also durchschnittlich in einem Wintermonat 10 bis 12 Tage.

8. Die Häufigkeit der Windrichtungen in einem Wintermonat dient zur Ermittelung der prozentischen Häufigkeit der Seewinde, der Küstenwinde, der Landwinde und der Windstille eines Kurortes im Winter. Die Häufigkeit der reinen Seeluft bildet das Kennzeichen für den Grad der Wirksamkeit eines Kurortes zur Heilung bestimmter Leiden, insbesondere der Atmungsorgane. An Wirksamkeit obenan stehen die im Meere frei liegenden Inseln Helgoland, die Scilly-Inseln, Madeira, Teneriffa, Cabrera mit 95 bis 100 pCt. Seewind. Es folgen die deutschen Nordseeinseln, und zwar die westfriesischen (Borkum, Norderney, Langeoog) mit 62 pCt., die ostfriesischen (Amrum, Föhr, Sylt) mit 53 pCt. Seewind. An der Ostsee ist am günstigsten die ostpreussische Küste (Memel) mit 36,5 pCt. Seewind, die mecklenburgische Küste (Wustrow) mit 28,5 pCt., die pommersche Küste mit 27 pCt., die übrigen mit weniger als 25 pCt. — Von den Küstenbädern des Kanals sind die englischen günstiger als die französischen; erstere haben 43—60 pCt., letztere 20—28 pCt. An der französischen Ozeanküste nimmt die Häufigkeit des Seewindes von Brest (41 pCt.) bis Biarritz (12 pCt.) beträchtlich ab. An der französischen Mittelmeerküste beträgt die Häufigkeit nur 17 bis 22 pCt., dagegen an der französisch-italienischen Riviera di ponente von Cannes bis Alassio steigt der Seewind auf

28 pCt. (Cannes, Nizza) bis 46 pCt. (San Remo). Von der italienischen Riviera di levante fehlen bis jetzt Angaben über die Häufigkeit der Windrichtungen in den einzelnen Monaten.

9. Da der Küstenwind im Vergleich mit der Grossstadtluft wohl meistens als verhältnismässig rein zu betrachten ist, so kann er auch von vielen Bädern unbedenklich dem Seewinde zugerechnet werden. Die Natur der Landflächen, über welche der Küstenwind streicht, entscheidet in jedem Falle darüber, ob er viel organische Verunreinigungen aufnehmen kann, oder ob er dem Seewinde zugerechnet werden darf.

10. Küstenkurorte, welche an mehr als 50 pCt. Tagen Landwind und Windstille haben, erscheinen zur Ausführung von Seeluftkuren ungeeignet.

11. Die Sonnenscheindauer ist an den Kurorten des mittelländischen Meeres bedeutend grösser als an der Nord- und Ostsee Deutschlands. An letzterer kann die Zahl der Tage ohne Sonnenschein nach 22jährigem Durchschnitt die erstaunliche Höhe von 26 Tagen im Monat erreichen. Im Durchschnitt ist man hier im Winter an mindestens der Hälfte der Tage eines Monats ohne Sonnenschein. Am Mittelmeer dauert der Sonnentag im Winter länger und trotz häufiger Niederschläge ist die Zahl der heiteren Tage mit unbewölktem Himmel an der Riviera di ponente (Cannes, Nizza, Mentone) 15 bis 19 in einem Monat.

12. Für die Auswahl des Winterkurortes mögen folgende Richtlinien dienen: Die grösste Luftwärme im Winter und die geringste Tagesschwankung der Luftwärme haben Madeira, Teneriffa, Malaga, Cabrera, Mallorca und Menorka, auf Sizilien Palermo, Syracus, Catania, Acireale und Taormina; demnächst Ajaccio auf Corsica, Abbazia, Lussin, Corfu und die Kurorte an der Riviera di levante und di ponente. Den höchsten Prozentsatz an Seeluft haben Helgoland, Madeira, Teneriffa, Cabrera, dann die Nordseeinseln Borkum, Norderney, Langeoog, Amrum, Wyk-Föhr und Sylt. Einen mittelhohen Prozentsatz haben die Bäder an der englischen Süd- und Südwestküste, ferner Brest und die Bäder an der ostpreussischen Küste (Memel, Cranz). Den stärksten Regenfall im Winter zeigen Abbazia (vergl. Abschnitt 7), Nizza, Arcachon und Biarritz. Am meisten Sonnenschein haben im Winter alle südlichen Kurorte des mittelländischen Meeres und des Ozeans, namentlich auf Sizilien, auf den Balearen, in Malaga, Teneriffa und Madeira. Die grösste Zahl der trüben Tage haben die Bäder an der Nord- und Ostsee (bis 26 Tage im Monat).

D. Seereisen. Schiffssanatorien. Bootfahrten.

Kapitel I.

Vorteile und Mängel der Seereisen.

Die Vorstellung, dass mitten auf dem Meere die Seeluft am reinsten ist und in uneingeschränktem Masse eingeatmet wird, und demnach auf hoher See die Heilwirkungen der Seeluft mit den Vorzügen des Seeklimas sich vereinigen, hat zu der Auffassung geführt, in einer Seereise von mehreren Wochen Dauer den höchsten Grad einer Seeluftkur zu erblicken. Bei allen Lungenkrankheiten, bei verbreiteten Stoffwechsel- und Nervenleiden soll die Seereise überraschende Heilwirkungen zur Folge haben. Die neueren Erfahrungen von C. T. Williams und H. Weber haben diesen Erfolg für die Lungentuberkulose, von Castiglioni u. a. für chronische Katarrhe und von N. Zuntz für das Asthma cardiale bestätigt.

Nichtsdestoweniger wirken beim Zustandekommen dieser Heilerfolge ausser der Seeluft und dem Seeklima noch eine Reihe anderer Umstände mit, deren Erwägung vor der ärztlichen Verordnung einer Seereise unerlässlich ist. Hierzu gehören die Unterkunft auf dem Schiff, Grösse, Bemannung und Zweck des Schiffes, Art der Verpflegung, der Komfort in den Passagierräumen, Zahl der Passagiere und endlich das zu durchschwimmende Klima. Auch ist das Seereisen häufig mit gewissen Gefahren und Uebelständen verbunden, wie dem Sturmwetter (Zyklon) und der Seekrankheit, welche manchen Kranken das Seefahren für immer verleiden.

Die Reinheit der Seeluft. Ob man auf der Fahrt Seewind oder Landwind hat, ist abhängig von der Windrichtung und von der Entfernung des Schiffes vom Festlande. Nur eine Entfernung von 10 deutschen Meilen oder 75 km vom bewohnten Festlande gibt einige Gewähr dafür, dass die den Schiffskörper durchstreichende Luft staub- und bakterienfrei ist. Daraus folgt, dass die Vergnügungs-

dampferfahrten, wie sie im Sommer an der Ostsee, teilweise auch an
der Nordsee und namentlich an den Mittelmeerküsten üblich sind,
und welche nur 2—4 km ins Meer hinaus und dann gewöhnlich der
Küste entlang fahren, oder die kleinen Passagierfahrten, welche den
Verkehr zwischen den Küstenorten vermitteln, nicht zu diesen therapeutisch verwertbaren „Seereisen" gezählt werden dürfen. Finden
diese Fahrten gerade bei Seewind statt, so haben die Bewohner an
der Küste den gleichen Genuss wie auf dem Schiff; sie brauchen also
diese Küstenfahrt gar nicht anzutreten. Fahren die Schiffe aber bei
Landwind, so wird mit der Entfernung vom Lande die Luft allmählich reiner und bekommt in 4 km Entfernung ungefähr den
Charakter des Küstenwindes. In solchem Falle hat die Seefahrt einen,
wenn auch mässigen Nutzen.

Wirkliche staub- und bakterienfreie Seeluft erhält man erst auf
Reisen in weite Entfernungen, wobei man tagelang auf dem Schiffs-
verdeck nichts weiter sieht als Himmel und Wasser, welche sich am
fernen Horizont zu berühren scheinen. Bewegung der Seeluft ist hierbei sehr erwünscht, einmal weil die Wirkung der bewegten Seeluft
auf den Körper eine stärkere ist, und zweitens weil dadurch die unvermeidlichen gas- und staubförmigen Emanationen des stark bevölkerten Schiffes und seiner Waren, welche die Luft auf dem Schiffe
verunreinigen, entführt werden. Längeres Fahren unter Windstille,
wie sie in tropischen Gewässern häufig vorkommt, ist daher für den
Kurerfolg der Seereise sehr ungünstig, da hier eine mit der Schiffs-
luft geschwängerte Seeluft geatmet wird.

Kapitel II.

Die Unterkunft auf dem Schiff.

Was die Unterkunft auf dem Schiff anbetrifft, so haben die
grossen deutschen Rhedereien, welche überseeische Passagierfahrten
ausführen, inbezug auf Bequemlichkeit und Annehmlichkeit der Ausstattung aller für die Passagiere bestimmten Räume gegenwärtig
Grossartiges geleistet. Man fühlt sich in den Kajüten und Gesell-
schaftsräumen der „Kronprinzessin Cecilie" und „Kaiser Wilhelm II"
des Norddeutschen Lloyd, sowie der „Cleveland" und „Cincinnati"
der Hamburg-Amerikalinie so behaglich und angenehm berührt,
wie in einem vornehmen Hotel des Festlandes. In den Kammern
(Fig. 4) stehen die eisernen Bettstellen auf ebener Erde, also nicht,
wie es auf kleineren Dampfschiffen üblich ist, kasernenmässig über-

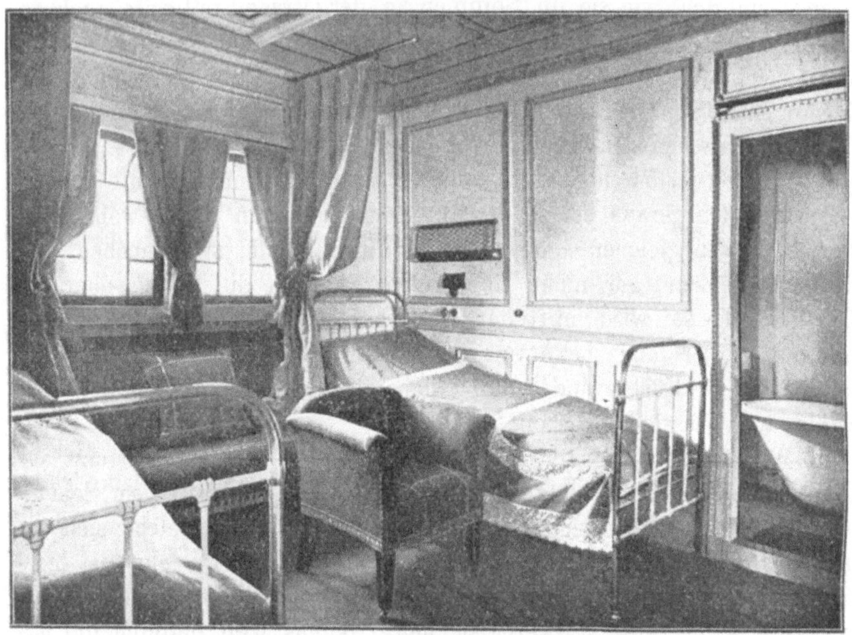

Fig. 4.   Wohnraum mit 2 Betten und Badekabinett.

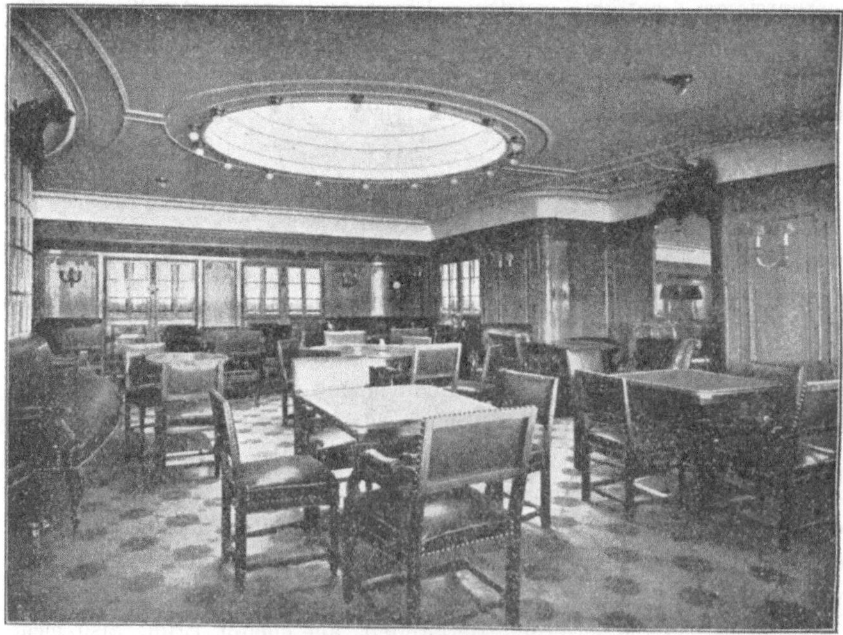

Fig. 5. Gesellschaftsraum.

-einander gestellt. Ausserdem befindet sich auf jedem Dampfer eine grössere Anzahl einbettiger Kammern, so dass Einzelreisende die Kammer nicht mit einem fremden Reisenden zu teilen brauchen.

Alle Kammern sind mit Lüftungsanlagen versehen, welche künstlich betrieben werden, so dass stets auf den Kammern eine gute Luft herrscht. Namentlich bei Tropenfahrten ist diese künstliche Lüftung sehr angenehm. Badezellen sind zahlreich vorhanden, so dass die Passagiere sämtlich zweimal in der Woche baden können. Die Gesellschaftsräume (Fig. 5) sind elegant eingerichtet, mit Polster-

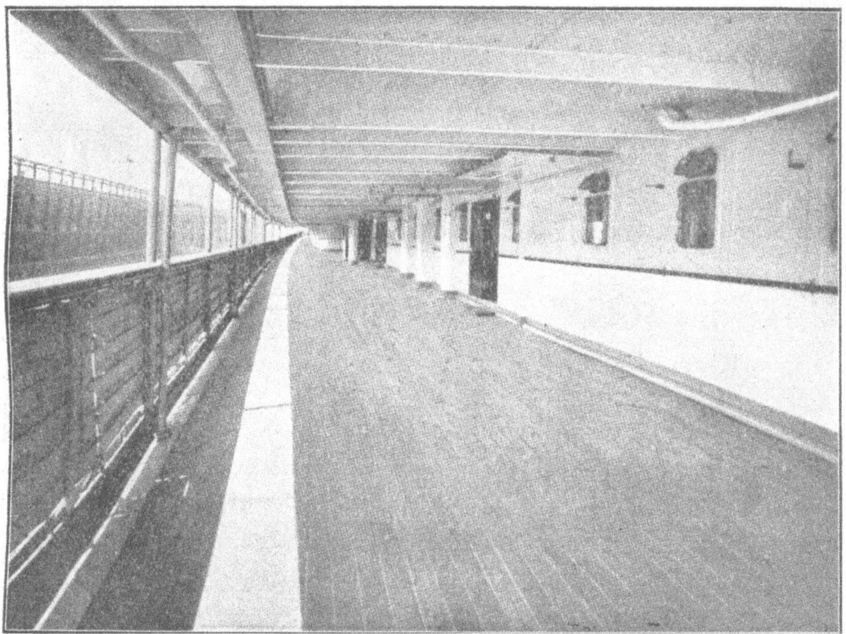

Fig. 6. Promenadendeck (Seite offen).

möbeln, Flügel, Schreibvorrichtungen und Unterhaltungsspielen. Für rauchende Herren ist ein besonderer „Rauchsalon" vorhanden. Auch bietet gewöhnlich eine kleine Bibliothek an Bord Gelegenheit zur Lektüre der neuesten Literaturerzeugnisse.

Zur Ausführung von Körperbewegungen während der mehrwöchigen Fahrt ist auf allen grossen Dampfern Gelegenheit geboten durch das geräumige Promenadendeck (Fig. 6), auf welchem genügend grosser Raum zum Spazierengehen vorhanden ist. Auf diesem Deck wird auch von einzelnen Passagieren, besonders nach dem Mittagessen, Siesta auf Liegestühlen gehalten, während jüngere Passagiere sich gewöhnlich mit Deckspielen die Zeit vertreiben.

Um auch bei stürmischem Wetter und bei Regengüssen den Aufenthalt auf dem Deck zu ermöglichen, sind auf manchen Dampfern die Decks mit Windschutz und Fenstern versehen (s. Fig. 7).

Für Personen, welche an stärkere Muskelarbeit gewöhnt sind, befindet sich auf dem Hamburger Dampfer Cincinnati auch ein Turnsaal mit elektrisch betriebenen Zander-Apparaten.

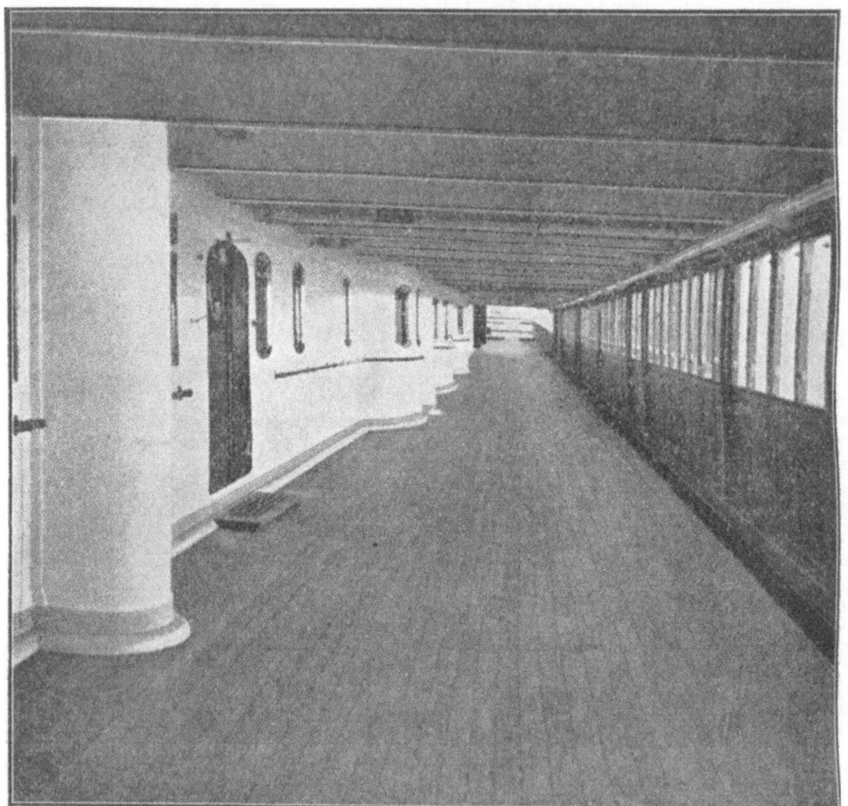

Fig. 7. Promenadendeck (Seite geschlossen).

Die Verpflegung ist auf den grossen deutschen Salondampfern anerkannt eine sehr gute, sowohl was die Zubereitung als auch was die Auswahl und Zusammensetzung der Speisen anbetrifft. Ein Blick in die Küche eines Lloyd-Dampfers (Fig. 8) zeigt uns, wie sauber und sorgfältig bei der Zubereitung verfahren wird. So lange der Vorrat reicht, wird frisches Fleisch und Gemüse verwendet. Später werden Konserven zur Aushülfe genommen. Auf allen Häfen, welche angelaufen werden, werden die frischen Nahrungsmittel nach Möglichkeit ergänzt. Auf einigen Dampfern, z. B. „Cincinnati“, besteht die Einrichtung, dass für die Mahlzeiten nicht ein einseitig festgesetztes Menu massgebend ist, sondern dass jeder Passagier die Möglichkeit hat, nach einer reichhaltigen Speisekarte, welche auch dem verwöhntesten Geschmack Rechnung trägt, sich die Mahlzeit selbst zusammenzustellen. Irgend welche Mehrkosten erwachsen den Passagieren dadurch nicht.

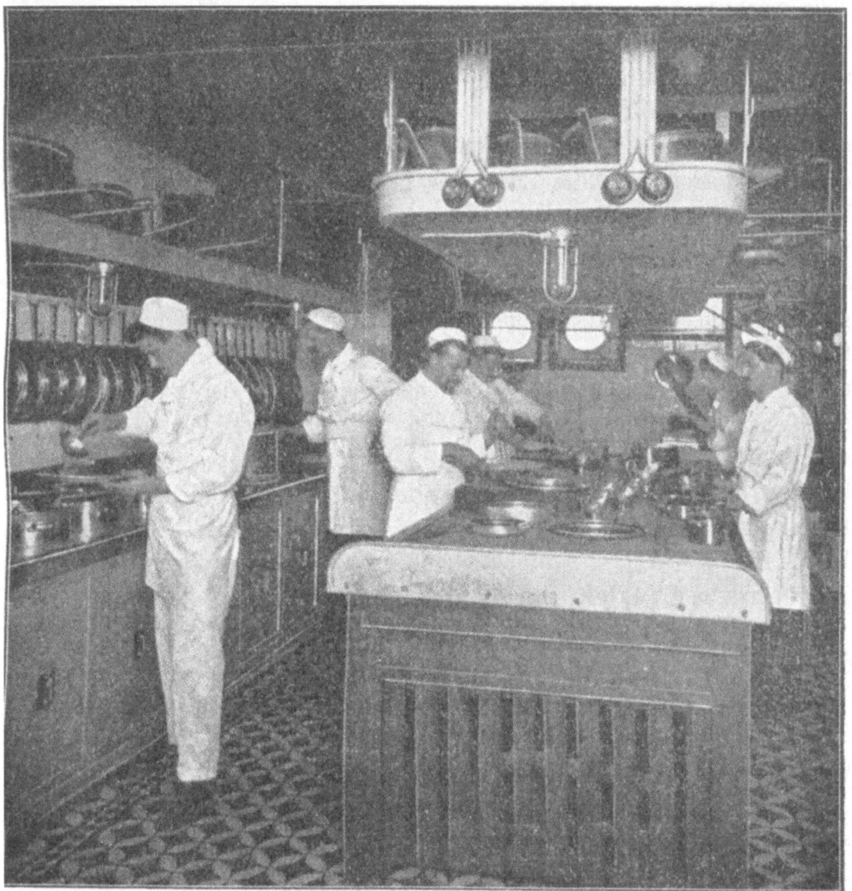

Fig. 8. Schiffsküche für Passagiere I. Klasse.

Zur Unterhaltung der Fahrgäste trägt wesentlich bei das Vorhandensein einer Musikkapelle an Bord, welche gewöhnlich aus den an Bord funktionierenden Matrosen zusammengesetzt wird und manchmal recht Gutes leistet.

Die Beseitigung der Auswurfstoffe der Passagiere und der Bemannung erfolgt durch Klosetts mit Wasserspülung, welche in das Meer sich entleeren.

Man sieht, wie in den modernen deutschen Salondampfern der

grossen Rhedereien des Norddeutschen Lloyd und der Hamburg-Amerika-Linie für das Wohlbefinden und die Unterhaltung der Vergnügungsreisenden und Erholungsbedürftigen in vorzüglicher Weise gesorgt ist. Für Erholungsbedürftige und Leichtkranke, insbesondere für Neurastheniker und an Schlaflosigkeit Leidende, ist es aber eine sehr wichtige Frage, ob auf einem so stark bevölkertem Schiff auch die nötige Ruhe, besonders des Nachts und Nachmittags, vorhanden ist.

In dieser Beziehung lasse ich meine persönlichen Erfahrungen auf Seereisen sprechen. Ich fand, dass gerade die grossen Ozeandampfer, trotzdem die Zahl der Passagiere und Angestellten 500 bis 700 beträgt, bei weitem die ruhigsten sind. Die Passagiere verteilen sich während der Fahrt ungezwungen auf die verschiedenen Stockwerke des Riesen-Schiffskörpers, so dass die einzelnen Etagen gar nicht übervölkert erscheinen. Die Wohnkammern befinden sich für die Passagiere in den oberen Geschossen und nur in der Mitte des Schiffes. Es tritt auch bald eine Scheidung der Passagiere ein in solche, welche sich vorzugsweise in den oberen vornehmeren Räumen aufhalten, und solche, welche ein bis zwei Geschosse weiter abwärts logieren. Auch der Preis der Schiffskajüten variiert darnach. Er beträgt z. B. auf dem Dampfer „Grosser Kurfürst" des Bremer Lloyd für eine Westindienfahrt und ein einbettiges Zimmer 700 bis 2200 Mark und für ein zweibettiges Zimmer 1400—4400 Mark. In den obersten Geschossen, wo die teuersten Kammern liegen und auch die Seeluft immer am reinsten ist, herrscht Nachts und gewöhnlich auch nach Tisch, wenn Siesta gehalten wird, absolute Ruhe, so dass man sich dem Genusse der Seeluft und der wohltuenden Ruhe in voller Behaglichkeit hingeben kann.

Anders ist es auf kleineren Dampfern für 120—180 Personen. Hier sind die 80—120 Passagiere eng zusammengepfercht in meist zweibettigen engen Kabinen (die Betten übereinander), welche dicht unter dem Oberdeck, gewöhnlich auf der hinteren Hälfte des Schiffes liegen. In diesen Kojen hört man deutlich jedes Geräusch und jedes Gespräch auf dem oberen Deck. Hat der fremde Kabinengenosse auch noch unangenehme Eigenschaften, wie z. B. Schnarchen, häufiges Urinlassen, Husten und dergleichen, so ist es mit der Ruhe und der Zufriedenheit bald hin.

Im Herbst 1904 machte ich auf einem solchen kleinen Dampfer der Hamburger Levante-Linie eine Mittelmeerreise von Hamburg bis Konstantinopel mit. Ich hatte eine dreijährige wissenschaftliche Arbeit vollendet und hielt zu meiner Erholung eine Seereise auf dem

Mittelländischen Meere nach fremden Städten und Ländern im milden
Herbstklima für sehr geeignet. Vor allem glaubte ich durch ausgiebigen Schlaf des Nachts allmähliche Erholung des Geistes zu erreichen. Aber wie gross war meine Enttäuschung! Des Abends
spielte auf Deck eine Gesellschaft von Lebemännern jeden Abend
Skat bis nachts 1 Uhr; man hörte in der Koje jedes Wort, besonders deutlich aber das Schurren mit den Stühlen und Tischen. Um
3 Uhr morgens, als man eben eingeschlafen war, kamen die Matrosen
auf Deck, setzten mit polterndem Geräusch Stühle und Tische zusammen, schleiften sie auf eine Seite und scheuerten dann das Deck.
Mit dem Schlaf war es natürlich dann vorbei, um so mehr als um
4 Uhr schon die Sonne in die Kajüten schien. So war man jeden
Tag übernächtigt und daher auch, als an einzelnen Orten (Gibraltar,
Malta, Algier, Smyrna, Athen) gelandet wurde, bei den Besichtigungen
nur halb interessiert. Als ich in Konstantinopel ausstieg und in
einem deutschen Hotel Wohnung nahm, war gerade das Gegenteil
von geistiger Erholung die Wirkung der Seereise, nämlich ein Zustand hochgradiger Abspannung, Mattigkeit und Apathie,
welche erst nach einigen Tagen intensiven Schlafes und regelmässigen
Spazierganges in der interessanten Stadt am goldenen Horn sich besserte.

Somit kann ich nur jeden, welcher nach angestrengter Geistesarbeit oder nach Gemütsbewegungen der Erholung bedarf, oder Re-
konvaleszent von einer überstandenen längeren Krankheit ist oder gar
neurasthenische Leiden hat und an Schlaflosigkeit leidet, nur drin-
gend warnen, sich solchen Dampfschiffen mit einer bunt zusammen-
gewürfelten Reisegesellschaft, so verlockend und vielversprechend auch
die Prospekte sind, anzuvertrauen. Sie alle würden, wie ich selbst,
am Ende der Fahrt sagen: „Einmal und nicht wieder!“

Eine Plage für alle Seereisen bildet die Seekrankheit, welche
infolge der Schwankungen des Schiffes auf hoher See eintritt und
namentlich Personen, welche an Seefahrten noch nicht gewöhnt sind,
befällt. Es sind weniger die longitudinalen Bewegungen (Schaukeln),
als vielmehr die seitlichen Schwankungen und ganz besonders beide
kombiniert, die sog. Schlingerbewegungen, als Ursache der Seekrankheit gefürchtet. Unter den vielen über das Wesen der Krankheit aufgestellten Theorien ist diejenige von N. Zuntz[1] unstreitig physiolo-
gisch am besten begründet. Er sieht die Ursache lediglich in dem
Einfluss der Schiffsbewegungen auf den Kreislaufapparat. Durch
die Schaukelbewegungen tritt eine Erweiterung des grossen Ge-
fässgebietes der Baucheingeweide ein, welche eine Herab-

---

1) Verhandl. d. V. Kongr. f. Thalassotherapie zu Kolberg 1911. S. 26.

setzung des Blutdruckes in den peripheren Arterien, Anämie
des Gehirns und Blässe der Haut zur Folge hat. Diese Hyperämie
der Bauchgefässe regt die Tätigkeit der Bauchorgane (Peristaltik,
Sekretion) an. Hieraus erklärt sich die günstige Wirkung der Seefahrt bei ruhiger See auf die Verdauung (Appetit, Nahrungsaufnahme). Bei beginnender Seekrankheit ist es namentlich die zunehmende Anämie des Gehirns, welche die bekannten
Krankheitserscheinungen (Eingenommenheit, Schwindel-
gefühl, Erbrechen) hervorruft. Bezüglich der Prophylaxis der
Seekrankheit hat die Erfahrung gelehrt, dass die grossen und schweren
Ozeandampfer einen viel ruhigeren Gang auf der hohen See haben als die
kleinen, auch sind auf diesen Schiffen die Passagierkammern in der
Mitte des Schiffes untergebracht, wo die longitudinalen Schwankungen
stets am geringsten sind. Ausserdem ist horizontale Lage des Körpers (Liegestuhl) der Blutzufuhr zum Gehirn günstig. Arzneimittel,
welche die Reflexerregbarkeit des Gehirns abstumpfen sollen, wie Ve-
ronal, Kodein u. a., werden am besten gemieden. Ebenso hüte man
sich vor Ueberfüllung des Magens.

Bei ruhiger See hat die schwächere Blutversorgung des Gehirns
bei vielen Menschen das Bedürfnis nach horizontaler Ruhelage zur
Folge, was gerade für Nervöse zu den wesentlichsten Heilfaktoren
der Seereise zählt.

Die Untersuchungen von Löwy und seinen Mitarbeitern haben
gezeigt, dass schon der Aufenthalt an der See die Wirkung hat, den
Blutdruck herabzusetzen und die Beschwerden der Arteriosskle-
rose zu mildern. Diese günstige Wirkung wird nach N. Zuntz
durch die Schiffsbewegung auf der Seereise noch wesentlich gefördert.

Kapitel III.

Therapeutisch wirksame Seereisen.

Therapeutisch am wirksamsten sind diejenigen Seereisen,
welche auf ihrer Tour am häufigsten oder am längsten reinen Seewind haben und daher die Heilwirkung der Seeluft mit den Vorzügen des Seeklimas vereinigen. Hierher gehören die Fahrten über
den atlantischen Ozean nach Nord-Amerika und West-Indien und
die Fahrten durch die Nordsee nach dem Nordkap von Norwegen
oder nach Spitzbergen. Auf beiden Linien befindet sich der Dampfer
tagelang in 75 km Entfernung vom bewohnten Festlande, so dass er
von allen Seiten staub- und bakterienfreien Seewind erhält. Der

Dampfer nach dem Nordkap hat im Sommer und im Herbst vorwiegend westliche Winde, wie die Nordseeinseln, also reine Seewinde; befindet er sich, wie wohl meistens, in 75 km Entfernung vom europäischen Festlande, so hat er auch aus östlicher Richtung bakterienfreie Seewinde. Nur bei der Annäherung an die norwegischen Fjorde haben die Passagiere häufig halbreinen Küstenwind. Fahrten auf der Ostsee, welche als Vergnügungsfahrten von Hafen zu Hafen gehen, wie z. B. von Stettin nach Sassnitz auf Rügen oder nach Heringsdorf, Misdroy und Kolberg, sind Küstenfahrten, welche nur selten reinen Seewind, meist halbreinen Küstenwind zur Verfügung haben. Günstiger sind jedenfalls die nur ein- oder zweitägigen Fahrten von Stettin nach Bornholm, nach Kopenhagen oder Stockholm und am günstigsten die mehrtägigen Fahrten von Stettin nach russischen Häfen (Riga, Reval, Helsingfors).

Ueberaus zahlreich sind die Erholungs- und Vergnügungsfahrten auf dem mittelländischen Meere. Das im Herbst und Frühjahr milde, im Sommer warme, aber auf dem Schiffe erträglich warme Klima, die geringen Schwankungen der Luftwärme, die Fülle von Licht und die grosse Zahl der heiteren Tage, vor allem aber die unvergleichliche Fülle hervorragender landschaftlicher Schönheiten und antiker Sehenswürdigkeiten an den Küsten der Mittelmeerländer machen diese Seefahrten zu den anziehendsten und begehrtesten aller Meere. Freilich ist der gesundheitliche Wert dieser Reisen erheblich geringer als derjenige der Ozean- und der Nordseefahrten. Die Fahrt in der Nähe der Küsten, das häufige, fast tägliche Anlaufen an Häfen zum Zwecke der Besichtigungen, die zahlreichen Buchten auf der europäischen Seite, mit den zahlreichen Landungsstellen, das alles sind Unterbrechungen im Genusse der reinen Seeluft durch staub- und bakterienhaltige Landluft oder halbreine Küstenluft, je nach der Windrichtung. Dagegen wirkt das mildwarme, gleichmässige und feuchte Seeklima, die Fülle von Licht und die schönen landwirtschaftlichen Eindrücke auf das Nervensystem und die Psyche ungemein beruhigend und wohltuend ein, was für die Therapie vieler Krankheiten des Zentralnervensystems von hohem Werte ist.

Die therapeutisch in Betracht kommenden Linien sind folgende:

1. Von Hamburg oder Bremen nach New York. Sie dauert 7 Tage und hat an mindestens 6 Tagen völlig reine Seeluft und Seeklima, ohne erheblichen Klimawechsel. Von Hamburg gehen zahlreiche Dampfer der Hamburg-Amerikalinie allwöchentlich ab, ebenso vom Norddeutschen Lloyd in Bremen. Man wähle stets einen grösseren, mit allem Komfort der Neuzeit ausgestatteten Ozeandampfer. Bei

Anfrage an die betreffende Direktion erhält man die gewünschte Auskunft.

Die Rückreise erfolgt gewöhnlich nach 5 bis 8 Tagen. Man erkundige sich vor der Abreise nach dem besten Dampfer für die Rückreise. In der Zwischenzeit meide der Erholungssuchende oder Leidende den Aufenthalt in der heissen und staubigen amerikanischen Grossstadt. Besser ist der Aufenthalt in den schönen Seebädern der Küsten von New Jersey und Long-Island, oder nach Zuntz die Fahrt den Hudson hinauf zu den waldigen Höhen der Catskills mit komfortablen Hôtels oder zu der urwüchsigeren Waldgegend der Airon dacks, in welcher man die Wahl hat, entweder in zahlreichen Gasthäusern unterzukommen oder auch das in Amerika sehr beliebte Zeltleben im Walde (Camping out) mitzumachen.

Diese Reise, welche etwa 3—4 Wochen dauert, empfiehlt sich für Rekonvaleszenten, geistiger Erholung Bedürftige, für Katarrh der Atmungsorgane, Asthmatiker und für Tuberkulöse im Anfangsstadium (Spitzenkatarrh, ohne Fieber).

Die beste Reisezeit ist der Sommer von Mai bis September, welcher auch gewöhnlich frei von Sturmwind ist.

2. Von Hamburg oder Bremen nach Norwegen. Man benutze die grossen Vergnügungsdampfer der Hamburg-Amerikalinie oder des Norddeutschen Lloyd in Bremen, welche Prospekte versenden. Die Reise dauert von Bremerhaven bis Drontheim und zurück 15 Tage. Die beste Reisezeit ist der Hochsommer (der „Grosse Kurfürst" macht diese Reise vom 16. Juni bis 30. Juni 1913). Angelaufen werden die Häfen Bergen, Loen, Oie, Hellesylt, Merok, Drontheim, Naes, Molde, Balholmen, Gudvangen, Eide, Odde.

Mitnehmen wärmerer Kleidung (Unterkleider, Sommerüberzieher, Plaid) versäume man nicht; ebenso auf der folgenden Fahrt.

3. Polarfahrt von Bremen nach Island, Spitzbergen und Nordkap. Reisedauer 30 Tage. Der Dampfer „Grosser Kurfürst" fährt von Bremerhaven am 5. Juli 1913 über Boulogne, Edinburgh, Reikjavik (Island), Magdalenabay (Spitzbergen), Redbay, Virgohafen, Crossbay, Lillehookbay nach Nordkap, Lyngseidet, Tromsoe, Molde, Naes, Oie, Hellesylt, Merok, Balholmen, Gudvangen, Bergen nach Bremen am 3. August 1913 zurück. — Fahrpreis ohne Landausflüge von 500 Mark an aufwärts. — Auch bei dieser Fahrt hat der Kurgast fast auf der ganzen Reise reine, bakterienfreie Seeluft und äusserst geringe Tagesschwankungen der Luftwärme, bei allerdings niedriger Luftwärme (im Sommer zwischen + 2 und + 18° C), was jedoch im Hochsommer als Erfrischung empfunden wird, und bei schwacher

Luftbewegung. Diese Reise empfiehlt sich für geistig Ueberarbeitete, durch Gemütsbewegungen und Schlaflosigkeit Erschöpfte, für schlaffe Neurastheniker, endlich für Katarrhe der Respirationsschleimhäute, für Asthmatiker, selbst für Rheumatiker und Gichtiker, sowie für Arteriosklerotiker mit erhöhtem Blutdruck.

4. Sehr empfehlenswert ist auch eine Reise von Hamburg oder Bremen nach Funchal auf Madeira und Las Palmas auf Teneriffa (Kanarische Inseln), mit mehrwöchigem Verweilen auf der Insel bis zur Rückkehr desselben Dampfers. Von beiden grossen Rhedereien in Bremen und Hamburg fahren Dampfer, welche nach Brasilien oder Argentinien bestimmt sind, über Funchal. Ein dortiger Vertreter der deutschen Schiffsfirmen gibt Auskunft über die Ueberfahrt nach Teneriffa, über die beste Rückreise und über die Unterkunft auf der Insel. Lungenkranke, welche nur Spitzenaffektion haben und nicht fiebern, können keinen besseren Seeaufenthalt für 6 bis 10 Wochen finden. als auf dieser in der Heilwirkung durch Seeklima, Licht und bakterienfreie, chemisch reine Seeluft obenan stehenden Insel. Die Insel ist das ganze Jahr hindurch zum Aufenthalt geeignet. Während der heissen Zeit bieten höher gelegene Punkte (Quinta Boa Nova, 250 m) einen luftigeren, kühleren Aufenthalt. Der Preis der Ueberfahrt I. Klasse über Antwerpen, Boulogne, Lissabon nach Funchal beträgt 240 Mark.

5. Ganz ähnlich verhält sich die Fahrt von Bremen über Rotterdam und Antwerpen nach Southampton, mit Aufenthalt an der englischen Südküste. Von Southampton ist die Insel Wight, mit den Seebade- und Luftkurorten Ventnor, Cowes, Ryde, Sandown, Shanklin und Freshwater, durch Lokaldampfer leicht zu erreichen; ebenso die an der Südküste Englands gelegenen, stark besuchten Badeorte östlich von Wight, Brighton und Eastbourne, westlich Bournemouth, Weymouth und Torquay, und weiter am Bristolkanal Ilfracombe mit Lokaldampfer oder mit der Küsteneisenbahn. Alle diese Orte zeichnen sich aus durch einen hohen Prozentsatz an reinem Seewind, durch ausserordentlich mildes und gleichmässiges Klima, insbesondere milden Herbst und Winter, bei gleichzeitig hoher Luftfeuchtigkeit. Für Tuberkulöse im I. Stadium, mit Spitzenaffektion und gutem Ernährungszustand, für Asthmatiker, für Katarrhe der Respirationsorgane und für Rekonvaleszenten, ist dies ein äusserst heilsamer und abwechslungsreicher Aufenthalt. — Auch der Verkehr mit den normannischen Inseln Guernsey und Jersey, welche sich in Folge ihrer freien Lage im Kanal durch sehr mildes, gleichmässiges Klima, reine Seeluft fast von allen Seiten und herrliche Vegetation

auszeichnen, ist sehr lohnend; ihr durch Lokaldampfer vermittelter Besuch ist in stetem Wachsen begriffen.

6. Von Bremen oder Hamburg nach Westindien. Die Reise geht zunächst nach New York, von da nach mehrtägigem Aufenthalt weiter nach Havana, Santiago (Cuba), Kingston (Jamaica), Colon (Panama), Puerto Cabello, Port of Spain, La Brea (Trinidad), Bridgetown (Barbados), Fort de France (Martinique), Saint Pierre, St. Thomas und San Juan (Portorico), Bermuda, New York. Die Reisedauer beträgt von New York an und zurück 28 Tage, im ganzen also von Hamburg oder Bremen aus etwa 48 Tage oder 7 Wochen. Sie ist therapeutisch sehr wirksam, da sie fast durchweg reinen Seewind und reines ozeanisches Klima hat; der einzige Uebelstand besteht in dem Uebergang zum tropischen Klima Mittelamerikas. Dieser Uebergang erfolgt ganz allmählich, sodass Gewöhnung der Hautnerven daran eintritt. Notwendig aber ist die Anpassung der Kleidung an die höhere Luftwärme. Für Herren eignet sich am besten der weisse Tropenanzug, welcher in allen Häfen käuflich zu haben ist, und für die Damen ganz leichte baumwollene Kleidung. Auch trägt der mässige, aber andauernde Gebrauch des Fächers bei transpirierender Haut wesentlich zur Erhaltung des Wärmegleichgewichts und des Wohlbefindens bei.

Personen, welche gegen höhere Luftwärme empfindlich sind, sollten diese Tour vermeiden oder nur bis New York fahren; andernfalls empfiehlt es sich, die Reise nach Westindien in die kalte Jahreszeit zu verlegen. Der erste Dampfer (Grosser Kurfürst) des Norddeutschen Lloyd tritt die erste Westindienfahrt in New York am 16. Januar 1913 an; sie endigt dort am 13. Februar 1913. Die Hamburg-Amerika-Linie tritt die Reise am 20. Januar an. In Barbados z. B. beträgt die Luftwärme im Dezember 27^0 C bis $29,5^0$, im Januar $22,6^0$ bis 25^0, im Februar $21,5^0$ bis 25^0, im März $22,6^0$ bis 27^0. Also Januar und Februar sind die günstigsten Monate zur Reise.

7. Die zahlreichen Rundfahrten auf dem Mittelländischen Meere von Hafen zu Hafen kommen für therapeutische Zwecke nur in beschränktem Masse in Betracht. Es sind durchweg Vergnügungsfahrten, welche auf grösstmögliche Ausnutzung des Sehenswerten an den Küsten bedacht sind. Die reine Seeluftwirkung tritt hier bedeutend zurück; es überwiegen die Vorzüge des Seeklimas, nämlich die gleichmässige Luftwärme mit nur geringen Tagesschwankungen, die erträgliche Sommerwärme auf dem Wasser, die mittlere Luftfeuchtigkeit und die ausgiebige Bestrahlung von der Sonne. Von den zahlreichen Rhedereien, welche das Mittelländische Meer in

regelmässigen Tourfahrten bevölkern, seien hier genannt der Norddeutsche Lloyd, die Hamburg-Amerika-Linie, die Deutsche Levante-Linie in Hamburg, der österreichische Lloyd in Triest, die ungarisch-kroatische See-Dampfschiffahrt-Aktien-Gesellschaft in Fiume, die Itinerario Generale della navigacione generale Italiana in Genua und die Compagnie Freissinet in Marseille.

Empfehlenswerte Touren sind:

a) Hamburg-Amerika-Linie. Von Hamburg nach Southampton, Lissabon, Funchal (Madeira), Las Palmas (Teneriffa), Tanger, Gibraltar, Algier, Tunis, Tripolis, Malta, Messina, Neapel, Genua.

b) Von Genua nach Villafranca (Nizza), Palma (Balearen), Algier, Tunis, Tripolis, Malta, Katakolon, Korfu, Venedig (auch umgekehrt).

c) Der Norddeutsche Lloyd fährt mit Dampfer „Schleswig" am 29. April 1913 von Venedig nach Ragusa, Cattaro, Korfu, Katakolon (Olympia) Taormina, Messina, Palermo, Neapel (Pompeji), Porto Ferrago (Elba) und Genua, wo er 12. Mai eintrifft. Reisedauer 14 Tage.

d) Die Deutsche Levante-Linie läuft folgende Häfen an: Von Hamburg zuerst nach Lissabon, Gibraltar, Algier, Malta, Piräus-Athen, Smyrna, Konstantinopel, Odessa. Man kann dieselbe Route zu ermässigtem Preise bis Hamburg zurückfahren.

e) Riviera-Fahrten der Hamburg-Amerika-Linie, von Anfang Februar bis Anfang Mai 1913. Dampfer „Prinzessin Heinrich" ab Genua jeden Dienstag, Donnerstag und Sonnabend 9 Uhr vormittags nach San Remo, Mentone, Monaco nach Nizza (Ankunft $4^1/_4$ Uhr nachmittags).

8. Fahrt nach Aegypten. Mit einem Dampfer des Norddeutschen Lloyd fährt man entweder von Marseille bis Alexandrien direkt oder auch über Neapel, oder von Venedig direkt nach Alexandrien. Von hier nach Kairo mit der Bahn. Von Kairo fahren Nildampfer der Hamburg and Anglo-American-Nile-Co. den Nil abwärts über Assiut, Luxor nach Assuan und zurück, mit Aufenthalt und Landausflügen, sodass die Nilreise 21 Tage dauert. Diese Tour eignet sich besonders für die Wintermonate November bis März für Erholungsbedürftige, mit Katarrhen oder Spitzenaffenaffektionen Behaftete, für Rheumatiker, Gichtiker und leichte Nierenkranke. — Ein Uebelstand hierbei bleibt die lange Eisenbahnfahrt nach und von Marseille, Genua und Venedig; oder man müsste in einem dieser Orte so lange warten, bis Dampferverbindung nach Bremen oder Hamburg dort eintrifft.

Alle übrigen Seereisen, wie z. B. nach Süd-Amerika, nach Ceylon und Indien, nach Südwest-Afrika (Wörmannlinie), nach Kamerun und Deutsch-Ost-Afrika, nach Japan und China oder nach Australien, sind durch Ueberschreiten des Aequators mit so starken Klimaänderungen verbunden, dass nur ganz gesunde Menschen aus nördlichen oder gemässigten Klimaten die Reisen ungestraft ausführen können, keineswegs aber Leidende, welche durch irgendwelche Funktionsstörung im Organismus in ihrer Widerstandsfähigkeit oder ihrem Anpassungsvermögen geschwächt sind.

Kapitel IV.

Schiffssanatorien und ihre Mängel.

Um auch Schwerkranken die Heilkräfte der See zugänglich zu machen, hat man in neuester Zeit lebhaft die Aufgabe verfolgt, schwimmende Sanatorien zu errichten. Man wollte Schiffe bauen, welche nicht bloss das zum Schiffsbetriebe erforderliche Material und Personal enthielten, sondern auch Räume für bettlägerige Kranke und deren Pflegepersonal, auf dem Deck eine Halle mit Liegestühlen für Leichterkrankte, gute Küchen und Vorratsräume, Apotheke und Krankenutensilien, Räume für die Aerzte und Apotheker, endlich Speisesaal und Unterhaltungsräume mit Pianoforte und Bibliothek, ausgiebige Ventilationsanlagen für die Krankenräume und genügende Anzahl von Badezellen.

Man ersieht aus dieser Uebersicht, dass ein Kurschiff in Bau- und Einrichtung ungleich viel mehr kosten wird, als ein gleich grosser Passagierdampfer. Tatsächlich sind auch alle bisherigen Versuche, ein Schiffssanatorium zu erbauen, an dem Kostenpunkte gescheitert. Um ein solches Unternehmen für Kapitalisten rentabel zu machen, müssten so hohe Verpflegungskosten pro Person und Tag von den Kranken gezahlt werden, dass nur wenige Kranke es sich leisten können. Kapitän Jerrmann[1]) berechnete für sein Segelschiff mit 15 Patienten pro Tag 30 Mark[2]); für das Kurschiff von Michael und Maurer[3]) ergaben sich, wenn schon die Reise zu den Kanarischen Inseln — als Kreuzungsgrund schlagen sie das Gebiet des Nordostpassates vor —, von Hamburg aus etwa 400 Mark kostet, noch viel höhere Kurkosten. Endlich für das von K. Diem[4]) und dem Schiffbau-Oberingenieur E. Kagerbauer entworfene schwimmende

---

1) E. Friedrich, Die Seereisen zu Heil- und Erholungszwecken. Berlin 1906. S. 316. Berl. klin. Wochenschr. 1899. (Vortrag.)

2) J. Glax, Schiffssanatorien. Zentralbl. für Thalassotherapie. 1909. Nr. 1. S. 6.

3) Michael und Maurer, Das Kurschiff für Lungenkranke und sein Kreuzungsgrund. Löbtau i. S. 1903.

4) K. Diem, Schwimmende Sanatorien. Mit 2 Schiffsplänen. Leipzig 1907.

Sanatorium hat ein Fachmann des Oesterreichischen Lloyd, Herr Enzmann, die Gesamtkosten für das Schiff und für das Inventar auf 2 781 429 Mark berechnet. Die jährlichen Betriebskosten nebst Zinsen, Versicherungs-Gebühren, Hafenabgaben u. Dockung erreichen, wenn das Schiff 242 Tage bei mässiger Geschwindigkeit in Fahrt ist und 123 Tage im Hafen liegt, die Höhe von 862 070 Mark. Rechnet man hierzu die Verpflegungskosten für 200 Passagiere, so ergibt sich ein Tagespreis von 68 Mark pro Person, also monatlich 2040 Mark oder mit Nebenkosten (Erfrischungen, Trinkgelder) rund 2100 Mark. Es wird nicht viele Tuberkulöse geben, welche sich eine derartige Ausgabe für mehrere Monate leisten können.

Im Uebrigen ist die Einrichtung des Diemschen Schiffssanatoriums sehr zweckmässig. Während auf den modernen Passagierdampfern der Luftraum einer Kammer pro Kopf 4,5 bis 6,5 cbm beträgt, soll er auf Diem's Sanatorium 15 cbm erreichen. Jede Kammer ist ausserdem mit elektrisch betriebener Saug- und Druckventilation versehen. Die Verteilung der Kammern ist so geplant, dass auf dem

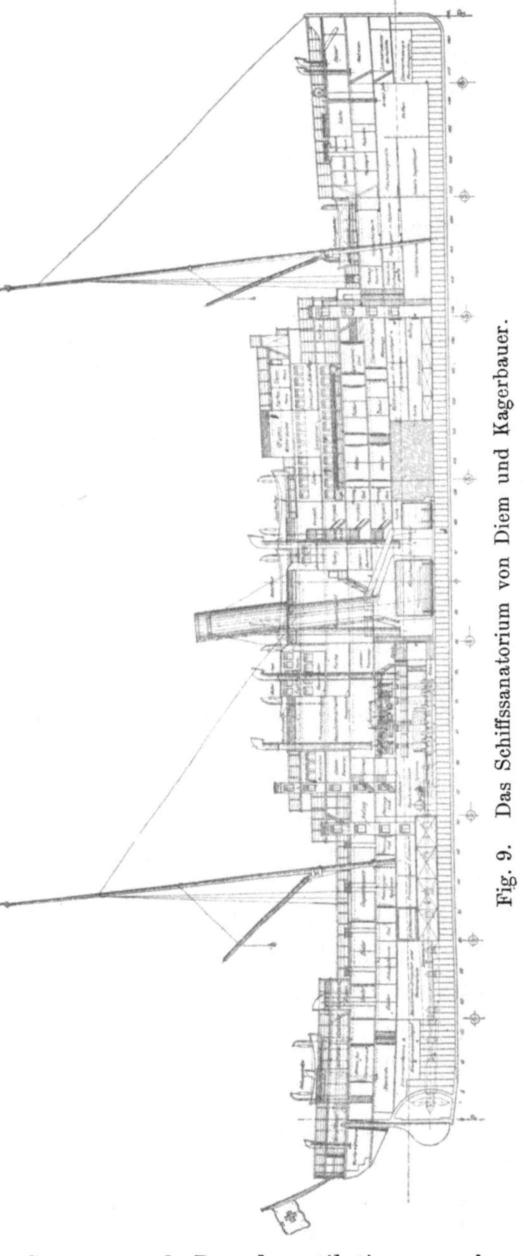

Fig. 9.   Das Schiffssanatorium von Diem und Kagerbauer.

Zwischendeck 20 Einzelkammern, auf dem Hauptdeck 103 Einzelkammern und 2 Doppelkammern, auf dem Spardeck 66 Einzelkammern,
5 Doppelkammern und 2 Salonkammern für anspruchsvolle Kranke,
mit Schlafraum, Wohnraum, Bad und Klosett liegen. Im Ganzen
können 205 Kranke Aufnahme finden.

An ärztlichen Nebenräumen sind enthalten: 2 Untersuchungs-
zimmer mit Warteraum, 1 Operationssaal mit Röntgenkammer, 1 Ver-
bandzimmer, 1 Laboratorium für chemische und bakteriologische
Untersuchungen. Ferner ist vorgesehen: 1 Saal für hydrotherapeutische
Heilverfahren, 1 Saal für Gymnastik und Zanderapparat-Uebungen,
1 Saal für Elektrotherapie und Massage, 2 Dampfbäder und Kammern
für Kohlensäure-, Fango-, Moor- und andere Bäder. Ein Inhalatorium
und eine vollständige Apotheke vervollständigen die Einrichtung.

Wenn es nur ein Kurschiff für tuberkulöse Lungenkranke —
diese kämen doch wohl bei einem Schiffssanatorium in erster Linie
in Betracht — sein sollte, so könnte eine ganze Anzahl von pro-
jektierten Hilfsräumen fortfallen, z. B. der Operations- und Verbandsaal,
die Räume für Gymnastik, Elektrotherapie und Massage, auch die
Spezialbäder; dafür aber der Luftraum für die bettlägerigen
Lungenkranken um mehr als das Doppelte vergrössert werden.
Ferner vermisse ich Eins, was für bettlägerige Schwerkranke unerlässlich ist, nämlich die Sorge für absolute Ruhe. Wer das Leben
auf einem bevölkerten Passagierschiffe kennt, der weiss, wie das beständige Treppauf- und Treppabgelaufe, das Rufen und laute Sprechen
der Passagiere und Angestellten, das Tellergeklapper, das Schurren
mit den Tischen und Stühlen, das Klopfen und Hämmern in verschiedenen Abteilungen, das Aufräumen und Scheuern der Kammern
und Gänge, zu manchen Tageszeiten unerträglich ist und für Nervöse
und empfindliche Fieberkranke zur Quelle der Unzufriedenheit und
Missstimmung wird, welche dem Zwecke eines Sanatoriums zuwider-
läuft. Die meisten Kranken würden auf einem so geräuschvollen
Schiffssanatorium sofort ihre Entlassung fordern.

Es gibt ein Mittel, um diese oft unvermeidlichen Geräusche im
Betriebe eines Schiffssanatoriums wesentlich herabzumindern, nämlich
das Belegen sämtlicher Treppen, Gänge, Kammern des
Schiffes mit Linoleum. Dieses Mittel ist in allen grösseren Wohn-
hausbauten und in vielen öffentlichen Gebäuden bereits mit gutem
Erfolge im Gebrauch. Die Einrichtung des Schiffes wird dadurch
allerdings erheblich verteuert; aber wenn man für Lungenkranke alle
entbehrlichen Räume für chirurgische und physikalisch-therapeutische
Zwecke fortlässt, gewinnt man nicht nur Raum für die Kranken-

kammern, sondern auch die Mittel, durch ausgiebigen Linoleumbelag die erforderliche Ruhe im Betriebe herzustellen.

Als Kreuzungspunkt für das Kurschiff wählte Diem das Adriatische Meer und als Ausgangspunkt für die Fahrten den Kurort Abbazia. Bereits Glax[1]) macht dagegend geltend, dass es sich dabei „vielfach um Küstenfahrten handeln wird, bei welchen die Luft nicht jene Reinheit erreicht wie auf offener See". Meiner Ansicht nach könnte es sich für Lungenkranke nur um Fahrten in der Mitte des Mittelländischen Meeres handeln, welche mehr als 10 deutsche Meilen oder 75 km vom afrikanischen und namentlich vom europäischen Festlande entfernt sind. Nur ein gelegentliches Anlaufen an Häfen wäre erforderlich, zwecks Aufnahme von Kohlen, Nahrungsmitteln, Obst und Erfrischungsmitteln. Ich würde die kleine Insel Malta als Stützpunkt wählen und von hier aus langsam Pendelfahrten in östlicher Richtung bis zur Insel Kreta und in westlicher Richtung bis zu den spanischen Balearen, Insel Malorca mit der Hafenstadt Palma, als Tour wählen. Auf dieser Fahrt hat der Kranke Tag für Tag die reinste keimfreie Seeluft, mildes feuchtwarmes Seeklima und täglich durchschnittlich 10 stündigen Sonnenschein. Hier könnten tuberkulöse Lungenkranke im ersten und zweiten Stadium innerhalb 6—12 Wochen zur Ausheilung gelangen und dem Leben wiedergegeben werden.

Da der Neubau von Schiffssanatorien viel zu kostspielig ist, so könnte man vorläufig den Versuch machen, ältere, aber noch seefähige Schiffe so umzubauen, dass für etwa 80—120 tuberkulöse Kranke je 1 einbettige, helle Kammer mit entsprechenden Toilette- und Speivorrichtungen, mit etwa 30—32 cbm Luftraum (3 $\times$ 4,5 m Grundfläche, 2,30 m Höhe) und künstlichen Lüftungsanlagen eingerichtet wird. Für 2—3 Aerzte und 6—8 Krankenpfleger, sowie das Schiffspersonal entsprechende Räume. Eine kleine Hausapotheke, ein Wäschemagazin, 1 ärztliches Laboratorium für Mikroskopie und Harnuntersuchungen, mehrere Badezellen, eine gute und mit Vorräten reichlich versehene Küche, ein Gesellschaftsraum, ein Speiseraum, eine Bibliothek und ein Musikzimmer, sowie zahlreiche Liegestühle auf Deck würden die Haupterfordernisse der Ausstattung sein. Sind die Heilresultate, bei richtiger Wahl des Kreuzungsgebietes (siehe oben), gute, so mehrt sich auch bald der Zudrang Lungenkranker zu solchen Lazarettschiffen. Angesichts der tatsächlichen Heilerfolge würden dann auch Kapitalisten bzw. eine Aktiengesellschaft sich bereit finden lassen, ein neues, komfortabel eingerichtetes Kurschiff für Lungenkranke zu bauen.

---

1) Zentralblatt für Thalassotherapie 1900, Nr. 1, S. 6.

Dass man bei der nötigen Beschränkung in der Ausrüstung des Schiffes weit billiger Kurschiffe herstellen kann, das beweist das in Boston (Massachusetts) 1906 vom Stapel gelassene „Boston floating hospital", welches, wie D. Winter [Köln][1]) angibt, in vollständiger Armierung nur 620000 Mark gekostet hat. Der Rumpf des Schiffes ist aus Eisen hergestellt, die Bekleidung mit gutem trockenen Holz bewirkt. Die innere Bekleidung ist durch Zement noch vollständig wasserdicht gemacht. Das Schiff kann 300 Säuglinge und Kinder bis zu 6 Jahren mit deren Müttern oder Pflegerinnen aufnehmen. Das Schiff hat 3 Decks. Im Oberdeck befinden sich die Räume für 150 Tagespatienten, mit Kindergarten, Rasträumen für die Pflegerinnen und Mütter, 1 Brausebadeanstalt und die Toiletten. Darunter im Hospitaldeck sind 6 Krankensäle mit Vorzimmer für 150 Patienten und Badezellen. Ein Teil der Patienten ist auch auf dem Hauptdeck untergebracht. Hier befinden sich auch die Küchen und die Speisesäle für die 300 Mütter und Pflegerinnen. Grosse Sorgfalt ist auf die Ventilation verwendet worden. Allen Kranken- und Aufenthaltsräumen wird filtrierte und erwärmte Luft durch ein weites Rohr zugeführt, während durch ein zweites Rohr am Fussboden die verbrauchte Luft abgesogen wird. In allen Räumen findet die Erneuerung der Luft innerhalb $2\frac{1}{2}$ Minuten statt. Eine Kältemaschine dient zur Eisbereitung und Konservierung.

Durch 2 kleinere Dampfmaschinen wird die meist langsame Bewegung des Hospitalschiffes bewirkt. Es fährt nur während des Sommers täglich von 9 Uhr morgens bis $4\frac{1}{2}$ Uhr nachmittags auf die See hinaus[2]).

Man ersieht daraus, dass auch mit geringeren Mitteln die Ausführung eines Kurschiffes für skrophulöse Kinder und für tuberkulöse Erwachsene möglich ist.

Kapitel V.

Bootfahrten zu Heilzwecken.

In allen Fällen, wo der Kurort selbst nicht genügend reine Seeluft bietet und die Ausführung von Seereisen nicht möglich ist, bilden Bootfahrten auf das Meer hinaus das beste Aushilfsmittel. Sie sind auch wiederholt zu therapeutischen Zwecken in einzelnen Seekurorten verwendet worden.

1) D. Winter, Ein Hospitalschiff. Zeitschr. f. Balneol. 1909. II. Jahrg. S. 321.
2) Auch in New York besitzt die Stuart John Society ein Dampfschiff mit Hospitaleinrichtungen, welches jeden Morgen 1000 bis 1500 Kinder auf die hohe See führt und abends zurückbringt. Deutsche Viertelj. f. öffentl. Gesundh. 1880. Bd. 12. S. 697.

So berichtete Lindemann[1]) von einem Liegekurschiff, welches auf Veranlassung des Zoppoter Aerztevereins in der Zeit von Mitte Juli bis 20. August (Schulferien) bei günstigem Wetter von 7 Uhr morgens bis 1 Uhr mittags mit einer Geschwindigkeit von 3 km in 1 Stunde in

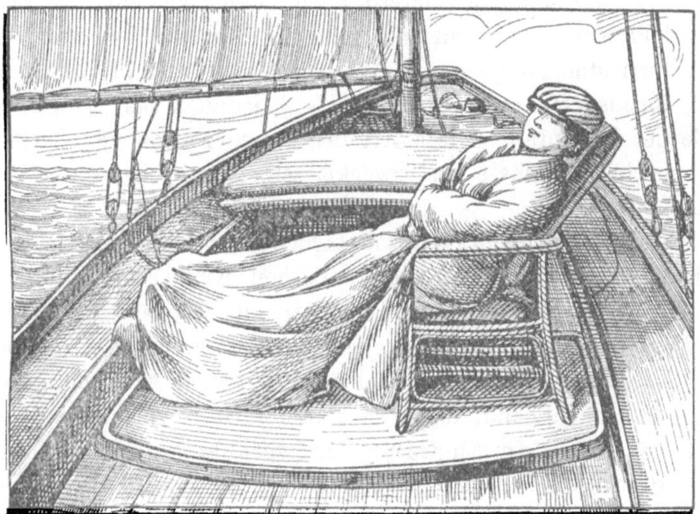

Fig. 10. Lage einer Lungenkranken auf einem Segelboot.

der Danziger Bucht herumfährt. Es war ein kleiner Küstendampfer, welcher für 36 Kranke Matratzen, Keilkissen, Decken usw. an Bord hatte. Die Zahl der Fahrgäste schwankte zwischen 15 und 27 Kindern.

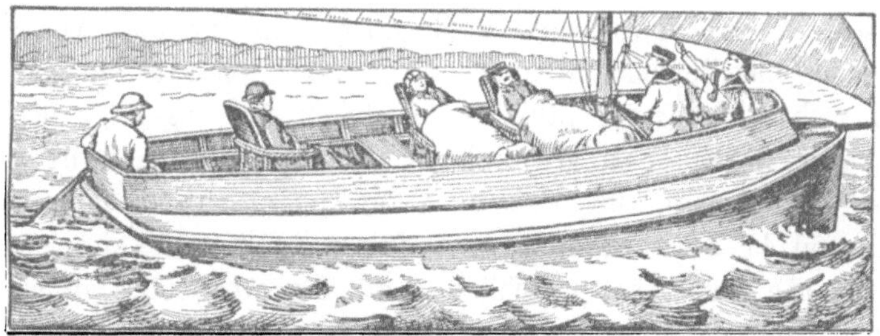

Fig. 11. Drei Lungenkranke auf einem Segelboot gelagert.

Der Preis für 10 Fahrten betrug 25 Mark. Die Indikationen bildeten allgemeine Körperschwäche, Nervosität, Schlaflosigkeit, Neurasthenie, kompensierte Herzfehler, Palpitationen, Bronchitis, Asthma und Emphysem. Kinder mit ansteckenden Krankheiten wurden nicht aufgenommen. Der erste Versuch war sehr ermunternd.

---

1) Verhandl. d. IV. internat. Kongr. f. Thalassotherapie. 1908. S. 245.

In Arcachon an der französischen Ozeanküste hat Lalesque[1]) schon seit Jahren bei seinen tuberkulösen Patienten von täglichen Bootfahrten auf der seeartigen Ausbuchtung des Ozeans mit Erfolg Gebrauch gemacht. Es wurden grosse Fischerboote oder Vergnügungssegelboote von seekundigen Führern in den Dienst gestellt, auf welchen je 3 bis 4 Patienten, teils sitzend, teils auf Liegestühlen oder improvisierten Vorrichtungen (siehe die Abbildungen 10 und 11) liegend, auf das Meer hinaus gefahren wurden, 1 bis 3 Stunden lang, je nach dem Zustande der Patienten. Diese Art der Improvisation von Seefahrten scheint mir die einfachste und zweckmässigste zu sein; sie ist überall leicht ausführbar.

Sehr ausgiebiger Gebrauch von täglichen kleinen Bootfahrten wird seit Jahren in Abbazia an der istrischen Küste des adriatischen Meeres gemacht. Wie Glax[2]) berichtet, ist während der Sommermonate März bis Ende Oktober das Wetter meist günstig, d. h. trocken, und die See glatt. Der Besuch zahlreicher, schön gelegener Orte an der Küste ist sehr lohnend, namentlich an der Oesterreichischen Riviera und auf den Inseln im Quarnero. Es verkehren täglich zahlreiche Dampfer der Ungarisch-kroatischen See-Dampfschiffarts-Aktiengesellschaft zwischen Abbazia, Lovrana, Fiume, Volosca, nach der Insel Lussin (mit dreistündigem Aufenthalt), nach der dalmatinischen Küste (Spalato, Gravosa, Cattaro) und nach Pola an der Südspitze Istriens, sodass Leidende täglich 3 bis 8, sogar bis 10 Stunden lang auf dem Meere zubringen können. Die auf diesen Fahrten eingeatmete Luft ist jedenfalls ungleich viel reiner und klimatisch wirksamer als an der Küste. Auch Tagestouren, z. B. nach Venedig und Ancona (je 10 Stunden), mit Uebernachten daselbst, sind leicht ausführbar.

Glax hält derartige tägliche Seefahrten für angezeigt bei nervösen, überarbeiteten Menschen und Rekonvaleszenten von schweren Krankheiten, bei nervös Dyspeptischen (Steigerung der Esslust) und bei Schlaflosigkeit, ferner auch bei Neurasthenie und Hysterie, hier hauptsächlich durch die wechselvollen und anziehenden Landschaftsbilder an der Küste und auf den Inseln wirkend. Auch im Winter ist in Abbazia durch kleine Fahrten zwischen Fiume, Lovrana und Abbazia, mit Ausnahme weniger Tage, Gelegenheit geboten, täglich 3 bis 6 Stunden auf dem Meere zubringen zu können.

---

1) F. Lalesque, La mer et les tuberculeux. Paris 1904.
2) J. Glax, Der therapeutische Wert täglicher kleiner Seefahrten. Zentralbl. f. Thalassotherapie. 1909. Heft 2. S. 36.

E. Therapeutische Rückblicke.

Es erscheint zweckmässig, um dem Arzte den Ueberblick über die zur Behandlung an der See geeigneten Krankheiten zu erleichtern, die bisherigen Heilerfolge der Seebadeärzte, soweit sie durch Erfahrung und Wissenschaft bestätigt sind, kurz zusammenzustellen. Ich folge dabei der Einteilung, wie sie auch sonst in Lehrbüchern üblich ist.

I. Allgemeine Ernährungsstörungen.

1. Die zurückgebliebene Entwickelung (Atrophie) der Kinder. Sie bildet ein äusserst dankbares Objekt für die Seeluftkur. Namentlich geniessen die Nordseeinseln und die in Wyk und Norderney befindlichen Seehospize den Ruf einer spezifischen Heilwirkung; doch lassen sich gleiche Erfolge auch in einigen Ostseebädern, sowie in den englischen und französischen Kinderhospizen des Kanals und der Ozeanküste erzielen. Grundbedingung ist, dass das Kind wenigstens 3—6 Monate an der See verbleibt. Alsdann ist nicht selten der Erfolg dauernd. Ich selbst habe in einem solchen Falle, in welchem das atrophische Kind auf meinen Rat 3 Monate im Hospiz Norderney verblieb, es erlebt, dass das Kind hernach zur Freude der Eltern ordentlich aufblühte und seitdem von Jahr zu Jahr gesund sich entwickelte.

2. Die Rekonvaleszenz nach überstandenen fieberhaften Krankheiten, z. B. nach Ileotyphus, Pneumonie und Pleuritis, akutem Gelenkrheumatismus oder septischen Erkrankungen (Erysipelas, Lymphangitis, Phlegmone). Hier bestätigt sich der Ausspruch so vieler Leidenden: „Man erholt sich nirgends besser als an der See". Ich möchte nur hinzufügen: „aber an welcher See?".

Handelt es sich um eine kühle Jahreszeit oder um Personen mit empfindlichen Atmungsorganen und Gelenken, so würde ich die wärmeren Mittelmeerkurorte, insbesondere Abbazia, Lussin, Palermo, Ajaccio und die italienische und französische Riviera zu mehrwöchigem Aufenthalt vorschlagen. Im warmem Sommer hingegen dürften die

Nordseeinseln und die Ostseebäder mit ihren Waldungen durch die grössere Milde und die Gleichmässigkeit der Temperatur geeigneter sein. Als ausgezeichnetes Mittel zur schnellen Erholung sind auch kurze Seereisen zu betrachten, z. B. von Hamburg oder Bremen nach Madeira und den Kanarischen Inseln oder im heissen Sommer nach dem Nordkap.

Die wochenlange Einatmung einer staub- und bakterienfreien Seeluft reinigt allmählich den Körper von den ihm durch jahrelange Stubenluft imprägnierten Mikroben; dazu kommt die reichliche Sauerstoffaufnahme, die Steigerung des Appetits und der Nahrungsaufnahme, die Vermehrung des Hämoglobins und der roten Blutkörper. So erkläre ich mir die heilende Wirkung bei der Atrophie der Kinder und die kräftigende Wirkung bei den Rekonvaleszenten.

3. Anämie und Chlorose. Die Hämoglobinbestimmungen und Blutkörperzählungen von Nicolas (Sylt), Häberlin (Wyk), von Kügelgen (Gmelin's Sanatorium Südstrand Föhr), Hellwig (Zinnowitz) und L. Loew (Abbazia) lassen keinen Zweifel darüber bestehen, dass die Blutbildung, namentlich bei jüngeren Individuen, durch die Einwirkung der Seeluft und des Seeklimas gefördert wird. Dafür spricht klinisch die frischere Gesichtsfarbe und das erhöhte Kraftgefühl nach längerem Seeaufenthalt. Kinder, welche in der Periode des Wachstums sich befinden, bilden natürlich ein sehr dankbares Objekt für Blutuntersuchungen. Aber sowohl Häberlin, als auch von Kügelgen und Helwig haben auch an anämischen Erwachsenen die gleichen Resultate erzielt. Helwig sieht (S. 100) „in sachgemässen klimatischen Kuren ein Bluterneuerungsmittel ersten Ranges".

Sehr bemerkenswert sind die Ergebnisse, welche Nicolas in dem Genesungsheim der Hansastädte auf Sylt (siehe S. 98) in 180 Fällen von Bleichsucht erzielte. 165 Kranke = 91,6 pCt. wurden unter Zunahme des Hämoglobingehalts des Blutes auf 95—100 pCt. wieder erwerbsfähig und blieben dauernd gesund.

Andere in diese Gruppe gehörenden Krankheiten, wie Leukämie, Addison'sche Krankheit, Skorbut u. a., sind meines Wissens an der See bisher nicht behandelt worden.

II. Krankheiten des zentralen und peripheren Nervensystems.

Die enorme Verbreitung dieser Krankheitsgruppe im Volke hat zur Folge, dass auch unter den Kurgästen der Seebäder alljährlich ein hoher Prozentsatz von Personen ist, welche hauptsächlich wegen gewisser nervöser Beschwerden die See aufsuchen. Die häufigsten Formen sind folgende:

1. **Geistige Abspannung nach angestrengter Geistesarbeit oder nach tiefen Gemütsbewegungen.** Die Abspannung äussert sich in leichter Ermüdung bei jedweder geistigen Beschäftigung, Gefühl von Schwere oder Druck im Kopf, nervösem Zittern der Glieder, unruhigem und durch lebhafte Träume gestörtem Schlaf, verdriesslicher Stimmung und müdem Gesichtsausdruck.

Für solche Kranke ist angezeigt absolute Enthaltung von jeder geistigen Beschäftigung, im Anfang selbst Zeitungslesen, Meiden von Alkohol in jeder Form (Wein, Bier, Likör), gutes Bett und gute Verpflegung, absolute Ruhe im Quartier, besonders von 10 Uhr abends ab und nach dem Mittagessen, und grundsätzlich den ganzen Tag im Freien zubringen, entweder am Strande promenierend, im Korbe sitzend oder im Walde sich ergehend.

Wird man nun gefragt: „An welche See soll ich gehen?“, so richtet sich das ganz nach der Jahreszeit und der Eigenart des Patienten. Im Winter und Frühjahr sind die unter I, 2 genannten Mittelmeerkurorte (Abbazia, Palermo, Taormina, Ajaccio und die beiden Rivieren) die geeignetsten, zumal bei zeitweiligem Wechsel des Aufenthaltsortes. Im Sommer und Herbst sind die Nordseeinseln und die waldreichen Küstenorte der Ostsee vorzuziehen. Ist es ausführbar, so würde eine mehrwöchige Reise auf einem grossen Salondampfer des Lloyd oder der Hamburg-Amerika-Linie über New York nach Westindien und zurück, oder von Hamburg nach den Mittelmeerstationen bis Konstantinopel und zurück, oder endlich im Hochsommer nach dem Nordkap, entschieden die wirksamste Behandlung der geistigen Abspannung sein. Die völlige Entziehung geistiger Beschäftigung, die bis zur Monotonie andauernd gleichmässige Lebensweise an Bord, der uneingeschränkte Genuss der reinen und bewegten Seeluft und des milden Seeklimas, endlich die Steigerung des Appetits und des Schlafbedürfnisses, das Alles sind Einwirkungen auf die Psyche, welche in dieser Vereinigung wohl kaum in einem Kurort gefunden werden.

2. **Schlaflosigkeit.** Ein sehr verbreitetes Leiden, welches entweder als Teilerscheinung anderer Nervenkrankheiten oder als selbstständiges Leiden, dann aber immer als Folge unzweckmässiger Lebensweise auftritt. Der Badearzt müsste in jedem Falle zuerst feststellen, um welche Art der Schlaflosigkeit es sich handelt und hiernach seinen Rat einrichten. Sind im ersteren Falle schmerzhafte (hysterische) Affektionen oder allgemeine nervöse Unruhe oder heftige Gemütsbewegungen die Ursache und wirkt die Schlaflosigkeit auf die Körper-

kräfte nachträglich ein, so zögere man nicht, durch antineuralgische oder direkt schlaferzeugende Mittel dem Körper zu Hilfe zu kommen. Bei Gemütsbewegungen ist häufige Promenade am Strande, leichte körperliche Beschäftigung und angenehme harmlose Gesellschaft das beste Mittel zur Wiederherstellung der Gemütsruhe.

Im anderen Falle handelt es sich um Belästigung des Magens durch zu schwere und reichliche Abendmahlzeit oder um zu spätes Abendessen oder um abendliche angestrengte geistige Beschäftigung (Lektüre, Schriftstellerei), welche bis in die Nachtstunden fortgesetzt wird. Auch eifriges, bis in die Nacht hinein fortgeführtes Skatspiel gehört hierher, wofern nicht das in reichlichen Mengen dabei genossene schwere Bier das Narkotikum für die wenigen Schlafstunden bildet. Der Badearzt hat die Aufgabe, den Patienten auf das Gefahrvolle dieser Lebensweise hinzuweisen und auf strenge Innehaltung einer naturgemässen Lebensordnung hinzuwirken.

Die tägliche stundenlange Einwirkung des Seewindes, die regelmässige Promenade am Strande, auf den Dünen oder im nahen Walde bei gleichmässig warmem Klima erzeugt erfahrungsgemäss im Körper einen natürlichen ruhigen Schlaf, welcher im Verein mit gesteigertem Appetit am besten zur Nervenberuhigung, zum Wohlbefinden und zu erhöhtem Kraftgefühl führt.

3. Neurasthenie und Hysterie. Kranke beider Kategorien suchen alljährlich in grosser Zahl die See auf, um Heilung oder Besserung ihrer Leiden durch die Seeluft, das Seeklima oder die Seebäder zu erlangen. Bei dem in der Regel nur kurz bemessenen Aufenthalt von 3 bis 4 Wochen ist aber eine Heilung so eingewurzelter Erkrankungen des weitverzweigten Nervensystems und der Psyche nicht zu erwarten. Im günstigsten Falle werden Besserungen verschiedenen Grades erzielt, meist wohl im Zusammenhange mit der Hebung der Ernährung, der Blutbildung und des Kräftegefühls, welche aber bald nach der Rückkehr zu der früheren fehlerhaften Lebensweise und der alten Behausung wieder verschwinden. Die Besserungen beziehen sich auf gewisse Hauptklagen solcher Kranken, wie Kopfschmerzen und Kopfdruck, Herzpalpitationen und Blutkongestionen, Schwindelanwandlungen, Angstzustände u. a., welche für einige Zeit verschwinden, aber später wiederkehren. Ebenso verhält es sich mit den Stigmata der Hysterischen, den Hyperästhesien und Neuralgien.

Bei der Vielgestaltigkeit dieser Krankheiten ist für die Behandlung strenge Individualisierung des Einzelfalles notwendig. Neurastheniker vertragen im allgemeinen schlecht Wärme. Daher sind für sie im Hochsommer die kühleren Nordsee- und Ostseebäder am geeignetsten. Aber selbst hier beobachtete Ide in Amrum[1]), dass der starke Reiz der Wärmeentziehung am Strande durch lebhaften Seewind für manche Kranke viel zu stark ist und Zustände erzeugt, welche Ide als „Seerausch“ oder „Seekater“ bezeichnet. Er lässt daher alle erschöpften Neurastheniker zunächst in seinem Sanatorium in Nebel (100 m vom Weststrande) eine Ruhekur (Liegekur) durchmachen, bei ungehindertem Zutritt frischer Luft, leicht verdaulicher Kost und gleichzeitigem Gebrauch indifferenter Süsswasserbäder. Erst nach und nach, wenn Gewöhnung und Widerstandskraft gewachsen sind, lässt er allmählich längeren Aufenthalt am Strande nehmen, längere Spaziergänge und körperliche Uebungen machen und schliesslich auch kurze kalte Seebäder nehmen. Er hat mit dieser Abstufung der Therapie gute Resultate erzielt.

Vom Mittelmeer liegt nur eine Mitteilung von Fr. Tripold in Abbazia[2]) vor. Die meisten Neurastheniker vertragen den feuchtwarmen Scirocco (Südost) nicht. Für die leichteren Formen, welche keiner Anstaltsbehandlung bedürfen, ist der Winter und das Frühjahr geeigneter. In einzelnen Fällen war auch im Sommer ein halbstündiges Sonnenbad mit nachfolgendem halbstündigem, lauwarmem Seebad von nachhaltiger Wirkung, wenigstens noch 6 bis 8 Wochen Kurdauer.

Auch abwechslungsreiche Seereisen sind bei Neurasthenie und Hysterie oft sehr wirksam. Am meisten dürfte sich die Reise über Madeira und Teneriffa nach dem Mittelländischen Meere, längs den Küsten bis Konstantinopel, empfehlen, namentlich im Herbst oder Frühjahr. Im Hochsommer wären Reisen nach Norwegen bis zum Nordkap oder Spitzbergen vorzuziehen.

4. Bei Neuritis, Tabes dorsalis, Myelitis und Muskelkrämpfen liegt die Mitteilung von Fr. Tripold aus Abbazia vor, dass protrahierte lauwarme Bäder im Meere oder in der Wanne im Herbst, Winter und Frühjahr eine entschiedene Besserung bewirkten. Auch bietet die Sanatoriumsbehandlung (Szegö) und die Möglichkeit, während der Wintermonate Freiluftliegekuren bei milden Temperaturen und oft intensiver Besonnung durchzumachen, grosse Vorteile (Glax).

Bei der Ischias hat Nicolas[3]) in Westerland-Sylt von heissen

---

1) Ide, Die Behandlung der Neurasthenie durch das Seeklima. Neurolog. Zentralbl. 1906. Nr. 14.

2) Festschrift f. J. Glax. Abbazia 1906. Heilanzeigen von Abbazia. Abschnitt VIII.

3) Nicolas, Ueber die Stellung der Nordseebäder in der heutigen Balneologie. Vortrag gehalten am 1. Nov. 1906 in Bremen. S. 11.

Seebädern mit unmittelbar daran sich schliessender Massage sehr günstige Erfolge gesehen.

5. Neurosen. Während Eulenburg die „Migräne" als ein undankbares Objekt der Seebäderbehandlung bezeichnet, hat Nicolas im Genesungsheim der Hansastädte zu Westerland Migränekranke zu 90 pCt. geheilt; allerdings erst nach 2 bis 3 Monate langer Behandlung. Die Erfolge hielten auch nach der Entlassung an, wie die Kontrolle im Heimatsort in mehrfachen Instanzen bewies.

Bei Morbus Basedowii hat Glax in 7 Fällen in Abbazia glänzende Resultate nach mehrmonatigem Kuraufenthalt, zumal bei mehrjähriger Wiederholung, gesehen. Doch ist nur die kühlere Jahreszeit (Herbst, Winter und Anfang Frühjahr) dazu geeignet. Erhebliche Zunahme des Körpergewichts und Abnahme der Herzpalpitationen waren die ausschlaggebenden Momente in der Besserung. — Auch Nicolas (Westerland) sah im Genesungsheim jährlich durchschnittlich 5 bis 6 Fälle Basedow'scher Krankheit und, mit wenigen Ausnahmen, die nervösen Erscheinungen namentlich am Herzen rasch zurückgehen.

III. Infektiöse Krankheiten.

Alle Seekurorte haben das berechtigte Interesse daran, Kranke mit ansteckenden, d. h. von Person zu Person übertragbaren Leiden von dem Kurbezirk fernzuhalten, um eine Verseuchung des Kurortes zu vermeiden. Dies gilt namentlich vom Keuchhusten der Kinder, wiewohl die Seeluft gerade hier wohl von eklatant heilender Wirkung sein würde; ferner gehört hierzu die Diphtheritis, die epidemische Cerebrospinalmeningitis und die akuten Exantheme. Ebenso sollten alle Kranken mit Abscheu erregenden Leiden, wie Auszehrung, Lungenschwindsucht, sichtbaren Krebsleiden, Lupus oder andere Haut- und Knochenleiden am Kopfe, während der Saison von Kurorten fernbleiben und nur geschlossenen Heilanstalten sich anvertrauen.

Zu den infektiösen Krankheiten, welche in Seekurorten unauffällig verweilen können und auch nicht von Person zu Person im geselligen Verkehr ansteckend sind, gehören: 1. die initiale Lungentuberkulose, 2. skrofulöse Affektionen der Haut, der Drüsen, Gelenke und Knochen, 3. chronischer Muskel- und Gelenkrheumatismus, 4. chronische Malaria-affektionen, 5. Rekonvaleszenz von Ileotyphus, Influenza, Pneumonie, Ruhr u. a., 6. das Heufieber und 7. die Syphilis.

1) Die initiale Lungentuberkulose oder die Spitzenaffektion der Lungen, gleichviel ob mit oder ohne Lungenblutung, eignet sich vorzüglich zu langem Aufenthalt an der See. Wie gross die Erfolge

der Anstaltsbehandlung Lungenkranker, namentlich an der Nordsee sind, habe ich bereits Seite 57—64 eingehend nachgewiesen. Ich kann nur wiederholen, dass der Schwerpunkt der Behandlung der Lungentuberkulose in der wochenlangen Einatmung einer keimfreien, gleichmässig temperierten, feuchtwarmen Luft begründet ist, wodurch die Tuberkelbazillen und die eiterungerregenden Bazillen in der Lunge allmählich veröden und die Lunge zur Ausheilung gelangen kann.

Alle Aerzte, welche über Heilerfolge bei Lungentuberkulose an der See berichtet haben, stimmen darin überein, dass die initiale Tuberkulose der Lungen, die Affektion der Lungenspitzen, bei sonst gutem Ernährungszustande und fieberlosem Verlauf, die günstigsten Resultate und bei genügender Ausdauer der Kranken an der See fast 100 pCt. Heilungen ergibt. Lungenblutungen bilden keine Kontraindikation für den Seeaufenthalt. Husten und Auswurf sind meist nach 2—3 Wochen des Seeaufenthalts verschwunden, die Verdauung regelt sich bald von selbst, die Anämie wird beseitigt und die Herzkraft gesteigert [Nicolas][1]. Das alte Vorurteil, dass das Seeklima die Lungenblutungen begünstige, wird von Nicolas und Lalesque durch die Erfahrung widerlegt. Bei Kranken, welche vorher wiederholt Bluthusten gehabt hatten, hörte die Blutung an der See entweder auf oder trat nur sehr spärlich ein. Nicolas hat innerhalb 8 Jahren nur 4 mal Blut im Auswurf seiner Kranken gefunden.

Die zahlreichsten günstigen Berichte sind von Stationen der Nordsee erstattet. An der Ostsee hat namentlich Hennig[2] seit Jahren Lungenkranke, bei welchen der Prozess noch nicht weit vorgeschritten war, nach Cranz, dem kräftigsten Ostseebade, geschickt und von längerem Aufenthalt daselbst ausgezeichnete Erfolge gesehen. Von den 9 Heilstätten Dänemarks für skrofulöse Kinder und tuberkulöse Erwachsene liegt die Mehrzahl an der Ostküste bzw. an der Grenze zwischen Nord- und Ostsee. Im Kanal besteht das an der Südküste der Insel Wight 1868 errichtete Hospital for Consumption mit 168 Betten. An der Ozeanküste Frankreichs ist der Badeort Arcachon in der Gironde hauptsächlich der Behandlung von Tuberkulösen durch Lalesque gewidmet. Vom Mittelländischen Meere sind mir Anstalten zur Heilung Tuberkulöser noch nicht bekannt geworden, wenn man absieht von den zahlreichen kleinen Hospizen, welche in Badeorten der französischen Ozean- und der italienischen Mittelmeerküste für skrofulöse und schwächliche Kinder bestehen.

---

1) Verh. d. IV. internat. Kongr. f. Thalassotherapie zu Abbazia 1908. S. 79.
2) Ebenda, S. 76.

Sir H. Weber[1]) hat auch Seereisen von längerer Dauer (6 Wochen bis zu 7 Monaten) für Tuberkulöse wirksam gefunden. Von 70 Fällen eigner Beobachtung wurden 34 gebessert, 18 blieben unverändert und in 18 Fällen trat Verschlimmerung ein. Hiervon waren 36 Kranke im I., 27 im II. und 7 im III. Stadium. Grösser ist der prophylaktische Wert der Seereisen. Von 18 stark belasteten Knaben, welchen H. Weber riet, als Seekadetten in die Marine zu gehen, sind nur 2 später phthisisch geworden.

2. Skrofulöse Affektionen der Haut, der Drüsen, Gelenke und Knochen: Diese ausserordentlich verbreiteten Erkrankungen der Kinder, welche wir nach R. Koch's Ermittelungen als kindliche Tuberkulose betrachten, bilden ein überaus dankbares Objekt für die Behandlung an der See. Eine Zusammenstellung von etwa 7000 Fällen von Knochen- und Gelenktuberkulose aus allen Kulturländern, welche Häberlin[2]) gemacht hat, ergibt 60—70pCt. Heilungen bei konservativer, nicht operativer Behandlung. Der Erfolg der Seeluftkur ist bei dieser Krankheit so in die Augen springend, dass die Zahl der Pflegestätten an der See für skrofulöse Kinder seit 1796 (Margate in England) in Europa gegenwärtig die Höhe von 200 Seehospizen erreicht hat.

Der Erfolg der Kur ist wesentlich abhängig von der Dauer des Verweilens der Kinder an der See. In dem grossen „Royal national hospital for the scrofulous poor of all England" in Margate beträgt der Kuraufenthalt für die Kinder 8—12 Wochen. Dagegen ist in dem Grand hôpital zu 500 Betten in Berck-sur-mer die Dauer des Aufenthalts unbeschränkt und vom Heilungsverlauf abhängig. Dementsprechend sind auch die Heilerfolge in Margate an Zahl geringer als in Berck. Es wurden

	geheilt pCt.	gebessert pCt.	ungeheilt pCt.	gestorben pCt.
in Margate von 508 Kranken (1880 bis 1883)	23,8	68,3	5,5	0,24
in Berck-sur-mer von 380 Kranken (1861 bis 1865)	61,6	24,5	9,2	4,7

---

1) H. Weber, Therapeutische Verwertung der Seereisen. Handb. d. physik. Therapie v. Goldscheider u. Jacob. Bd. I. S. 393.
2) Häberlin, Die Kinderseehospize Europas und ihre Erfolge. Vortrag 1909. — Zentralbl. f. Thalassotherapie 1909. Nr. 4. — S. auch die ausführliche Darstellung in Häberlin: Die Kinderseehospize und die Tuberkulosebekämpfung. Leipzig 1911.

Noch besser zeigt dies ein Vergleich beider Anstalten im Heilungsverlauf der einzelnen Krankheitsformen:

1. Lymphdrüsenschwellungen.

In Margate wurden von 194 Kindern 33,3 pCt. geheilt, 64,9 pCt. gebessert, nach einer durchschnittlichen Behandlung von 90 Tagen.

In Berck-sur-mer wurden von 1482 Kindern 75,4 pCt. geheilt, 3,1 pCt. gebessert, in durchschnittlich 342 Tagen.

2. Bei Pott'scher Wirbelerkrankung wurden

in Margate von 45 Kindern 2 = 4,5 pCt. geheilt, 34 = 75,5 pCt. gebessert, in durchschnittlich 45 Tagen;

in Berck-sur-mer von 554 Kranken 308 = 55,6 pCt. geheilt, 27 = 5 pCt. gebessert, in durchschnittlich 476 Tagen.

Bei den folgenden Krankheiten war ein Vergleich nicht durchführbar, da mir nur Angaben von Berck vorliegen.

3. Ostitis und Periostitis. Es wurden in Berck von 1267 Kindern 67,6 pCt, geheilt, 5,7 pCt. gebessert in durchschnittlich 482 Tagen. Es starben 124 = 10 pCt.

4. Von skrofulösen Hautaffektionen (Ekzeme, Lupus) wurden unter 106 Patienten 84,6 pCt. geheilt, 3,1 pCt. gebessert, in durchschnittlich 269 Tagen.

5. Gelenkentzündungen zeigten einen verschieden langen Heilungsverlauf, je nachdem die Gelenkeiterung zur Abszedierung und Fistelbildung führte oder geschlossen blieb. Entzündungen des Knie-, Fuss- und Handgelenks zeigten in Berck-sur-mer unter 1186 Kranken

ohne Fisteln 73,8 pCt. Heilungen, 3 pCt. Besserungen, 5 pCt. Todesfälle mit durchschnittlich 445 Behandlungstagen;

mit Fisteln 61,1 pCt. Heilungen, 4,7 pCt. Besserungen, 22,3 pCt. Todesfälle mit durchschnittlich 544 Behandlungstagen.

Bei der Koxitis ist wieder ein Vergleich mit Margate möglich.

6. Hüftgelenkentzündungen ergaben

in Margate unter 82 Fällen nur 17 pCt. Heilungen und 75 pCt. Besserungen;

in Berck, wenn abszedierend 53 pCt. Heilungen, wenn nicht abszedierend sogar 71,2 pCt. Heilungen.

7. Skrofulöse Entzündungen der Augen, insbesondere Blepharitis, Conjunctivitis phlyctaenulosa und Keratitis;

der Ohren: Otorrhöe mit und ohne Karies des Felsenbeins;

der Nasen- und Rachenschleimhaut: Coryza chronica, Ozaena, Pharyngitis granulosa ergeben unter geeigneter Lokalbehandlung in den Seehospizen sehr gute Heilungsresultate und erfordern meist nur eine 4- bis 8 wöchige Behandlungsdauer.

Es ist wohl anzunehmen, dass in allen grösseren Seehospizen gegenwärtig alle Vorrichtungen zur Ausführung chirurgischer Operationen und aseptischer Wundbehandlung vorhanden und die angestellten Aerzte chirurgisch soweit ausgebildet sind, dass sie operative Eingriffe bei tuberkulösen Knochen- und Gelenkerkrankungen, welche zur Abkürzung des Heilungsverlaufes oder zur Vermeidung von Komplikationen notwendig sind, ausführen können.

Von grossem Interesse ist es nun zu erfahren, wie lange die erzielten Heilungsresultate nach der Entlassung bestehen bleiben. Th. Eibe[1]) hat über 588 aus dem dänischen Küstenhospital Refsnäs auf Seeland Entlassene Umfrage mittels gedruckter Fragebogen gehalten und Folgendes ermittelt:

242 Kinder waren dauernd gesund geblieben,
101 nach mehreren Rückfällen jetzt gesund,
 17 gebessert Entlassene noch nachträglich genesen,
107 an Tuberkulose gestorben,
121 jetzt noch leidend.

Im ganzen also waren von den 588 Entlassenen nach 5 bis 15 Jahren 360 = 61,2 pCt. zur Zeit des Berichts gesund. Arbeitsfähig waren 397 Patienten, teilweise arbeitsfähig 34 Entlassene. Es sind dies Resultate, welche die Heilkraft der See bei der kindlichen Tuberkulose glänzend beweisen.

3. Chronischer Muskel- und Gelenkrheumatismus.

Es handelt sich hier um Residuen abgelaufener entzündlicher Veränderungen in den Geweben der Gelenke und Muskeln, meistens Verdickungen der Gelenkkapsel und des Bandapparates, Wucherungen der Gelenkknorpel, periostale Verdickungen und Deformierungen der Gelenkenden der Knochen, sowie um histologische Veränderungen im bindegewebigen Gerüst der Muskeln. Beide Arten von Veränderungen erzeugen erhebliche Bewegungsstörungen und ziehende Schmerzempfindungen.

Solche Kranke pflegten bisher Teplitz, Warmbrunn, Wildbad und Oeynhausen aufzusuchen; doch ist das wechselwarme Klima dieser Land- und Gebirgskurorte der Genesung oft hinderlich. Ich würde solche Kranke stets in ein Seebad mit mildem, aber gleichmässigem Seeklima schicken, wo sie überall warme Seebäder, zum Teil mit hohem Kochsalzgehalt, nehmen, Massage und Gymnastik üben und Gehbewegungen in reiner Seeluft, bei gutem Appetit und Schlaf, ausführen können. In dem vorzüglich eingerichteten

---

1) Jahrbuch f. Kinderheilk. 1890. Bd. 35. S. 356.

Warmbadehause zu Westerland-Sylt sind Räume für Dampf- und Heissluftbäder, sowie für Massage und Elektrotherapie mit allem Zubehör vorhanden. Das Klima ist im Sommer und Herbst überaus milde und gleichmässig, namentlich, was Wärme, Luftdruck und Feuchtigkeit anbelangt. Zur Ausführung von Gehbewegungen bietet der weiche Sand des Strandes sowie die angrenzenden Dünen bequeme Gelegenheit.

Für hautempfindliche Kranke dürfte ein südliches Seebad, namentlich Abbazia im Sommer, sehr geeignet sein. Die Gelegenheit, hier protrahierte lauwarme Seebäder von 24° bis 27° Wasserwärme nehmen zu können, von hohem Salzgehalt (35 pM.) und ausserhalb des Bades durch hohe Luftwärme und starke Besonnung die Haut- tätigkeit mächtig anzuregen, ist für Rheumatiker sehr erwünscht. Auch hier ist zur Massage und Elektrotherapie reichlich Gelegenheit gegeben. Ebenso bieten die prächtigen Strandpromenaden mit zahl- reichen Ruhebänken die Möglichkeit der Ausführung von Gehbewe- gungen. Auch zum methodischen Bergsteigen ist in der Umgebung des Kurortes und durch Terrainkurwege auf dem bewaldeten Monte maggiore Gelegenheit geboten.

Auch das trockenwarme Klima der westlichen Riviera ist im Sommer wie im Winter für Rheumatiker geeignet.

4. Chronische Malaria-Affektionen. Gegen die nach wieder- holten Anfällen von Wechselfieber, namentlich von tropischer Malaria, bei manchen Individuen zurückgebliebenen Beschwerden: Anämie, Milzvergrösserung, Appetitlosigkeit und gesunkener Ernäh- rungs- und Kräftezustand, erscheint der längere Aufenthalt auf einer Nordseeinsel oder in einem Ostseebade als Heilmittel angezeigt. Die eminent blutbildende und hämoglobinvermehrende Wirkung des Seeklimas, die wochenlange Einatmung einer mikrobenfreien, chemisch reinen Luft von gleichmässiger Wärme, Feuchtigkeit und Luftdruck haben die Wirkung, den Körper allmählich von den Nachwirkungen der Malariaparasiten zu befreien, gesundes neugebildetes Blut wieder- herzustellen und den Körper zu kräftigen.

5. Ganz ähnlich verhalten sich Rekonvaleszenten von Infek- tionskrankheiten wie Ileotyphus, Influenza, Ruhr, Pneumonie u. a. Die Wirkungen der Infektion, die Blutarmut, die funktionelle Schwäche der Verdauungsorgane, der Atmungs- und Kreislauforgane, der ge- sunkene Kräftezustand werden an der See am schnellsten gehoben.

Für Rekonvaleszenten nach Pneumonie und Pleuritis sind im Frühjahr und Frühsommer südliche Kurorte vorzuziehen. Tripold[1]) rühmt hierbei namentlich die ausgezeichneten Kurerfolge

---

1) Festschrift für J. Glax. 1906. Abbazia.

in Abbazia, wo die Monate Oktober, November und April, Mai am geeignetsten sind. Die schöne Strandpromenade und die Terrainkurwege wurden oben bereits genannt.

6. Das Heufieber wird sowohl auf Helgoland und Westerland-Sylt (Nicolas), als auch in Abbazia (Glax) mit Erfolg behandelt. Nicolas[1]) beobachtete, dass der Heuschnupfen auf allen Nordseeinseln vergeht, so lange der Wind von der Seeseite weht, welcher stets keimfrei ist; sobald aber Landwind aus östlicher Richtung weht, stellt sich der Heuschnupfen wieder ein (ähnlich wie beim Asthma, S. 149). Im gleichen Sinne hat Glax[2]) in einer Zusammenstellung festgestellt, dass nur Inseln mit völlig sterilem Sand- oder Steinboden heufieberfrei sind. Am meisten zu empfehlen sind Helgoland, Teneriffa, Las Palmas und Madeira; in Madeira aber blüht in den höheren Lagen in den Monaten Mai und Juni noch der Weizen. Der Helgoländer Heufieberbund (O. Schultz) hat ermittelt, dass die Seefahrt von Hamburg nach dem Mittelmeer im Hochsommer und Herbst heufieberfrei ist, da in Malaga, Malta und an der Nordküste Afrikas die Bäume, Sträucher und Gräser schon im Juni abgeblüht haben. Auf der Nordlandfahrt 1908 blieben die Reisenden bis Mitte Juni heufieberfrei; erst im nördlichen Norwegen begann Ende Juni das Schnupfenfieber. An der Ostseeküste, wo vielfach Wiesen und Felder bis an den Strand reichen, sollen nur an der Frischen Nehrung Kahlberg und an der Kurischen Nehrung Schwarzort, die Inseln Hiddensee und Nidden Schutz gewähren. Ebenso sollen Ostende am Strande und der französische Badeort Sables d'Olonne am Ozean schnupfenfrei sein.

In den Kurorten der französischen und italienischen Riviera haben die Gräser zwar bereits Ende Mai abgeblüht; doch bilden schon im Monat Juni Hitze und Staub für Heufieberleidende eine Kontraindikation zum Besuch.

Gänzlich heufieberfrei soll Abbazia sein. Die Grasblüte ist in den ersten Junitagen beendet. Der Küstenstrich am Meerbusen der Adria ist überhaupt grasarm und entbehrt jeden Getreidebaues. Abbazia ist eingebettet in einen Lorbeerwald und ist auf der Landseite von mit Eichen und Buchen bestandenen Höhen umgeben. Diese Wälder bilden einen Schutz gegen Landwinde und Staub. Abbazia ist daher auch gänzlich mückenfrei.

---

1) Vortrag 1906. Ueber die Stellung der Nordseebäder in der heutigen Balneologie. S. 12.

2) J. Glax, Die Thalassotherapie des Heufiebers. Zentralbl. f. Thalassotherapie. 1909. No. 5. S. 125.

7. Auf dem Kongress zu Abbazia 1908 berichtete Castiglioni[1]), Chefarzt des österreichischen Lloyd, auf Grund einer Beobachtung von 15 Jahren über die auffallende Benignität der Lues bei den Seeleuten. Trotz der ausserordentlich starken Verbreitung der Syphilis unter dem seemännischen Personal hat er schwere sekundäre Erscheinungen der Syphilis nur äusserst selten auftreten sehen.

Auch Hennig[2]) bestätigte, dass die von ihm behandelten Fälle von Syphilis in dem Ostseebade Cranz sehr viel günstiger verliefen als in Königsberg. Subkutane Sublimatinjektionen, Hg-Inhalationen oder innerliche Darreichung von Mergalpillen führten in Cranz innerhalb weniger Wochen zur Ausheilung ohne Rezidive. Von kräftigen Naturen wurden im Hochsommer dabei kalte Seebäder in Cranz gut vertragen.

IV. Krankheiten der Atmungsorgane.

Hierzu gehören Katarrhe der oberen Luftwege, insbesondere chronischer Schnupfen, chronischer Rachenkatarrh, Laryngitis, Tracheitis und Bronchitis, ferner das Asthma bronchiale und das Lungenemphysem. Diese Krankheiten bilden für Seekurorte mit feuchter, gleichmässig warmer Luft und mit hohem Prozentsatz an staub- und bakterienfreiem Seewind ein wahres Monopol der Behandlung.

Die Feuchtigkeit der Luft erhält das Sekret der Schleimhaut flüssig und erleichtert die Expektoration. Die Gleichmässigkeit der Luftwärme (Seeklima) und die Staub- und Keimfreiheit der Atmungsluft halten für die entzündete Schleimhaut jeden mechanischen Reiz fern. Der entzündliche Reizzustand der erkrankten Schleimhaut nimmt daher allmählich ab; die in der Schleimhaut noch vorhandenen Mikroben werden mit dem Schleim expektoriert. Gewöhnlich nach Verlauf von zwei Wochen nimmt der Auswurf in Menge und Häufigkeit ab und schwindet in der dritten Woche ganz. Nun kann man sich getrost dem Seewinde ganz hingeben und Segelbootfahrten selbst bei bewegter See unternehmen (vgl. S. 55); der Körper gesundet dabei vollständig und die Schleimhäute werden abgehärtet. Wer wie ich selbst diesen Heilungsprozess an sich durchgemacht hat — allerdings bei vernünftiger Lebensweise und Vermeidung jeglicher Exzesse im Biertrinken, Tabakrauchen und nächtlichem Kartenspiel —, der wird zum eifrigen Apostel von der Heilkraft der Nordseeinseln bei Katarrhen der Atmungsorgane.

---

1) Verhandl. S. 243.
2) A. Hennig, Syphilis und Seebad. Zentralbl. f. Thalassotherapie. 1909. I. Jahrg. No. 5. S. 117.

Chronische Katarrhe der Nase und des Rachens pflegen nicht so schnell an der See zu verschwinden. In der Rachenschleimhaut sitzen die mit mikrobenhaltigen Lymphkörperchen gefüllten Lymphfollikel, welche über der Schleimhaut prominieren und einen beständigen Reiz für die Schleimhaut unterhalten. In der Nase bilden die zahlreichen Recessus ebenfalls Schlupfwinkel für das Einnisten von Mikroben in die Zellen der Lymphräume, welche den Reiz unterhalten. Diese Schädlichkeit kann erst durch einen mehrwöchigen Mauserungsprozess eliminiert werden.

Sehr erleichtert und gefördert wird dieser Mauserungsprozess in der Nasen- und Rachenschleimhaut an der See durch gleichzeitigen Gebrauch von warmen Seewasserinhalationen. In dem Warmbadehause zu Westerland-Sylt befindet sich ein grosses, mit bewährten Inhalationsapparaten ausgestattetes Inhalatorium für zerstäubtes, warmes Seewasser verschiedener Konzentration. — Auch das Ostseebad Cranz besitzt, wie Hennig angibt, ein Seewasserinhalatorium.

Von Asthma bronchiale und nervosum hat Nicolas[1] im Hanseatischen Genesungsheim in Westerland 21 Fälle behandelt. Bei allen 21 Patienten verschwanden unmittelbar nach dem Betreten der Insel, teils nach 1—2 Wochen, die Atembeschwerden und die jahrelang von ihrem Leiden gequälten Patienten erfreuten sich während des auf 3 Monate berechneten Kuraufenthalts eines ungestörten Wohlbefindens. 8 von diesen Kranken blieben nach der Rückkehr dauernd geheilt; bei den übrigen traten bald in der Heimat die Asthmaanfälle wieder auf. Hartog[2] (im Haag) hat von einem kombinierten Verfahren, wobei die Seeluftkur mit Halbbädern, mit Uebergiessungen, Wellenbädern und Douchen zur Behandlung der meist gleichzeitigen Nervosität, ferner mit Inhalationskur, Atemgymnastik und Zanderbehandlung verbunden wurde, sehr günstige Erfolge gesehen, nämlich in mehr als 50 pCt. der Fälle bleibende Besserung. Aehnliche günstige Erfolge hat Ide (Amrum), Gmelin (Föhr), Kok (Borkum) und andere Nordseebadeärzte, sowie Hennig in Cranz beobachtet. Auch bei Kindern mit Asthma bronchiale hat Szegö (Abbazia)[3] durch Abhärtungskuren mittels Luft, Sonne und Wasser, durch methodische gymnastische Uebungen und Atemübungen, in Verbindung mit diätetischer Behandlung (Begünstigung trockener und vegetarischer Kost), durchweg günstige Erfolge erzielt.

---

1) Vortrag 1906 in Bremen. S. 12.
2) Hartog, Asthma bronchiale an der Nordsee. Verhandl. d. Kongr. in Abbazia 1908. S. 87.
3) Szegö (Abbazia), Zur Pathologie und Therapie des Bronchialasthmas der Kinder. Verhandl. usw. Abbazia 1908. S. 94.

Ueber den Einfluss der Windrichtung auf die Heilung asthmatischer und katarrhalischer Leiden hat Nicolas[1]) auf Westerland interessante Beobachtungen gemacht, welche er auf dem IV. Internationalen Kongress zu Abbazia 1908 mitteilte. Er sagte:

„Wir wissen, dass bei jedem West- und Südwest-, auch Nord- und Südwind einzelne Krankheiten, das Heuasthma, das Bronchialasthma mit seltenen Ausnahmen völlig verschwinden, dass aber das Heuasthma oft wieder eintritt, sobald der Wind nach Osten dreht. Dasselbe gilt vom Keuchhusten; wenn auch das erste Stadium desselben von der Nordsee wenig beeinflusst wird, so wird doch das zweite, das Katarrhalstadium, wesentlich verkürzt und abgeschwächt. Haben wir aber einige Tage Ostwind, so treten die Anfälle in merklich verstärkter Weise wieder auf. Auch Anfälle von Asthma nervosum treten nur dann auf, wenn wir mehrere Tage Ostwind gehabt haben. Diese Erscheinungen sind ganz gleichmässig, nicht nur auf Helgoland, sondern auch auf Norderney, Borkum und Sylt, ja auch an der englischen Küste, gleichviel wie gross die Meeresfläche ist, welche der Ostwind bestreicht. . . . . Es besteht also ein erheblicher Unterschied zwischen Ost- und Westwinden; die heilbringenden Eigenschaften des Seeklimas sind beim Ostwind grösstenteils aufgehoben."

Die besten Monate für eine Winterkur an der Nordsee sind Oktober, November und Dezember; „es herrscht da noch die gleiche Temperatur wie an der Riviera, und durch Sonne und Wind werden die Wangen gebräunt wie im August. Januar und Februar sind ebenfalls zur Kur geeignet, weil dann gleichfalls West- und Nordwinde vorherrschen; dagegen sind im März und April Ostwinde nicht selten, und es kommt zuweilen vor, dass die bis dahin grünen Wintergärten Schaden nehmen."

V. Krankheiten der Verdauungsorgane.

In das Wirkungsgebiet der Seebäder fallen von dieser Krankheitsgruppe nur die nervöse Dyspepsie und die chronische Obstipation, sowie die Rekonvaleszenz nach überstandenen Verdauungskrankheiten.

1. Die nervöse Dyspepsie wird durch die appetitsteigernde Wirkung der Seeluft in der Regel günstig beeinflusst, vorausgesetzt dass nicht maligne Ursachen (Krebs, Ulcus ventriculi) die wahre Ursache sind. Als Begleiterscheinung der Neurasthenie und Hysterie,

---

1) Verhandl. usw. S. 382.

oder als Folge gehemmter Blutneubildung durch anhaltend sitzende Lebensweise in stagnierender, staub- und bakteriengeschwängerter Luft wirkt der Aufenthalt in bewegter, chemisch reiner Seeluft von gleichmässig kühler Temperatur oft überraschend anregend und appetitsteigernd. Nur hüte man sich dabei vor Exzessen in Bier und Wein, namentlich auch vor sog. bitteren Schnäpsen oder Magenlikören. Die Kost muss stets eine gemischte, leicht verdauliche sein.

In dieser Beziehung lassen allerdings die meisten Hotelküchen in Seebadeorten noch viel zu wünschen übrig. In solchen Fällen meide man die sog. Table d'hôte mit stark überwiegender Fleischkost und speise in einem Wirtshaus à la carte nach freier Wahl.

Auf dem Kongress zu Kolberg (Verhandl. S. 101) berichtete Ide (Amrum) über zwei mit Erfolg behandelte Fälle von Magen- und Darmneurose, welche durch einen drei- bis vierwöchigen Nordseeaufenthalt völlig geheilt wurden. Allerdings kommt es auf genaue Methodik und auf die Innehaltung von Abstufungen in der Behandlung an. In einem Falle stellte sich der Erfolg sofort ein; als aber sodann stürmisches Wetter auftrat, erfolgte sogleich ein Rückfall, welcher erst durch Bettruhe und Fernhaltung aller Reize geheilt wurde.

2. Kranke mit chronischer Stuhlverhaltung befinden sich an der See in der Regel ganz wohl. Es hat offenbar die gesteigerte Nahrungsaufnahme, trotz mässiger Körperbewegung, eine anregende Wirkung für die Peristaltik des Darms. Auch ist es denkbar, dass der Reiz des kühlen Seewindes auf die Haut auch auf die Darmbewegung sich erstreckt. Ganz besonders aber ist diese Annahme beim kalten Seebade wahrscheinlich, wo der intensive Kältereiz auf die ganze Körpermuskulatur sich erstreckt. Auch Lindemann[1]) kam zu dem Ergebnis, dass das kalte Seebad tonisierend auf die Magen- und Darmfunktion einwirkt, indem es die motorischen, sekretorischen und resorptiven Funktionen des Magens und Darms hebt. Nach Zuntz bewirkt auch die durch die Blutleere der Haut veranlasste Hyperämie der Baucheingeweide eine Anregung der Verdauungstätigkeit.

In Abbazia verwendet Tripold im Herbst gegen Obstipation kalte Seebäder mit lebhafter Körperbewegung (Bergsteigen) und mit Traubenkur.

3. Rekonvaleszenten von überstandener Perityphlitis mit oder ohne Operation erholen sich an der See in guter reiner Luft, milder gleichmässiger Luftwärme, bei vorsichtiger Diät und mässiger

---

1) Lindemann, Ueber die Wirkung des Meerwassers. 14. Versamml. d. Balneolog. Gesellsch. Berlin 1892.

Körperbewegung, am schnellsten. Namentlich scheinen die waldreichen Küsten der Ostsee, im Herbst oder Winter die Kurorte des Mittelmeeres, hierzu am geeignetsten.

VI. Krankheiten der Kreislaufsorgane.

Die in höherem Lebensalter so ungemein verbreitete Arteriosklerose, welche hauptsächlich durch Störungen in der Blutverteilung und durch Steigerung des arteriellen Blutdrucks Beschwerden verursacht, findet nach den Untersuchungen von Loewy, Müller, Cronheim und Bornstein in dem Nordseeklima eine geeignete Stätte ihrer Behandlung. Von 11 am Strande von Sylt entkleidet untersuchten Personen zeigten 5 eine Herabsetzung des systolischen Blutdrucks bis um 32 mm; bei 5 anderen Personen war der Blutdruck unverändert und nur bei einem 69 jährigen Arteriosklerotiker war er um 8 mm höher als in Berlin (vergl. S. 103).

Diese Ergebnisse wurden durch die Nachprüfungen von von Kügelgen, Helwig und Häberlin bestätigt. Man kann daraus schliessen, dass Arteriosklerotiker, wenn der Prozess noch nicht zu weit vorgeschritten ist, ungestraft sich dem Nordseeklima aussetzen, aber keinenfalls in der See baden dürfen.

Ueber praktische Erfahrungen berichtet zuerst Ide[1] (Amrum). In 2 Fällen von vorgeschrittener Arteriosklerose konnte er durch eine längere Zeit durchgeführte Seeluftkur in seinem Sanatorium eine wesentliche Besserung erzielen. Ein emeritierter Pastor verlängerte durch alljährlichen Aufenthalt auf Amrum sein Leben noch um 9 Jahre. Der zweite Patient, ein 58 jähriger Forstmeister, wurde durch 5 monatige Behandlung in Ide's Sanatorium soweit hergestellt, dass er seinen Beruf wieder aufnehmen konnte.

Auch an der südlichen See, z. B. in Abbazia am Adriatischen Meere, ist nach Glax[2] der Aufenthalt während der Wintermonate geradezu empfehlenswert, überhaupt an allen Küsten, an welchen ein mittelfeuchtwarmes Klima herrscht, weil in diesen Gegenden die diuretische Wirkung der Luftfeuchtigkeit zur Geltung kommt. Absolut schädlich sind nach Glax für Patienten, welche an Arteriosklerose leiden, alle Orte, welche durch eine lebhafte Luftbewegung ausgezeichnet sind, weil die infolge der raschen Abkühlung der Haut

---

1) Ide, Arteriosklerose und Seeklima. Mediz. Klinik. 1908. No. 23. S. 871.
2) J. Glax, Die Anzeigen und Gegenanzeigen für den Gebrauch von Seebade- und Seeluftkuren. Zentralbl. f. Thalassotherapie. 1909. No. 11. S. 278. (Zeitschr. f. ärztl. Fortbildung. 1909. No. 18.)

eintretende Verengerung der peripheren Gefässe die Widerstände für das Herz erhöht. Die windreichen Orte am Kanal, an der Nordsee und am Atlantischen Ozean sind für Kranke mit Herz- und Gefässerkrankungen nach Glax kontraindiziert.

Ebenso wie Glax in Abbazia haben auch Cochez in Algier, Lalesque in Arcachon und Langenhagen in Mentone eine sehr günstige Wirkung des feuchtwarmen Seeklimas auf die Beschwerden der Arteriosklerose während der Wintermonate beobachtet.

Kranke mit Klappenfehlern des Herzens im Stadium der Kompensation befinden sich im feuchtwarmen Seeklima im Süden sehr gut. Solche Kranke lässt Glax sogar während der warmen Sommermonate im Freien in der See baden, ohne Nachteil davon beobachtet zu haben. Bei Kranken mit Herzinsuffizienz ist (wie bei der Arteriosklerose) der Winteraufenthalt im Süden an der See sehr empfehlenswert, weil die durch die Luftfeuchtigkeit gesteigerte Diurese das Gefässsystem entlastet und den Blutdruck vermindert.

VII. Krankheiten der Harnorgane.

Kranke mit chronischer Nierenentzündung gehören in ein trockenwarmes Küstenklima, in welchem die Schweisssekretion und die Verdunstung angeregt und die kranken Nieren entlastet werden. Tripold und Glax (a. a. O.) haben im Hochsommer in Abbazia bei solchen Kranken vorzügliche Erfolge gesehen. Namentlich sahen sie Albuminurie häufig verschwinden. Ebenso verhalten sich die Kurorte an der Riviera di ponente und di levante und in Unter-Italien im Hochsommer. Alle diese Kurorte können als Vorstadium für Nephritiker für den Aufenthalt im trockenwarmen Wüstenklima Aegyptens dienen. Auch ausgesprochene Fälle von Schrumpfniere befinden sich im Hochsommer in Abbazia sehr wohl.

In neuerer Zeit werden auch Kranke mit chronischer Prostatitis mit Vorliebe an die See geschickt, teils zur Kräftigung des Allgemeinbefindens, teils zur Beseitigung der melancholischen Gemütsstimmung. Für solche Kranke eignen sich anfänglich in gut eingerichteten Warmbadehäusern warme Voll- und Sitzbäder, Darmdouchen oder warme Moor- und Schlammsitzbäder. Später kurze kalte Seebäder und fleissige Körperbewegung, bei strenger Enthaltung von alkoholhaltigen Getränken.

Für die Tripperhypochondrie und die so verbreitete sexuelle Neurasthenie kommt nach Nicolas[1]) die Nordsee als klimatisches

---

1) Vortrag in Bremen. 1906. S. 18.

Heilmittel in erster Linie in Betracht. Die anregende Wirkung dieses Klimas auf alle Lebensfunktionen, das Seebad als wirksamstes Reizmittel auf den Geschlechtsapparat und endlich die Gesellschaft eines Seebades, welche im Gegensatz zu anderen Bädern frisch und lebensfroh ist und Gemütsdepressionen nicht aufkommen lässt, das sind Heilmittel für Hypochonder und Neurastheniker, welche niemals versagen.

VIII. Frauenkrankheiten.

Hier hat die Erfahrung der letzten Jahre bereits einen deutlichen Unterschied festgestellt zwischen der Wirkung der kalten Seebäder der Nordsee und Ostsee und der warmen Seebäder des Mittelländischen Meeres.

An der Nordsee hat Nicolas (Sylt)[1], gestützt auf die Erfolge Knoblank's mit der Kaltwasserbehandlung, Frauen mit Uterusmyomen ohne Beteiligung der Adnexe in 5 Fällen mit kurzen kalten Seebädern behandelt und stets ein Zurückgehen der Neubildung beobachtet. Er führt den Erfolg auf die kontrahierende Wirkung des Kältereizes zurück, ähnlich dem Ergotin. Dagegen hat er nach warmen Seebädern bei Myomen mehrfach Blutungen eintreten sehen.

In der nördlichen Ostsee hat Hennig[2] in Cranz bei Menstruationsanomalien, Amenorrhoe, Menstruatio nimia und Dysmenorrhoe, sowie zur Zeit des Klimakteriums mit nervösen Beschwerden von einem Seeaufenthalt, verbunden mit anfänglich warmen, zum Schluss 10—12 kalten Seebädern, den grössten Nutzen gesehen. Sehr günstig wurden durch Seeaufenthalt und kalte Bäder auch katarrhalische Affektionen der Geburtswege (Vaginal- und Cervikalkatarrh) beeinflusst. Auch bei chronischer parenchymatöser Metritis sah Hennig im Seeklima durch warme See- und Moorbäder, warme Uterusdouchen von 30 bis 35 ° C. und allgemeine hygienisch-diätetische Massnahmen hervorragende Erfolge, welche diejenigen in Franzensbad, Marienbad und Elster noch übertreffen. Endlich auch chronische Oophoritis und entzündliche Ausschwitzungen in den Parametrien hat er mit andauernder Bettruhe, ausgiebigem Genuss der Seeluft, warmen See- und Moorbädern, mit warmen Salzwasser- und Moorumschlägen, und zum Schluss einigen kalten kurzen Seebädern ausserordentlich erfolgreich behandelt.

Am Mittelländischen Meere rühmen Bossi (Genua)[3] und

---

1) Vortrag in Bremen. 1906. S. 18.
2) Hennig, Der Heilwert des Ostseebades Cranz bei Frauenkrankheiten. Verh. d. IV. Kongr. f. Thalassother. zu Abbazia. 1908. S. 137.
3) Verh. d. Kongr. zu Abbazia. 1908. S. 213.

Kurz (Abbazia)[1]) den hervorragenden therapeutischen Einfluss der lauwarmen Seebäder und der starken Sonnenwirkung auf entzündliche Affektionen der weiblichen Geschlechtsorgane. Kurz teilt 388 selbst beobachtete Fälle mit, in welchen er bei nervösen Zuständen im Gefolge von Frauenleiden, in der Rekonvaleszenz nach Operationen, bei chronisch entzündlichen Affektionen mit Exsudation und bei Menstruationsanomalien durch die Heilmittel des Bades Abbazia gute Erfolge erzielte. Bei Lageveränderungen der Gebärmutter bewirkten protrahierte Seebäder eine Auflockerung der Gewebe, welche die Reposition erleichterte. Auch die klimakterischen Beschwerden wurden öfter günstig beeinflusst. Wo es der Einzelfall erforderte, wurde in der Klinik von Kurz die spezialistische Behandlung ausgeführt.

Eine etwas abweichende, streng kritische Stellung nimmt diesen Angaben gegenüber S. Gottschalk[2]) ein. Ich fasse das Ergebnis seiner Ausführungen in folgende Sätze zusammen:

1. Alle entzündlichen Prozesse des weiblichen Genitaltraktus, bis über das subakute Stadium hinaus, sowie alle bösartigen oder verdächtigen Geschwulstbildungen bilden eine Kontraindikation für kalte Seebäder.

2. Bei Uterusmyomen meidet Gottschalk kalte Seebäder wegen der Gefahr für Herz und Nieren. Beide lebenswichtige Organe sind bei Myomatosis uteri in ihrer Widerstandsfähigkeit häufig geschädigt. Bei warmen Seebädern müsste in jedem Falle die individuelle Reaktion darauf geprüft werden. Der blosse Aufenthalt an der See könnte durch seine Einwirkung auf die Blutregeneration von Nutzen sein.

3. Grundsätzlich darf während der Dauer einer Uterusblutung nicht gebadet werden, wegen der Gefahr der Infektion durch das eindringende Wasser.

4. Auch die Schwangerschaft bildet eine Gegenanzeige für kalte Seebäder. Wir wissen, wie sehr die Nieren in der Schwangerschaft in Anspruch genommen sind und wie leicht sie hier gefährdet sind. Auch kann die Kältereaktion des Seebades zu einer Blutung zwischen Ei und Haftstelle führen, welche einen Abort im Gefolge hat.

5. Im Klimakterium werden kalte Seebäder besser gemieden, weil sie den Blutdruck, welcher in dieser Zeit vielfach an sich er-

---

1) Kurz, Der Einfluss der Seebäder in Abbazia auf Frauenkrankheiten. Ebenda. S. 143.

2) S. Gottschalk, Die Einwirkung der Seeklimata und Seebäder auf die Erkrankungen der weiblichen Sexualorgane. Verhandl. des Kongresses zu Kolberg. 1911. S. 35.

höht ist, noch steigern. Dagegen wirken protrahierte warme
Bäder auf die trophoneurotischen und vasomotorischen Beschwerden
der Wechseljahre, welchen eine Sympathikusreizung zugrunde liegt,
um so günstiger.

Aber schon der blosse Aufenthalt an der See, in Verbindung mit
warmen Seebädern, wirkt wegen der blutdruckherabsetzenden Wirkung
der Seeluft gegen die klimakterischen Beschwerden günstig ein.

6. Für die Seebadekur eignen sich die häufigen Schleimhaut-
katarrhe des Genitaltraktus, welche meist konstitutionell und
häufig in Skrophulose begründet sind.

7. Bei skrophulösen Kindern, welche wegen Genitaltuberkulose
oder tuberkulöser Peritonitis operiert wurden, hat Gottschalk von
einem längeren Aufenthalt an der See und später auch von kalten
Ostseebädern gute Erfolge gesehen.

8. Bei chronisch-entzündlichen, exsudativen Adnexer-
krankungen hält er die warmen Seebäder oder Moorbäder (Cranz,
Kolberg, Ost-Dievenow, Swinemünde) oder im Sommer die protrahierten
lauwarmen Bäder in dem salzreichen Mittelmeer, wegen der gut re-
sorbierenden Wirkung der Soole für sehr wirksam. Die Seeluft, die
Strandsonne und die Liegekur am Strande unterstützen diese Wirkung.

9. Die Seebadekur hat durch ihre stimulierende, blutbildende
Eigenschaft auch eine emmenagoge Wirkung bei gewissen Formen
der Amenorrhoe und spärlicher Menstruation, wie auch Lavergne
(Biarritz) angibt.

IX. Augen-, Ohren- und Hautkrankheiten.

Diejenigen dieser Krankheiten, welche durch die Seeluft oder
eine Seebadekur heilbar sind, beschränken sich auf skrophulöse
Blepharitis, Conjunctivitis und Keratitis, auf eiternde tuberkulöse
Entzündungen im äusseren Gehörgang einschliesslich der Paukenhöhle,
mit oder ohne Karies des Felsenbeins und auf skrophulöse Ekzeme
der Haut und den Lupus. Ueber ihre Häufigkeit und Heilbarkeit ist
das Erforderliche bei der Skrophulose bereits abgehandelt worden.

F. Physikalische Charakteristik der Seebäder.

Noch im Jahre 1909 sagte der Altmeister der Thalassotherapie, Prof. J. Glax[1]: „Es ist unmöglich, den grösseren oder geringeren Wert einer bestimmten Gruppe von Seebädern festzustellen, ja es ist nicht einmal möglich zu bestimmen, ob dieses oder jenes Bad einer einzelnen Gruppe das wertvollere oder heilsamere sei."

In nachfolgendem habe ich zum ersten Male versucht, an der Hand der gewonnenen klimatischen Tatsachen ein Bild der physikalischen Eigenschaften der Seebäder zu geben, welche dem Arzte ermöglicht, den grösseren oder geringeren Heilwert einzelner Bäder oder Bädergruppen für bestimmte Zwecke klar zu beurteilen.

Das physikalische Bild umfasst, für Sommer und Winter getrennt, 1. die Luftwärme, und zwar a) die Temperatur im Monatsmittel für Juli, August und September; im Winter für November, Januar und März. — b) Die Tagesschwankung der Luftwärme; sie ist charakteristisch dafür, ob der Einfluss des Meeres oder des Festlandes vorherrscht. Ich unterscheide 3 Grade: das reine Seeklima (Grösse der Schwankung 3^0 bis 6^0), das Küstenklima (6^0 bis 9^0) und das Festlandklima (9^0 bis 12^0 und darüber). — 2. Die relative Feuchtigkeit in Prozenten. Sie ist für die Hautempfindung, für die Wärmeabgabe und die Ausscheidung der Nieren wichtig. — 3. Die von mir ermittelte prozentische Häufigkeit des Seewindes, des Küstenwindes, des Landwindes und der Windstille. Sie ist für die Beurteilung der Reinheit der Luft und der Heilwirkung eines Kurortes für bestimmte Leiden, zumal der Atmungsorgane, unentbehrlich. — 4. Die Wasserwärme, nur für die 3 Sommermonate Juli, August und September. Wo es möglich war, wurde auch der Bewegungsgrad der See berücksichtigt.

---

1) J. Glax, Der therapeutische Wert verschiedener Meerbäder und Meeresklimate. Zeitschr. f. Balneologie. 1909. Nr. 11. (Zentralbl. f. Thalassotherapie. 1909. Nr. 3. S. 77.)

I. Die Ostseebäder.

Ostpreussische Küste (Kurische Nehrung und Samland).

Memel, Schwarzort, Rossitten, Cranz, Neukuhren.

Im Sommer.	Juli	August	September
Luftwärme	17,3°	16,6°	12,9°
Tagesschwankungen .	7,8°	7,0°	7,0°
Relative Feuchtigkeit	78	80	82
Wasserwärme	18,1°	17,7°	15,7°

Bei nordwestlichen Winden guter Wellenschlag.

Windwerte für Memel, Schwarzort, Rositten:
54 pCt. Seewind, 22 pCt. Küstenwind, 21 pCt. Landwind, 3 pCt. Windstille.

Für Cranz und Neukuhren:
51 pCt. Seewind, 23 pCt. Küstenwind, 23 pCt. Landwind, 3 pCt. Windstille.

Im Winter.	November	Januar	März
Luftwärme	3,0°	— 2,8°	— 0,2°
Tagesschwankungen .	4,4°	4,4°	5,3°
Relative Feuchtigkeit	87	90	86

Windwerte für Memel, Schwarzort, Rositten:
36 pCt. Seewind, 21 pCt. Küstenwind, 40 pCt. Landwind, 3 pCt. Windstille.

Für Cranz und Neukuhren:
31 pCt. Seewind, 22 pCt. Küstenwind, 44 pCt. Landwind, 3 pCt. Windstille.

Urteil: Im Sommer mässig warm und feucht; Küstenklima und an mehr als der Hälfte der Tage Seewind. Im Winter kalt, Seeklima und am Drittel der Tage Seewind.

Westpreussische Küste (Danziger Bucht).

Kahlberg, Westerplatte, Oliva, Zoppot, Katz.

Im Sommer.	Juli	August	September
Luftwärme	18,1°	17,4°	13,9°
Tagesschwankungen .	7,9°	7,9°	7,3°
Relative Feuchtigkeit	74	75	78
Wasserwärme	18,1°	17,7°	15,7°

Windwerte für Kahlberg:
>   36 pCt. Seewind, 26 pCt. Küstenwind, 35 pCt. Landwind,
>   3 pCt. Windstille.

Für Westerplatte, Oliva, Zoppot und Katz:
>   23 pCt. Seewind, 36 pCt. Küstenwind, 38 pCt. Landwind,
>   3 pCt. Windstille.

Im Winter.	November	Januar	März
Luftwärme	4,3°	— 0,9°	1,1°
Tagesschwankungen .	4,6°	4,7°	5,4°
Relative Feuchtigkeit	85	86	82

Windwerte für Kahlberg:
>   23 pCt. Seewind, 19 pCt. Küstenwind, 56 pCt. Landwind,
>   2 pCt. Windstille.

Für Westerplatte, Oliva, Zoppot und Katz:
>   14 pCt. Seewind, 23 pCt. Küstenwind, 61 pCt. Landwind,
>   2 pCt. Windstille.

Urteil: Im Sommer mittelwarm und feucht, Küstenklima und wegen Buchtlage nur 23 pCt. (Kahlberg 36 pCt.) Seewind. Im Winter kühl, Seeklima und arm an Seewind.

Pommersche Küste,

1. Stolpmünde, Rügenwaldermünde, Kolberg.

Im Sommer.	Juli	August	September
Luftwärme	17,2°	16,8°	13,6°
Tagesschwankungen .	6,7°	6,8°	6,7°
Relative Feuchtigkeit	79	79	81
Wasserwärme	16,5°	16,1°	15,0°

Bei lebhaften Westwinden guter Wellenschlag.

Windwerte: 46 pCt. Seewind, 30 pCt. Küstenwind, 18 pCt. Landwind, 6 pCt. Windstille.

Im Winter.	November	Januar	März
Luftwärme	3,7°	— 1,5°	1,2°
Tagesschwankungen .	4,3°	4,1°	4,8°
Relative Feuchtigkeit	87	91	86

Windwerte: 27 pCt. Seewind, 28 pCt. Küstenwind, 40 pCt. Landwind, 5 pCt. Windstille.

Urteil: Im Sommer mässig warm und feucht, Küstenklima und fast an der Hälfte der Tage Seewind. Im Winter kühl, Seeklima und nur an einem Viertel der Tage Seewind.

2. Berg-Dievenow.

Temperatur und Luftfeuchtigkeit wie vorstehend.

Windwerte im Sommer: 37 pCt. Seewind, 23 pCt. Küstenwind, 34 pCt. Landwind, 6 pCt. Windstille.

Im Winter: 21 pCt. Seewind, 12 pCt. Küstenwind, 62 pCt.
Landwind, 5 pCt. Windstille.

3. Misdroy, Swinemünde, Ahlbeck, Heringsdorf (Bucht von Swinemünde).

Im Sommer.

	Juli	August	September
Luftwärme	18,1°	17,4°	14,1°
Tagesschwankungen .	7,2°	7,3°	6,6°
Relative Feuchtigkeit	74	76	80

Wasserwärme zwischen 16° und 19° schwankend, je nach
der Luftwärme. Nur lebhafte nördliche Winde erzeugen
Wellenschlag.

Windwerte	Seewind	Küstenwind	Landwind	Windstille
für Misdroy	23 pCt.	37 pCt.	34 pCt.	6 pCt.
„ Swinemünde	23 „	14 „	57 „	6 „
„ Ahlbeck, Heringsdorf	23 „	21 „	50 „	6 „

Im Winter.

	November	Januar	März
Luftwärme	3,9°	— 1,1°	2,2°
Tagesschwankungen .	4,1°	4,2°	5,4°
Relative Feuchtigkeit	87	89	82

Windwerte	Seewind	Küstenwind	Landwind	Windstille
für Misdroy	14 pCt.	19 pCt.	62 pCt.	5 pCt.
„ Swinemünde	11 „	9 „	75 „	5 „
„ Ahlbeck, Heringsdorf	11 „	21 „	63 „	5 „

4. Zinnowitz.

Temperatur und Luftfeuchtigkeit wie vorstehend.

Windwerte: Im Sommer 30 pCt. Seewind, 19 pCt. Küstenwind, 47 pCt. Landwind, 6 pCt. Windstille.

Im Winter: 23 pCt. Seewind, 22 pCt. Küstenwind, 50 pCt.
Landwind, 5 pCt. Windstille.

Urteil: Die an der Bucht von Swinemünde gelegenen vier Kurorte (unter 3) sind etwas wärmer, haben mittlere Feuchtigkeit und
mehr ausgesprochenes Küstenklima. An Häufigkeit des Seewindes
stehen sie den erstgenannten drei Bädern um die Hälfte nach
(23 : 46 pCt). Dievenow und Zinnowitz stehen bezüglich des Seewindes
etwas günstiger da, als die unter 3 genannten vier Bäder. Der Einfluss des Festlandes ist bei den letzten 6 Seebädern deutlich erkennbar;
die Landwinde herrschen mit einer Häufigkeit von 34—57 pCt.

Die Insel Rügen.

Göhren, Sellin, Binz, Sassnitz.

Im Sommer.

	Juli	August	September
Luftwärme	16,3°	15,9°	13,1°
Tagesschwankung . .	8,0°	7,7°	7,0°
Relative Feuchtigkeit	81	83	85
Wasserwärme	16,1°	16,0°	14,8°

Windwerte für Göhren und Sellin:
  30 pCt. Seewind, 15 pCt. Küstenwind, 49 pCt. Landwind,
    6 pCt. Windstille.
Für Binz:
  23 pCt. Seewind, 49 pCt. Küstenwind, 22 pCt. Landwind,
    6 pCt. Windstille.
Für Sassnitz:
  23 pCt. Seewind, 30 pCt. Küstenwind, 31 pCt. Landwind,
    6 pCt. Windstille.

Im Winter.

	November	Januar	März
Luftwärme	3,8°	— 1,1°	1,6°
Tagesschwankung . .	4,3°	4,3°	5,6°
Relative Feuchtigkeit	91	92	88

Windwerte für Göhren und Sellin:
  38 pCt. Seewind, 8 pCt. Küstenwind, 48 pCt. Landwind,
    6 pCt. Windstille.
Für Binz und Sassnitz:
  33 pCt. Seewind, 28 pCt. Küstenwind, 33 pCt. Landwind,
    6 pCt. Windstille.

Urteil: Die Badeorte auf Rügen sind im Sommer wesentlich
kühler, haben Küstenklima und reichliche Luftfeuchtigkeit. Seewind
weht aber nur an 23 bzw. 30 von Hundert Tagen. — Im Winter
steigt der Seewind auf 33 und 38 pCt., mit geringen Tagesschwankungen
der Luftwärme.

Preussisch-mecklenburgische Küste.

Zingst, Wustrow, Müritz, Warnemünde, Heiligendamm.

Im Sommer.

	Juli	August	September
Luftwärme	17,2°	16,5°	13,7°
Tagesschwankung . .	5,7°	5,6°	5,5°
Relative Feuchtigkeit	81	82	84
Wasserwärme	17,4°	17,3°	15,5°

Bei lebhaften westlichen Winden ist an der Küste guter Wellenschlag.

Windwerte für Zingst:

33 pCt. Seewind, 41 pCt. Küstenwind, 20 pCt. Landwind,
6 pCt. Windstille.

Für Wustrow, Müritz:

49 pCt. Seewind, 25 pCt. Küstenwind, 20 pCt. Landwind,
6 pCt. Windstille.

Für Warnemünde und Heiligendamm:

49 pCt. Seewind, 11 pCt. Küstenwind, 34 pCt. Landwind,
6 pCt. Windstille.

Im Winter.

	November	Januar	März
Luftwärme	4,8°	— 0,8°	1,7°
Tagesschwankung . .	4,8°	3,8°	4,7°
Relative Feuchtigkeit	89	93	89

Windwerte für Zingst:

23 pCt. Seewind, 33 pCt. Küstenwind, 38 pCt. Landwind,
6 pCt. Windstille.

Für Wustrow, Müritz:

28 pCt, Seewind, 28 pCt. Küstenwind, 38 pCt. Landwind,
6 pCt. Windstille.

Für Warnemünde, Heiligendamm:

28 pCt. Seewind, 10 pCt. Küstenwind, 56 pCt. Landwind,
6 pCt. Windstille.

Urteil: Diese Gruppe von Bädern steht im Sommer unter deutlichem Einflusse der von der Nordsee herrüberwehenden, hier ebenfalls vorherrschenden westlichen Winde. Daher ist die Luftwärme im Sommer mild warm und feucht und von geringen Tagesschwankungen (Seeklima). Sie haben fast 50 pCt. Seewinde und bieten also dem Kurgaste an der Hälfte der Tage reine, feuchte, gleichmässig warme Seeluft. — Im Winter sinkt die Häufigkeit des Seewindes auf die Hälfte herab; es herrschen die Landwinde vor.

Die Lübecker Bucht.

Boltenhagen, Travemünde.

Im Sommer.

	Juli	August	September
Luftwärme	16,8°	16,1°	13,3°
Tagesschwankung . .	8,3°	7,6°	7,1°
Relative Feuchtigkeit	85	86	88
Wasserwärme	17,3°	17,2°	15,5°

Windwerte für Boltenhagen:

16 pCt. Seewind, 14 pCt. Küstenwind, 64 pCt. Landwind,
6 pCt. Windstille.

Für Travemünde:

8 pCt. Seewind, 15 pCt. Küstenwind, 71 pCt. Landwind, 6 pCt. Windstille.

Im Winter.

	November	Januar	März
Luftwärme	4,0⁰	— 0,7⁰	2,4⁰
Tagesschwankung . .	4,6⁰	4,5⁰	5,8⁰
Relative Feuchtigkeit	91	91	85

Windwerte für Boltenhagen:

12 pCt. Seewind, 8 pCt. Küstenwind, 74 pCt. Landwind, 6 pCt. Windstille.

Für Travemünde:

7 pCt. Seewind, 15 pCt. Küstenwind, 72 pCt. Landwind, 6 pCt. Windstille.

Urteil: Beide Bäder bieten zwar einen verhältnismässig kühlen Sommer, aber mit nicht unerheblichen Tagesschwankungen der Luftwärme und mittlerem Feuchtigkeitsgehalt. Entsprechend der Umklammerung vom Festland hat Travemünde nur 8 pCt. Seewind, das etwas freier liegende Boltenhagen 16 pCt., aber 71 pCt. Landwind.

Die holsteinische Ostseeküste.

Borby, Kappeln, Glücksburg.

Im Sommer.

	Juli	August	September
Luftwärme	16,7⁰	15,8⁰	13,2⁰
Tagesschwankung . .	8,9⁰	8,3⁰	8,0⁰
Relative Feuchtigkeit	77	81	83
Wasserwärme	18,0⁰	18,1⁰	16,3⁰

Windwerte für Borby und Kappeln:

15 pCt. Seewind, 14 pCt. Küstenwind, 65 pCt. Landwind, 6 pCt. Windstille.

Für Glücksburg:

6 pCt. Seewind, 23 pCt. Küstenwind, 65 pCt. Landwind, 6 pCt. Windstille.

Im Winter.

	November	Januar	März
Luftwärme	4,4⁰	0,2⁰	2,4⁰
Tagesschwankung . .	5,1⁰	4,3⁰	5,6⁰
Relative Feuchtigkeit	88	90	85

Windwerte für Borby und Kappeln:

17 pCt. Seewind, 16 pCt. Küstenwind, 61 pCt. Landwind, 6 pCt. Windstille.

Für Glücksburg:

    10 pCt. Seewind, 23 pCt. Küstenwind, 61 pCt. Landwind,
    6 pCt. Windstille.

Urteil: Die erheblichen Tagesschwankungen der sonst ziemlich kühlen Sommerwärme und der geringe Prozentsatz an Seewinden verraten den beträchtlich überwiegenden Festland-Einfluss. Ein Blick auf die Landkarte bestätigt dies. Als Sommerfrischen im Hochsommer ausgezeichnet; nur muss man sich vor Temperaturschwankungen durch geeignete Kleidung schützen. Die Luft ist nur wenig reiner als manche Landluft, z. B. im Gebirge oder in grossen Wäldern.

Rückblick auf die Ostseebäder.

Hinsichtlich des reinen staub- und bakterienfreien Seewindes sind die ostpreussischen Seebäder im Sommer am wirksamsten (51 bzw. 54 pCt.). Demnächst folgen die Bäder an der mecklenburgischen Küste, Wustrow bis Heiligendamm, mit 49 pCt. Seewind und die pommerschen Seebäder von Stolpmünde bis Kolberg mit 46 pCt. Seewind. Klimatisch am günstigsten sind ebenfalls die mecklenburgischen Seebäder Wustrow, Müritz, Warnemünde, Heiligendamm, welche im Sommer reines Seeklima, d. h. die geringsten Tagesschwankungen der Luftwärme haben. Am kühlsten im Hochsommer sind die Badeorte auf Rügen: Sassnitz, Binz, Sellin, Göhren. Am wärmsten im Winter sind die genannten 4 mecklenburgischen Seebäder. Zu Winter-„Seeluftkuren" für Lungenkranke erscheint, angesichts des Vorherrschens der Landwinde — nur die Bäder auf Rügen haben ebensoviel Landwinde wie Seewinde im Winter — keines der Ostseebäder geeignet.

II. Die Nordseebäder.

Die ostfriesischen Inseln (an der Westküste Holsteins).

1. Westerland auf Sylt.

Im Sommer.	Juli	August	September
Luftwärme	15,9°	15,8°	13,6°
Tagesschwankung . .	5,9°	5,5°	5,8°
Relative Feuchtigkeit	81	83	85
Wasserwärme	17,9°	17,5°	15,2°

    Windwerte: 79 pCt. Seewind, 16 pCt. Küstenwind, — Landwind, 5 pCt. Windstille.

Das Wasser des Meeres ist, abgesehen von den Tagen mit Windstille, beständig in Bewegung durch Ebbe und Flut. Vereinigt sich die Flutbewegung mit lebhafteren westlichen Winden, so entstehen Wellen von 1 bis 3 m Höhe, welche an das Ufer immer höher herandrängen und an den langen Steinbuhnen, welche den Badestrand fischgrätenartig umsäumen, in eine schaumige, spritzende Wassermasse zerschellen. Diese Brandung der herandrängenden Wogen am Sylter Strande, welche man bei jeder Flutbewegung und etwas lebhafteren Winden beobachten kann, bildet in Verbindung mit dem unermesslichen, wild erregten Meere ein Naturschauspiel, welchem zuzuschauen man nicht müde wird. Bei heftigen und anhaltenden Winden kann die Flut sich bis zur Sturmflut steigern, welche gewaltige Zerstörungen an den Strandbauten anrichten und bis in die Strassen der Insel vordringen kann.

Sylt hat daher mit seinem 30 km langen, fast schnurgeraden Strande von allen Nordseebädern den stärksten Wellenschlag, welcher zur Badezeit (Ende der Flutbewegung) in Westerland regelmässig angetroffen und nur an windstillen Tagen (5 vom Hundert) vermisst wird.

	November	Januar	März
Im Winter.			
Luftwärme	5,0°	0,5°	2,1°
Tagesschwankung . .	4,4°	3,8°	5,1°
Relative Feuchtigkeit	90	92	90

Windwerte: 53 pCt. Seewind, 40 pCt. Küstenwind, — Landwind, 7 pCt. Windstille.

Urteil: Westerland hat im Sommer eine verhältnismässig kühle und feuchte Luft, welche nur geringe Tagesschwankungen der Luftwärme zeigt (Seeklima). Es hat an 79 Tagen der Saison (= 100 Tage) reine, staub- und bakterienfreie Seeluft und ein wellenbewegtes, kaltes Seebad mit rund 30 pro Mille Salzgehalt. Diese Fülle von natürlichen Heilkräften sichert dem Bade Westerland für alle Zeiten ein weites Anwendungsgebiet.

2. **Amrum** mit dem Hauptbadeort Wittdün verhält sich hinsichtlich der Luftwärme, Luftfeuchtigkeit, der Wasserwärme und der Windrichtung wie Westerland-Sylt. Nur ist der Wellenschlag des Seebades hier nicht so stark und so häufig wie in Westerland.

3. **Wyk** auf der Insel Föhr.

	Juli	August	September
Im Sommer.			
Luftwärme	16,4°	16,0°	13,7°
Tagesschwankung . .	7,7°	7,1°	6,9°
Relative Feuchtigkeit	84	83	81
Wasserwärme	18,1°	17,6°	15,2°

Zur Flutzeit und bei herrschenden Westwinden ist an dem am Südstrande liegenden Badeplatze stets guter Wellenschlag vorhanden.

> Windwerte: 51pCt. Seewind, 44pCt. Küstenwind, — Landwind, 5pCt. Windstille.

Im Winter.

	November	Januar	März
Luftwärme	5,0⁰	0,3⁰	2,3⁰
Tagesschwankung . .	4,2⁰	3,9⁰	5,0⁰
Relative Feuchtigkeit	85	91	88

> Windwerte: 50pCt. Seewind, 45pCt. Küstenwind, — Landwind, 5pCt. Windstille.

Urteil: Wyk hat im Sommer kühle und mittelfeuchte Luftwärme, zeigt aber in den grösseren Tagesschwankungen den Einfluss des Festlandes der grösseren Insel (Küstenklima). Dass Wyk nur an der Hälfte der Tage der Saison reinen Seewind hat, liegt (vgl. S. 68) an dem Nordwestwinde, welcher für Sylt und Amrum ein reiner Seewind ist, für Wyk an der Südostecke aber erst über die Südspitze von Sylt und über die ganze, von mehreren Dörfern besetzte Insel Föhr streicht, hier Staub und Keime aufnimmt und daher in Wyk als halbreiner Küstenwind erscheint. — Der Winter hat gleich milde Temperatur wie Sylt und geringe Tagesschwankungen, dabei immer noch an der Hälfte der Tage ganz reinen Seewind. Wyk erscheint daher zu Winterkuren geeignet.

4. Helgoland.

Im Sommer.

	Juli	August	September
Luftwärme	15,4⁰	15,7⁰	14,2⁰
Tagesschwankung . .	4,7⁰	4,4⁰	4,2⁰
Relative Feuchtigkeit	84	83	82
Wasserwärme	15,5⁰	17,3⁰	16,3⁰

> Windwerte: Helgoland empfängt aus allen 8 Himmelsrichtungen reinen Seewind, ausgenommen an Tagen mit Windstille. Daher 95pCt. Seewind und 5pCt. Windstille.

Im Winter.

	November	Januar	März
Luftwärme	6,3⁰	1,5⁰	2,5⁰
Tagesschwankung . .	3,3⁰	3,2⁰	3,6⁰
Relative Feuchtigkeit	87	91	88

> Windwerte: 98pCt. Seewind und 2pCt. Windstille.

Urteil: Helgoland hat kühlen und feuchten Sommer mit geringen Schwankungen der Luftwärme, im Winter sehr milde, nur wenig schwankende Temperatur; aber das ganze Jahr hindurch nur völlig reinen Seewind. Es zeigt mithin die Vorzüge des Seeklimas und des Seewindes von allen deutschen Seebädern in vollkommenstem Masse. Charakteristisch für die Ozeanität des Helgoländer Klimas ist der Umstand, dass die Wasserwärme im Hochsommer durchweg höher ist, als die Luftwärme, im September sogar um 2^0. — Zu Seeluftkuren im ozeanischen Klima ist Helgoland im Sommer und Winter am geeignetsten.

5. Langeoog, Spikeroog, Wangeroog.

Im Sommer.

	Juli	August	September
Luftwärme	$16,1^0$	$16,0^0$	$14,0^0$
Tagesschwankung . .	$5,5^0$	$5,3^0$	$5,5^0$
Relative Feuchtigkeit	85	85	86
Wasserwärme	$16,4^0$	$17,5^0$	$16,7^0$

Windwerte für Langeoog:
70 pCt. Seewind, 21 pCt. Küstenwind, 6 pCt. Landwind, 3 pCt. Windstille.

Für Spikeroog, Wangeroog:
64 pCt. Seewind, 27 pCt. Küstenwind, 6 pCt. Landwind, 3 pCt. Windstille.

Im Winter.

	November	Januar	März
Luftwärme	$5,2^0$	$0,7^0$	$3,1^0$
Tagesschwankung . .	$4,0^0$	$3,4^0$	$4,7^0$
Relative Feuchtigkeit	90	91	88

Windwerte für Langeoog:
46 pCt. Seewind, 41 pCt. Küstenwind, 10 pCt. Landwind, 3 pCt. Windstille.

Für Spikeroog, Wangeroog:
33 pCt. Seewind, 54 pCt. Küstenwind, 10 pCt. Landwind, 3 pCt. Windstille.

Urteil: Alle 3 Inseln haben im Sommer Seeklima und mittel-warme, feuchte Luft, dabei an etwa $^2/_3$ der Tage der Saison reinen Seewind. Sie erscheinen daher zu einer Seeluftkur im Sommer sehr geeignet, selbst für Personen, welche gegen Temperaturschwankungen empfindlich sind. — Der Winter ist mild und mit 33 und 46 pCt. Seewind zu Kuren in beschränktem Umfange geeignet.

6. Norderney.

Im Sommer.

	Juli	August	September
Luftwärme	16,5 ⁰	16,6 ⁰	14,8 ⁰
Tagesschwankung . .	5,5 ⁰	5,3 ⁰	5,5 ⁰
Relative Feuchtigkeit	85	85	86
Wasserwärme	16,5 ⁰	17,6 ⁰	16,5 ⁰

Bei lebhaften westlichen Winden zur Flutzeit kräftiger Wellenschlag.

Windwerte: 86 pCt. Seewind, 11 pCt. Küstenwind, — Landwind, 3 pCt. Windstille.

Im Winter.

	November	Januar	März
Luftwärme	5,2 ⁰	0,7 ⁰	3,1 ⁰
Tagesschwankung . .	4,0 ⁰	3,4 ⁰	4,7 ⁰
Relative Feuchtigkeit	90	91	88

Windwerte: 76 pCt. Seewind, 21 pCt. Küstenwind, — Landwind, 3 pCt. Windstille.

Urteil: Norderney hat reines Seeklima, kühlen Sommer und milden Winter mit geringen Tagesschwankungen der Luftwärme und mit mittlerer Luftfeuchtigkeit. Die Häufigkeit der Seewinde ist eine so hohe, dass die Kurgäste im Sommer an 86 Tagen der Saison reinen, staub- und bakterienfreien Seewind und an 11 Tagen nur halbreinen Küstenwind atmen. Norderney erscheint daher im Sommer wie im Winter zu einer Seeluftkur im milden Seeklima in hohem Grade geeignet.

7. Borkum.

Im Sommer.

	Juli	August	September
Luftwärme	16,7 ⁰	16,6 ⁰	14,8 ⁰
Tagesschwankung . .	4,9 ⁰	4,7 ⁰	4,8 ⁰
Relative Feuchtigkeit	80	81	82
Wasserwärme	16,7 ⁰	17,7 ⁰	16,4 ⁰

Bei westlichen Winden zur Flutzeit kräftiger Wellenschlag.

Windwerte: 80 pCt. Seewind, 17 pCt. Küstenwind, — Landwind, 3 pCt. Windstille.

Im Winter.

	November	Januar	März
Luftwärme	5,6 ⁰	1,1 ⁰	3,4 ⁰
Tagesschwankung . .	4,3 ⁰	3,1 ⁰	4,0 ⁰
Relative Feuchtigkeit	90	93	88

Windwerte: 62 pCt. Seewind, 34 pCt. Küstenwind, — Landwind, 4 pCt. Windstille.

Urteil: Borkum, als südlichste deutsche Insel, zeigt den ozeanischen Einfluss auf das Klima noch deutlicher. Die Tagesschwankungen sind im Sommer um 0,6° geringer als in Norderney; dagegen ist die Luftwärme und Luftfeuchtigkeit die gleiche, ebenso die Wärme des Meeres. Nur steht die Häufigkeit des Seewindes im Sommer um 6 pCt., im Winter um 14 pCt. nach. Borkum hat daher ein reines Seeklima mit kühlem Sommer und mildem Winter und mittlerer Luftfeuchtigkeit; es hat im Sommer an 80 Tagen der Saison reinen Seewind und an 17 Tagen halbreinen Küstenwind. Es ist demnach zu einer seeklimatischen Kur in reiner Seeluft vorzüglich geeignet.

8. Scheveningen, 3,6 km von Haag, holländisches Küstenseebad.

Im Sommer.	Juli	August	September
Luftwärme	17,1°	17,5°	15,8°
Tagesschwankung . .	9,1°	8,7°	8,5°
Relative Feuchtigkeit	76	78	75

Windwerte: 58 pCt. Seewind, 14 pCt. Küstenwind, 27 pCt. Landwind, 1 pCt. Windstille.

Im Winter.	November	Januar	März
Luftwärme	7,3°	3,6°	6,1°
Tagesschwankung . .	6,2°	5,3°	7,5°
Relative Feuchtigkeit	88	90	91

Windwerte: 36 pCt. Seewind, 12 pCt. Küstenwind, 50 pCt. Landwind, 2 pCt. Windstille.

Urteil: Echtes Küstenklima mit erheblichen Schwankungen der Luftwärme bei mässig warmem Sommer und gelindem Winter und mittlerer Luftfeuchtigkeit. Sommeraufenthalt in geeigneter Kleidung angenehm, ebenso im Winter. Reine Seeluft im Sommer an der Hälfte der Tage der Saison, im Winter an einem Drittel der Tage.

9. Ostende, belgisches Küstenseebad.

Im Sommer.	Juli	August	September
Luftwärme	17,2°	17,6°	15,8°
Tagesschwankung . .	9,0°	8,6°	8,6°
Relative Feuchtigkeit im Durchschnitt 76 pCt.			

Windwerte: 58 pCt. Seewind, 7 pCt. Küstenwind, 34 pCt. Landwind, 1 pCt. Windstille.

Verhält sich klimatisch und seewindwertig ganz ähnlich wie Scheveningen.

Rückblick auf die Nordseebäder.

Die Nordseebäder stehen klimatisch, als auch seewindwertig in der Reihe der europäischen Seebäder obenan. Hinsichtlich der Reinheit des Seeklimas nimmt Helgoland die erste Stelle ein mit einer Tagesschwankung der Luftwärme von nur 4,5° im Sommer. Ihm folgt Borkum mit 4,8°, Langeoog und Norderney mit 5,4°, Westerland und Amrum mit 5,7°. Die Grenze des Küstenklimas (6—9°) erreichen Wyk mit 7,3°, Scheveningen und Ostende mit 8,8°.

Hinsichtlich der Luftwärme sind im Sommer die kühlsten Seebäder Helgoland (15,7° höchste Wärme), Westerland und Amrum (15,9°), Langeoog (16,1°), Wyk (16,4°), Norderney (16,6°), Borkum (16,7°), Scheveningen (17,5°).

Im Winter die wärmsten Seebäder sind, wenn man die Temperatur des Januar als des kältesten Monats als Massstab betrachtet, Helgoland (1,5°), Borkum (1,1°), Norderney und Langeoog (0,7°), Westerland und Amrum (0,5°), Wyk (0,3°).

Den häufigsten Seewind haben Helgoland (98 pCt.), Norderney (86 pCt.), Borkum (80 pCt.), Westerland und Amrum (79 pCt.), Langeoog (70 pCt.), Scheveningen (58 pCt.), Wyk (51 pCt.).

III. Die Seebäder am Kanal.

Die englische Südküste.

1. Margate, Ramsgate, Folkestone. Brighton.

Mangels zuverlässiger meteorologischer Daten über die englische Südküste bin ich bezüglich des Klimas auf eine allgemeine Beschreibung nach den Angaben H. Weber's angewiesen. Das Klima der englischen Küsten ist charakterisiert durch eine grössere Luftwärme als dem Breitengrade entspricht. Die Temperaturunterschiede zwischen den verschiedenen Jahreszeiten sind gering; die Sommer an der Südküste sind verhältnismässig kühl und die Winter verhältnismässig warm. Die Abend- und Nachttemperaturen sind von den Tagestemperaturen nicht sehr verschieden. Die Südküste von England hat daher reines Seeklima. Die Luft besitzt einen hohen Grad von Feuchtigkeit. Da die durch den Golfstrom in tropischen Ländern erwärmte und mit Wasserdampf gesättigte Luft (SW) bei der Ankunft in England mit kälteren Luftschichten sich mischt, so sind Verdichtungen in Form von Regen und Nebel die Folge. Häufige Nebel, trüber und oft bewölkter Himmel, wenig Sonnenschein, häufige Winde und plötzlicher Wetterwechsel sind für das Klima der englischen Küsten charakteristisch. Der Regen fällt in allen Jahreszeiten ziemlich gleichmässig; nur im Herbst und Winter ist er etwas grösser als im Frühjahr und Sommer.

Die Windwerte der zuletzt genannten 3 Badeorte habe ich unter Zugrundelegung der langjährigen Beobachtungen der französischen meteorologischen Station in Dünkirchen durch geographische Feststellung der Windrichtungen für jeden Kurort gewonnen. Es hat

im Sommer

	Seewind	Küstenwind	Landwind	Windstille
Ramsgate	30 pCt.	22 pCt.	47 pCt.	1 pCt.
Folkestone	37 „	22 „	40 „	1 „
Brighton	22 „	44 „	33 „	1 „

im Winter

	Seewind	Küstenwind	Landwind	Windstille
Ramsgate	45 pCt.	17 pCt.	36 pCt.	2 pCt.
Folkestone	53 „	17 „	28 „	2 „
Brighton	39 „	38 „	21 „	2 „

Die Kurorte der Südküste werden ihres milden Winters wegen auch vielfach von Engländern zur Winterkur aufgesucht.

2. Ventnor (Insel Wight), Torquay, Falmouth.

Für diese Kurorte dienten die Windbestimmungen von Cherbourg als Grundlage für die Berechnung der Windwerte. Es hat

im Sommer

	Seewind	Küstenwind	Landwind	Windstille
Ventnor	40 pCt.	16 pCt.	39 pCt.	5 pCt.
Torquay	23 „	32 „	40 „	5 „
Falmouth	57 „	38 „	— „	5 „

im Winter

	Seewind	Küstenwind	Landwind	Windstille
Ventnor	60 pCt.	12 pCt.	23 pCt.	5 pCt.
Torquay	43 „	25 „	27 „	5 „
Falmouth	43 „	44 „	9 „	4 „

Urteil: Die englischen Bäder im Kanal haben durchweg reines Seeklima und sehr milde, gleichmässige Luftwärme im Sommer und Winter, bei hoher Luftfeuchtigkeit. Sie bilden also einen für das Hautgefühl sehr angenehmen Aufenthalt, welcher nur durch häufig trüben Himmel oder Regen und Nebel beeinträchtigt wird. Hinsichtlich der Seeluft haben sie als Küstenbäder im Sommer fast ebenso oft Landwind als Seewind; nur im Winter überwiegt durchweg der Seewind mit einer Häufigkeit von 43—60 pCt. Es ist dies zur Vornahme von Winterkuren sehr günstig.

Die Bäder an der französischen Kanalküste.

Sie gruppieren sich um die vier meteorologischen Beobachtungs-.stationen Dünkirchen, Cherbourg, Saint Malo und Saint Brieuc.

1. Dünkirchen und Bercq-sur-mer bei Boulogne.

Im Sommer.	Juli	August	September
Luftwärme	17,1°	17,5°	15,8°
Tagesschwankung . .	9,1°	8,7°	8,5°

Relative Feuchtigkeit im Durchschnitt 76 pCt.

Windwerte:

	Seewind	Küstenwind	Landwind	Windstille
Dünkirchen	65 pCt.	7 pCt.	27 pCt.	1 pCt.
Bercq-sur-mer	40 „	32 „	27 „	1 „

Im Winter.	November	Januar	März
Luftwärme	7,3°	3,6°	6,1°
Tagesschwankung . .	6,2°	5,3°	7,5°

Relative Feuchtigkeit im Durchschnitt 91 pCt.

Windwerte:

	Seewind	Küstenwind	Landwind	Windstille
Dünkirchen	20 pCt.	28 pCt.	50 pCt.	2 pCt.
Bercq-sur-mer	27 „	21 „	50 „	2 „

Urteil: Im Sommer mässig warm, im Winter sehr mild, aber mit erheblichen, an der Grenze des Festlandklimas stehenden Temperaturschwankungen. Im Sommer mittlere Luftfeuchtigkeit und mittelhoher Prozentsatz an Seewind (65 und 40 pCt.). Im Winter überwiegen die Landwinde beträchtlich (50 pCt.).

2. Cherbourg, Dieppe, Fécamp, Trouville.

Im Sommer.	Juli	August	September
Luftwärme	16,4°	16,8°	15,4°
Tagesschwankung	5,3°	5,3°	5,1°

Relative Feuchtigkeit im Durchschnitt 77 pCt.

Windwerte:

	Seewind	Küstenwind	Landwind	Windstille
Cherbourg . .	81 pCt.	5 pCt.	9 pCt.	5 pCt.
Dieppe	58 „	7 „	30 „	5 „
Fécamp . . .	72 „	— „	23 „	5 „
Trouville . . .	24 „	31 „	40 „	5 „

Im Winter.

	November	Januar	März
Luftwärme	9,1°	5,7°	6,7°
Tagesschwankung . .	3,8°	3,4°	4,6°

Relative Feuchtigkeit im Durchschnitt 83 pCt.

Windwerte:

	Seewind	Küstenwind	Landwind	Windstille
Cherbourg . .	23 pCt.	24 pCt.	48 pCt.	5 pCt.
Dieppe	36 „	8 „	54 „	2 „
Fécamp . . .	51 „	— „	43 „	6 „
Trouville. . .	15 „	20 „	60 „	5 „

Urteil: Diese Gruppe von Bädern hat echtes Seeklima, bei kühler Sommerwärme und verhältnismässig warmem Winter (Januar + 5,7!). Die Luftfeuchtigkeit ist eine mittlere. Cherbourg und Fécamp haben an 81 und 72 Tagen der Sommersaison Seewind, Dieppe an 58 und das vielbesuchte Trouville nur an 24 Tagen der Saison. — Im Winter überwiegen die Landwinde beträchtlich, ausgenommen in Fécamp. Die Orte erscheinen daher, mit Ausnahme von Trouville, im Sommer zur Ausführung von Seeluftkuren im echten Seeklima, besonders Cherbourg und Fécamp, sehr geeignet. Der Winteraufenthalt muss klimatisch sehr angenehm sein; aber zur Seeluftkur erscheint nur Fécamp geeignet.

3. Saint Malo (Dinan, Avranche, Granville).

Im Sommer.

	Juli	August	September
Luftwärme	17,8°	17,8°	16,3°
Tagesschwankung . .	6,8°	6,7°	6,6°

Relative Feuchtigkeit im Durchschnitt 83 pCt.

Windwerte: 31 pCt. Seewind, 32 pCt. Küstenwind, 33 pCt. Landwind, 4 pCt. Windstille.

Im Winter.

	November	Januar	März
Luftwärme	9,1°	5,7°	7,7°
Tagesschwankung . .	5,2°	4,7°	6,6°

Relative Feuchtigkeit im Durchschnitt 85 pCt.

Windwerte: 7 pCt. Seewind, 23 pCt. Küstenwind, 66 pCt. Landwind, 4 pCt. Windstille.

Urteil: Mittelwarmer Sommer, warmer Winter. Küstenklima. Hohe Luftfeuchtigkeit. Ueberwiegen der Landwinde über die Seewinde.

4. Saint Brieuc (in einer tiefen Bucht gelegen).

Im Sommer.   Juli   August   September
    Luftwärme 16,6⁰ 16,9⁰ 15,2⁰
    Tagesschwankung . . 10,4⁰ 10,7⁰ 10,4⁰
    Relative Feuchtigkeit im Durchschnitt 81 pCt.

    Windwerte: 16 pCt. Seewind, 39 pCt. Küstenwind, 43 pCt. Landwind, 2 pCt. Windstille.

Im Winter.   November Januar   März
    Luftwärme 8,1⁰ 4,9⁰ 6,6⁰
    Tagesschwankung . . 6,8⁰ 6,0⁰ 7,7⁰
    Relative Feuchtigkeit im Durchschnitt 86 pCt.

    Windwerte: 28 pCt. Seewind, — pCt. Küstenwind, 70 pCt. Landwind, 2 pCt. Windstille.

Urteil: Festlandklima. Verhältnismässig kühler Sommer, warmer Winter, bei mittlerer Luftfeuchtigkeit. Landwinde beträchtlich vorwiegend.

Rückblick auf die Seebäder der französischen Nordküste.

Unter der ganzen Gruppe von 11 skizzierten Seebädern sind nur 3, nämlich Cherbourg, Dieppe und Fécamp, welche als ächte und wirksame Seebäder imponieren. Sie haben alle 3 reines Seeklima, mit kühlem Sommer und warmem Winter, und haben im Sommer an 58 bis zu 81 Tagen der Saison reinen Seewind. Sie sind also zu einer seeklimatischen Seeluftkur geeignet. — Dünkirchen und Berck-sur-mer haben Küstenklima und an 65 bzw. 40 Tagen der Saison Seewind. — Die übrigen Bäder haben nur die Bedeutung von Sommerfrischen.

IV. Die Bäder an der französischen Ozeanküste.

1. Douarnenez, gegenüber Brest, im Département Finistère.

Im Sommer.   Juli   August   September
    Luftwärme 17,2⁰ 17,7⁰ 16,3⁰
    Tagesschwankung . . 7,7⁰ 8,1⁰ 8,4⁰
    Relative Feuchtigkeit im Durchschnitt 83 pCt.

    Windwerte: 55 pCt. Seewind, 18 pCt. Küstenwind, 24 pCt. Landwind, 3 pCt. Windstille.

Im Winter.   November   Januar   März
    Luftwärme 9,6⁰   6,3⁰   8,0⁰
    Tagesschwankung . .   5,5⁰   5,1⁰   7,3⁰
    Relative Feuchtigkeit im Durchschnitt 87 pCt.

Windwerte: 41 pCt. Seewind, 18 pCt. Küstenwind, 38 pCt. Landwind, 3 pCt. Windstille.

Urteil: Sommer mässig warm, Winter warm. Küstenklima. Gute Luftfeuchtigkeit. An 55 Tagen der Sommersaison Seewind, im Winter an 41 Tagen. Mithin klimatisch und durch Seeluft ziemlich wirksam.

2. Sarzeau, bei Vannes, Département Morbihan.

Im Sommer.   Juli   August   September
    Luftwärme 17,7⁰   18,0⁰   16,0⁰
    Tagesschwankung . .   11,8⁰   11,8⁰   11,6⁰
    Relative Feuchtigkeit im Durchschnitt 78 pCt.

Windwerte: 47 pCt. Seewind, 13 pCt. Küstenwind, 36 pCt. Landwind, 4 pCt. Windstille.

Im Winter.   November   Januar   März
    Luftwärme 8,4⁰   4,9⁰   7,3⁰
    Tagesschwankung . .   8,6⁰   7,6⁰   9,9⁰
    Relative Feuchtigkeit im Durchschnitt 87 pCt.

Windwerte: 37 pCt. Seewind, 12 pCt. Küstenwind, 47 pCt. Landwind, 4 pCt. Windstille.

Urteil: Im Sommer mässig warm. Luft mittelfeucht, zeigt starke Temperaturschwankungen (Festlandklima). An fast der Hälfte der Tage Seewind. Für temperaturempfindliche Patienten nicht zu empfehlen. — Der Winter sehr mild, ebenfalls mit starken Schwankungen und überwiegendem Landwind.

3. Les Sables d'Olonne, im Département Vendée, **La Rochelle** und **Marennes** im Département Charente inférieure.

Im Sommer.   Juli   August   September
    Luftwärme 18,8⁰   18,6⁰   16,8⁰
    Tagesschwankung . .   10,5⁰   11,5⁰   11,7⁰
    Relative Feuchtigkeit im Durchschnitt 76 pCt.

Windwerte:	Seewind	Küstenwind	Landwind	Windstille
für Sables d'Olonne	48 pCt.	6 pCt.	43 pCt.	3 pCt.
„ La Rochelle u. Marennes	45 „	3 „	49 „	3 „

Im Winter.

	November	Januar	März
Luftwärme	9,0°	4,5°	7,2°
Tagesschwankung . .	8,3°	7,5°	10,0°

Relative Feuchtigkeit im Durchschnitt 82 pCt.

Windwerte:	Seewind	Küstenwind	Landwind	Windstille
für Sables d'Olonne	38 pCt.	14 pCt.	46 pCt.	2 pCt.
„ La Rochelle u. Marennes	29 „	9 „	60 „	2 „

Urteil: Sommer und Winter verhältnismässig warm, mit starken Temperaturschwankungen (Festlandklima). Mittlere Luftfeuchtigkeit. Im Sommer an fast der Hälfte der Tage der Saison Seewind. Im Winter vorherrschende Landwinde. Für Rheumatiker und Personen mit empfindlicher Respirationsschleimhaut nicht zu empfehlen.

4. Arcachon, Royon, im Département Gironde.

Im Sommer.

	Juli	August	September
Luftwärme	20,3°	20,6°	18,6°
Tagesschwankung . .	(fehlt)	—	—

Relative Feuchtigkeit im Durchschnitt 71 pCt.

Windwerte:	Seewind	Küstenwind	Landwind	Windstille
für Arcachon	59 pCt.	14 pCt.	24 pCt.	3 pCt.
„ Royon	59 „	2 „	36 „	3 „

Im Winter.

	November	Januar	März
Luftwärme	9,4°	5,2°	9,1°

Relative Feuchtigkeit im Durchschnitt 83 pCt.

Windwerte:	Seewind	Küstenwind	Landwind	Windstille
für Arcachon	34 pCt.	18 pCt.	44 pCt.	4 pCt.
„ Royon	34 „	9 „	53 „	4 „

Urteil: Der Sommer ist hier noch etwas wärmer, auch der Winter sehr mild. Die Beurteilung des Klimas ist durch den Ausfall der Angaben über die Grösse der Tagesschwankung unmöglich gemacht. Im Sommer herrschen an 59 Tagen der Saison Seewinde. Im Winter, welcher hier ebenfalls zur Kur benutzt wird, sinkt die Seewindhäufigkeit auf 34 Tage, während Landwinde fast an der Hälfte der Tage wehen.

5. Biarritz, an der Südwestecke des Biskayischen Meerbusens.

Im Sommer.

	Juli	August	September
Luftwärme	19,9°	20,9°	19,4°
Tagesschwankung . .	11,2°	11,5°	11,4°

Relative Feuchtigkeit im Durchschnitt 78 pCt.

Windwerte: 35 pCt. Seewind, 22 pCt. Küstenwind, 39 pCt. Landwind, 4 pCt. Windstille.

Im Winter.

	November	Januar	März
Luftwärme	11,3°	6,9°	9,9°
Tagesschwankung . .	7,3°	6,7°	10,3°

Relative Feuchtigkeit im Durchschnitt 74 pCt.

Windwerte: 12 pCt. Seewind, 14 pCt. Küstenwind, 69 pCt. Landwind, 5 pCt. Windstille.

Biarritz hat im Sommer, zumal bei Flutbewegung und nordwestlichen Winden, den stärksten Wellenschlag an der Ozeanküste Frankreichs.

Urteil: Biarritz hat ausgesprochenes Festlandklima. Bei durchschnittlich warmem Sommer und mittelhoher Luftfeuchtigkeit sind die Temperaturschwankungen im Verlaufe eines Tages so erheblich, dass es für haut- und schleimhautempfindliche Kurgäste grosser Vorsicht bedarf. Auch die Seelufthäufigkeit ist sehr mässig; nur an 35 Tagen der Sommersaison herrscht Seewind. Die Landwinde sind Winter und Sommer in der Majorität.

Rückblick auf die Ozeanküste Frankreichs.

Die 8 oben skizzierten Bäder der Ozeanküste haben im Sommer fast durchweg Festlandklima; nur das nördlichste Bad Douarnenez hat Küstenklima. Vom Ozeanklima ist hier nichts zu bemerken. In der Seewindhäufigkeit stehen Arcachon und Royon obenan mit 59 pCt. Seewind; es folgen Douarnenez mit 55 pCt., Les Sables d'Olonne mit 48 pCt., Sarzeau mit 47 pCt., La Rochelle und Marennes mit 45 pCt. und Biarritz mit 35 pCt.

Im Sommer die kühlsten Bäder sind Douarnenez, Sarzeau und dann gleichmässig nach Süden fortschreitend. Biarritz ist im Sommer am wärmsten.

Im Winter am wärmsten sind Biarritz (Januar 6,9°), dann Douarnenez (6,3°), Arcachon und Royon (5,2°), Sarzeau (4,9°), Les Sables d'Olonne, La Rochelle und Marennes (4,5°).

In klimatischer Beziehung und Seewindhäufigkeit ist keines dieser Bäder besonders hervorragend.

V. Die Bäder an der französischen Mittelmeerküste.

Sie umfasst einen grossen Teil der Riviera di ponente.

1. **Leucato,** im Golf von Lyon, an der Ostküste Frankreichs zwischen
Perpignan und Narbonne.

Im Sommer.   Juli   August   September

    Luftwärme . . . . . . 22,7°   21,9°   19,5°

    Tagesschwankung . . 10,4°   10,1°   9,5°

    Relative Feuchtigkeit im Durchschnitt 63 pCt.

Windwerte: 12 pCt. Seewind, 15 pCt. Küstenwind, 70 pCt.
Landwind, 3 pCt. Windstille.

Im Winter.   November   Januar   März

    Luftwärme . . . . . . 11,1°   5,8°   10,1°

    Tagesschwankung . .   6,5°   5,9°   8,8°

    Relative Feuchtigkeit im Durchschnitt 77 pCt.

Windwerte: 25 pCt. Seewind, 11 pCt. Küstenwind, 60 pCt.
Landwind, 4 pCt. Windstille.

Urteil: Festlandklima mit trockner Luft, Sommer heiss. Landwind stark überwiegend. — Winter etwas günstiger, ziemlich warm.

2. **Cette,** im Golf von Lyon, bei Montpellier.

Im Sommer.   Juli   August   September

    Luftwärme . . . . . . 23,5°   22,3°   19,5°

    Tagesschwankung . . 10,9°   10,8°   13,0°

    Relative Feuchtigkeit im Durchschnitt 60 pCt.

Windwerte: 22 pCt. Seewind, 23 pCt. Küstenwind, 53 pCt.
Landwind, 2 pCt. Windstille.

Im Winter.   November   Januar   März

    Luftwärme . . . . . . 10,8°   5,4°   9,7°

    Tagesschwankung . .   6,5°   6,9°   9,3°

    Relative Feuchtigkeit im Durchschnitt 71 pCt.

Windwerte: 17 pCt. Seewind, 8 pCt. Küstenwind, 72 pCt.
Landwind, 3 pCt. Windstille.

Urteil: Reines Festlandklima. Heisse Sommer mit trockner Luft
und erheblichen Temperaturschwankungen. Starkes Ueberwiegen der
Landwinde im Winter und Sommer. Zur Kur nicht zu empfehlen.

3. La Ciotat, bei Marseille.

Im Sommer.   Juli   August   September

	Juli	August	September
Luftwärme	22,4 ⁰	21,4 ⁰	18,9 ⁰
Tagesschwankung . .	12,4 ⁰	12,4 ⁰	12,1 ⁰

Relative Feuchtigkeit im Durchschnitt 63 pCt.

Windwerte: 51 pCt. Seewind, 33 pCt. Küstenwind, 12 pCt. Landwind, 4 pCt. Windstille.

Im Winter.   November   Januar   März

	November	Januar	März
Luftwärme	11,7 ⁰	7,4 ⁰	10,2 ⁰
Tagesschwankung . .	9,3 ⁰	9,1 ⁰	10,4 ⁰

Relative Feuchtigkeit im Durchschnitt 71 pCt.

Windwerte: 24 pCt. Seewind, 16 pCt. Küstenwind, 57 pCt. Landwind, 3 pCt. Windstille.

Urteil: Auch Ciotat steht klimatisch ganz unter dem Festlandeinfluss, welcher beherrscht wird von dem kalten Nordwestwind „Mistral", welcher im Winter mit einer Häufigkeit von 35 pCt. weht. Der Sommer ist heiss und trocken, trotz 51 pCt. Seewind. Der Winter ist warm, aber mit erheblichen Temperaturschwankungen (Mistral). Für Haut- und Schleimhautempfindliche nicht zu empfehlen.

4. Hyères bei Toulon, an der Südspitze des Festlandes.

Hier beginnt die westliche Riviera di ponente. Steht noch stark unter dem Einflusse des Mistral. Dient nur zum Winteraufenthalt. Kurzeit ist vom November bis Februar.

Im Winter.

	Novbr.	Dezbr.	Januar	Februar	März	April
Luftwärme	14,6 ⁰	11,4 ⁰	11,0 ⁰	11,7 ⁰	14,5 ⁰	18,1 ⁰

Tagesschwankungen unbekannt.

Relative Feuchtigkeit im Durchschnitt 62 pCt.

Windwerte: 40 pCt. Seewind, 20 pCt. Küstenwind, 37 pCt. Landwind, 3 pCt. Windstille.

Der Mistral (NW), der gefährlichste Feind von Hyères, entwickelt hier noch seine volle Kraft. „Hohe Staubwirbel treibt er auf den Strassen vor sich her; seine eisige Kälte geht uns durch Mark und Bein; seine Trockenheit reizt unsere Schleimhäute auf das empfindlichste. Sein Totaleindruck zeigt sich auch beim Gesunden in einer nervösen Erschlaffung[1]."

---

1) H. Reimer, Klimatische Winterkurorte. Berlin 1881. S. 230.

5. Cannes, Nizza, Monaco, Centimiglia, Bordighera.

Im Sommer.

	Juli	August	September
Luftwärme	23,0°	22,4°	20,2°
Tagesschwankung	11,9°	11,8°	11,6°
Relative Feuchtigkeit im Durchschnitt 60 pCt.			

Windwerte	Seewind	Küstenwind	Landwind	Windstille
für Cannes, Nizza, Monaco	37 pCt.	19 pCt.	26 pCt.	18 pCt.
„ Centimiglia	37 „	4 „	41 „	18 „
„ Bordighera	41 „	15 „	26 „	18 „

Im Winter.

	November	Januar	März
Luftwärme	11,7°	7,4°	10,2°
Tagesschwankung	9,8°	9,5°	10,9°
Relative Feuchtigkeit im Durchschnitt 59 pCt.			

Windwerte	Seewind	Küstenwind	Landwind	Windstille
für Cannes, Nizza, Monaco	28 pCt.	17 pCt.	43 pCt.	12 pCt.
„ Centimiglia	25 „	3 „	64 „	8 „
„ Bordighera	31 „	14 „	43 „	12 „

Urteil: Das Klima dieser 4 Kurorte ist ein Festlandklima, mit heissem Sommer und warmem Winter und starken Temperaturschwankungen, welche durch vorherrschende kalte nördliche Festlandwinde (Mistral) erzeugt werden. Im Sommer sind Seewinde (37 bis 41 pCt.) vorherrschend; im Winter hingegen, welche die Hauptkurzeit bildet, dominieren die Landwinde (43 bis 64 pCt.) beträchtlich. — Als Luftkurort für Seeluftkuren (Tuberkulöse, Asthmatiker, Katarrhe) können diese Orte im Winter kaum in Betracht kommen, um so weniger als die Landwinde sehr trocken und in der Regel mit sehr lästigem Kalkstaub verbunden sind, welcher die Atmungsorgane reizt und austrocknet. Auch Rheumatiker würden bei den schroffen Temperaturschwankungen hier kaum verweilen können. — Also bleiben nur Vergnügungsreisende, Erholungsbedürftige und einige Rekonvaleszenten und Stoffwechselkranke als Kurgäste für diese Bäder geeignet.

Rückblick auf die französischen Mittelmeer-Küstenbäder.

Es hat den Anschein, als ob die französischen Seebäder vom Kanal an nach Süden fortschreitend sowohl klimatisch, als auch seeluftwertig sich zunehmend verschlechtern, andererseits aber landschaftlich sich verschönern. Hatte von den 8 Bädern der Ozeanküste nur das nördlichste (Douarnenez) noch Küstenklima, die übrigen aber Festlandklima, so haben die 9 Mittelmeerbäder sämtlich ausgesprochenes Festlandklima. Die Luftwärme ist dabei im Sommer eine hohe, im Winter eine sehr milde, was für den Winteraufenthalt besonders günstig ist.

Den kühlsten Sommer hat La Ciotat bei Marseille mit 22,4° im Juli; ihm folgt Leucato mit 22,7°; Cannes, Nizza, Monaco und Bordighera mit 23,0°. Am wärmsten ist Cette mit 23,5° Juliwärme.

Den wärmsten Winteraufenthalt bietet Hyères mit 11,0° im Januar; demnächst La Ciotat und Cannes, Nizza, Bordighera mit 7,4°, Leucato mit 5,8° und Cette mit 5,4°.

Der überwiegende Einfluss des Festlandes geht auch hervor aus der Trockenheit der Luft und dem Mangel an Seewinden. Die relative Feuchtigkeit der Luft schwankt im Sommer zwischen 60 und 63 pCt., im Winter zwischen 59 und 77 pCt. Die Häufigkeit der Seewinde ist am grössten im Sommer in La Ciotat (51 pCt.); ihm folgt Bordighera mit 41 pCt., Cannes, Nizza, Monaco, Centimiglia mit 37 pCt. Die geringste Häufigkeit haben Leucato mit 12 pCt. und Cette mit 23 pCt. Im Winter dominiert Hyères mit 40 pCt. und Bordighera mit 31 pCt. Der Einfluss des Festlandes zeigt sich auch in dem Prävalieren der Landwinde im Winter. Den höchsten Besitz daran zeigt Cette mit 72 pCt., Cannes, Nizza, Monaco mit 64 pCt., Leucato mit 60 pCt., La Ciotat mit 57 pCt. und Bordighera mit 43 pCt.

Das therapeutische Anwendungsgebiet ist daher bei dieser Minderwertigkeit der Seeheilkräfte ein sehr beschränktes. Die Naturschönheit dieser Kurorte aber, die herrliche Lage zwischen Gebirge und Meer, die Ueppigkeit und der Farbenreichtum der Vegetation, der Reiz neuer und antiker Bauwerke am Ufer, endlich der Reichtum an Sonnenlicht und das muntere Leben der Bevölkerung an und auf dem Wasser — das Alles übt auf das Auge und Gemüt einen Reiz aus, welcher jeden Kurgast unwillkürlich fesselt und über das ungestillte Verlangen nach Seeklima und Seeluft leicht hinweghilft.

Namen- und Sachregister.

M.

N.

O.

Additional material from *Lehrbuch der Meeresheilkunde,*
ISBN 978-3-662-34259-6, is available at http://extras.springer.com

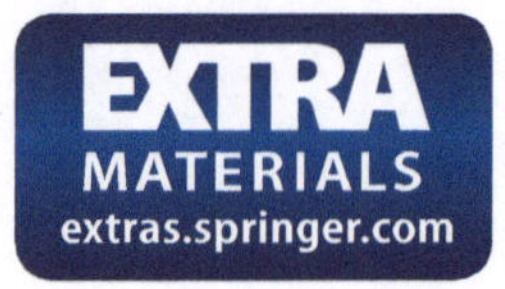